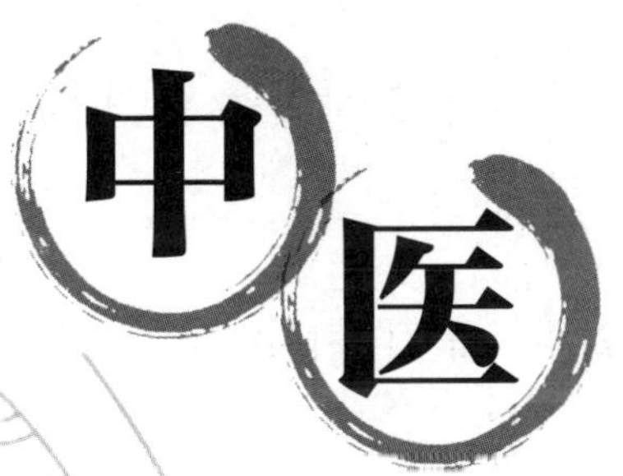

中医10000个为什么

第二集

曾培杰 ◎ 著

朗照清度 ◎ 整理

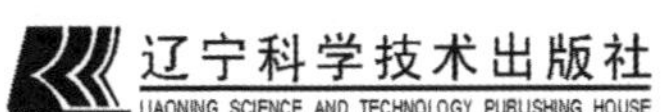
辽宁科学技术出版社
LIAONING SCIENCE AND TECHNOLOGY PUBLISHING HOUSE

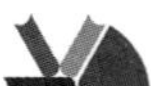
拂石医典
FU SHI MEDBOOK

图书在版编目（CIP）数据

中医10000个为什么. 第二集 / 曾培杰著. -- 沈阳：辽宁科学技术出版社, 2021.1

ISBN 978-7-5591-1661-1

Ⅰ. ①中… Ⅱ. ①曾… Ⅲ. ①中国医药学—问题解答 Ⅳ. ①R2-44

中国版本图书馆CIP数据核字(2020)第127132号

出版发行：辽宁科学技术出版社
北京拂石医典图书有限公司
地　　址：北京海淀区车公庄西路华通大厦B座15层
联系电话：010-57262361/024-23284376
E-mail：fushimedbook@163.com
印 刷 者：河北环京美印刷有限公司
经 销 者：各地新华书店

幅面尺寸：145mm×210mm
字　　数：328千字　　印　　张：12.75
出版时间：2021年1月第1版　　印刷时间：2021年1月第1次印刷

责任编辑：李俊卿　　责任校对：梁晓洁
封面设计：君和传媒　　封面制作：王东坡
版式设计：天地鹏博　　责任印制：丁　艾

如有质量问题，请速与印务部联系　　联系电话：010-57262361

定　　价：63.00元

前言

由于曾师名气渐大，进山来看病交流的人也越来越多。于是我们便转到廬龙庵、释迦洞，不久后又退守到观音座莲。

我问曾师，人多不是很好吗，你看多热闹，为什么要躲起来呢?

曾师说，人多，对于临床来说是很好，但对于写作普及、研究中医古籍来说，还是清静为好。

我们为村民开一道小门，那就是周六上午义诊，若是把门开大了，我们的节奏就会被打乱，没法保持写作的顺承性，在纠结缠绕中耗费大量的精力。

我想起在高山释迦洞时，手机每天要充好几次电，当时以为是电池有问题，后来才明白是信号断断续续，电能无时无刻不被耗在接收信号上。

在山林穿越时，我们若要电池续航久一点，就要把手机调到飞行模式。

同样的道理，如果我们要精气神充足耐用，就要摒弃杂缘，一心一意，专注做事。

而本书也是在龙山的孕育滋养中，曾师的精一功夫下完成的。

所以，任何作品都有它表面的内容，以及里面的精神内核。

愿读者既能从中得到养生的智慧，也能参透背后“运用之妙，存乎一心”的秘诀。

目 录

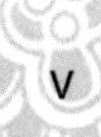

1 熟地黑豆汤

问：老师您好，今天我熬了熟地黑豆汤。熟地、黑豆各250克，熬。请问做法对吗？还有一日服几次，服几克呢？请赐教。

答：熟地乃补水第一药，黑豆乃肾豆，皆补肾延年之品。之所以要熬熟地黑豆汤，是因为肾虚又有些水湿。古人知道让那些病弱的马在冬季的时候，服用熟地和黑豆，结果第二年马稀疏的毛发变浓密，疲弱的身体变强大，好像马变年轻了，这是什么道理？

肾其华在发，所以古人认为熟地补肾水第一，黑豆乃为上等的马料。对于人而言，为什么会肾虚？主要是伤精。除了纵欲伤精外，还有很多种方式，凡孔窍皆是容易漏精之处，言多，听多，视多，都很消耗精神。《黄帝内经》叫以欲竭其精。

《道德经》上讲，五色令人目盲，五音令人耳聋，五味令人口爽，驰骋田猎令人心发狂。

现在很多人进入焦虑跟微狂躁状态，很烦很急，为啥？肾水榨干了，五脏鼎沸不安啊！就像鱼少水，无片刻安。所以要回归一种早睡助封藏，寡欲养肾精的生活。

2 伤精的人如何重建身体？

问：老师好，我小时候无知，习惯了手淫。后来毕业之后知道了危害，就基本戒除了。但身体还是比较差。冬天手冷，气血不足，头发掉了一半。这两年我练气功跟站桩，虽是止住了，但没有恢复健康的状态。我想请教一下我的现象用什么药可以慢慢增强气血？

答：伤精的修复，最好是四君子汤，四平八稳，补气又不会催情欲。或者是中成药参苓白术丸，健脾则气血有源。不能纯服补肾的药，要用些健脾胃的药，使脾胃化生有源，五脏受其灌溉。中医有种说法叫持中州，灌四旁，中州就是脾土，脾土乃周身气血源源不断之源也。四象五行皆藉土。我们所有的养生都来自于土壤，对粮食土壤怀感恩之心，有助于我们脾胃消化食物。特别是伤精的人，虽然他性行为减少了，但是如果心念没戒除，照样会伤精。直接讲戒除心念谈何容易，不过还是有办法的，就是要勤习劳苦，重建身体。一般伤精的人，多好逸恶劳，要反过来，多劳则寡欲，人要先做一个单纯的人，身体才会慢慢单纯下来，生活过得越简单，身体精神越充足。不要在生活上不断做加法，尝试着做减法。身体扛不住了是在告诉你，身上的压力负担太多了，要懂得放下。放下一分，快乐一分，放下一分，精神充足一分。

自静其心延寿命，无求于物长精神。

3 长期缺乏深睡眠怎么办?

问：老师，我看了余师的手诊法，自己也自诊一下。发现我左手食指、右手食指和中指中间月牙大片发白，而且手指甲颜色白天暗淡，晚上变粉红了。嘴唇也是白天暗淡，晚上粉红得像抹胭脂。除了左手食指和中指长了些微月牙，其他手指都没有。这是怎么一回事呢？谢谢老师。

答：十指连心，桂枝汤叫红火汤，温心阳、可助月牙指甲与肢端的血运。手指凉白，是血不达四末。这种情况是长期缺乏深沉的睡眠和忘我的劳动所致，在山庄里头，七天就能够让手上月牙焕然一新，为何呢？

除了打坐、站桩、早睡外，还有白天拾柴、砍柴、烧水、做饭，全都是回归自然的，白天动作以养阳，你手指月牙就会不断生起来，晚上静卧以养阴，不玩手机、不看电脑，你的精血就会封藏起来，所以养生跟着太阳走准没错。该动时动个酣畅淋漓，该静时静个一念不生，这样自然精神充足，体力大生，何病之有？

人之所以病，就是先违背了自然常规，《群书治要》上讲，人弃常则妖兴。一个人违背了自然常规，各种奇怪的灾难疾病就出来了。所以熬夜没有熬赢的，都是吃亏的；睡懒觉，越睡身体湿气越重。我们要明白什么时间做什么事，这样往往比盲目地吃药更重要。一日不睡，十日不醒，熬夜丢的精血是你十天都补不回的。

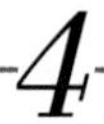

春风拂柳顺肝木

问：开诊第一天，遇到一位双关寸上越，脾气大，月经量少的女患者。我教病人运用春风拂柳的动作和拍打腋下，按太冲。当晚来月经，气机平和！效果非常好！原因为何？

答：很好，可见动作导引有助于引气血下行，这圆运动的功法有五招，春风拂柳是理顺肝木的第一招。古昔盛时崇文兴化，大贤能事，在气与言。记住当有很好的案例时，一定要及时记录分享，叫随手写案，有些老师临床也有不少好的验案，但没有及时记录。当他想真正教学普及时，才发现一路从临床经历走来，丢下的东西太多了。所以临床要配合记录与教学普及，这样中医会越学越有意思，越学越知道自己的不足。

5 眼睛受伤如何减轻痛苦？

问：老师您好，身边同事用电焊机干活打着眼睛了，眼睛流泪难受，睡不着觉，有什么方法能减少痛苦呢？谢谢。

答：五味清淡精神爽，处世从容日月长。食欲清淡一点不上火，干活从容三分无透支，有什么苦呢？用夏枯草、桑叶、菊花熬水外洗能够把热毒减轻，同时肝与大肠相别通，多喝红薯稀饭，通肠排肝毒，眼睛会慢慢凉下来。当然急时则治其标，可用一些含有珍珠的眼药水退肝火明目。如果家里能采到新鲜蒲公英，那就更快了，抓一大把熬水外洗，加内服，好得更快。张锡纯讲，如果天下人都知道蒲公英治眼之功这么神奇，都会少很多眼病。当然没有新鲜的，用药店买的干品也行。至于剂量，没什么特别限制，蒲公英本身就是一种野菜，抓上一大把来熬水喝都可以。

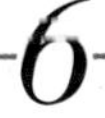

练小周天欲望容易满怎么办?

问：先生您好，打扰了。看到您在微信里的答复，句句精辟啊。特别是勤习劳苦，深有体会。身体累了就不太思淫了，太感谢了。我正在练小周天，意守丹田，站桩辅之。但命门那里很长时间过不了，气足的时候很痛很痛，气足问题又来了，欲望变得很大，往往要找老婆了(手淫戒了)。这样循环。先生可以给些建议吗？我的情况健脾可以用姜枣茶吗？

答：昨天跟老师下了一盘棋，心惊胆战，我们输得一塌糊涂。他们都说，没看到你们在下棋啊！

以山庄为棋盘，以病人为棋子。

陶老师问，晚上在跑步机上跑，怎么样啊？

老师就出了一子说，晚上在健身房或者跑步机上跑，起码有三四点错误，吃了三四样大亏，你们说说有哪几点？

有的人讲，《黄帝内经》说：“暮则收拒，勿扰筋骨，勿见雾露”，晚上天气降收，这时再发汗，就等于背道而驰，晚上应当静定的，还扰动阳气，人就会兴奋，这都无益于身体。

老师摇头说，这还不是最根本的。

于是我们又说，人跟机器打交道，怎么能比得上跟大自然打交道好。身体是自然的身体，而不是机械的身体。赤脚在黄土地上走，都比花钱买出汗要强，比在按摩店里买痛受要强。现在人们之所以越来越多病，是因为大家离大自然越来越远了。久在樊笼里，就像关小鸡一样，不如回归大自然，复得返自然。

老师又摇摇头说，这个还没有接近养生的真谛，大家在房子里头排臭浊，相互污染有什么意思。人来到这世上要像大自然那样付出奉献，你看你吃得饱饱的，没有做什么，就只在跑步机上呼哧呼哧地消耗掉，这不是浪费食物吗？这跟把粮食倒掉有什么区别呢？没有做出有利于大自然的一点东西，这样跟生命的规律，跟大自然的法则不相应，人就会越跑越没力气；还不如到外面田地里干活，在家里习劳苦，在路上把障道的垃圾捡走，让天地恢复变得更加美丽，这让你的食物有所奉献，能量就会越来越大。就像一气周流一样，你无私利他了，就能够跟天地之气对流起来。天道无私，常与善人，天人合一的人，一定是善人。做对天地有利的事情，是对自己最有利的，而不是自私地在那里空跑，把自己能量浪费掉。浪费是有罪的，可能法律管不了，但是自然规律能管，不然怎么叫惜衣有衣，惜物有物，惜命有命呢？

至于你这个伤精的问题，就出现在这里，你练小周天了，会出现各种怪问题，不如练大周天。器小易盈，小周天精气神很容易满，人一饱暖就思淫欲，所以古人传下“夜饭不可饱”的戒律。还有“三分饥与寒”，这个被子不能盖得太暖，太暖了容易动淫欲。你看很多孩子现在盖蚕丝被，很柔软很暖，结果在温柔乡里丧失了慧根，这都是父母造成的。孩子年少应该清苦些，智慧越苦越明，生活越清淡越不容易被淫欲所牵。那怎么变大周天？

就是要利他，说白了就是人要处于付出奉献的状态，自己没有付出奉献，跟天地能量就不能很好地对流接轨。

像现在很多人独自在练功搬运气机，把身体折腾得阴阳不调，为何呢？因为他只积阳功，没有累阴德。自己一个人在拼命练功，叫积功，而不断地利他，做回报大自然的事，就叫累德。古来的师辈都很强调积功累德成就，你只积功了不累德，最后会阴虚阳亢，功夫越高，身体伤得越重。那么就可能不是变“慕容复”，就是变“鸠摩智”。如果在积功的过程中，你不断地累德奉献付出，那就会慢慢地阴平阳秘，精神乃治。古代的绝学都是传给有大心之人，因为传到他们身上，才不会把身体搞垮。如果你心量不大，没有利他，精神一充沛就邪淫，这不是瞎折腾自己吗？

7 风寒入络为什么舌苔反而黄腻？

问：老师好，冯某的案例里面，既然是风寒入络他为什么舌苔反而黄腻，脉弦呢？望解答。谢谢！

答：形寒饮冷为风寒入络，饮食自倍会舌苔腻，喜怒无常会脉弦。因此解表消食与舒肝都要体现在一个方中，如香苏散。有些人感受风寒后，身体就会发热，中医经典上讲，“今夫热病者，皆伤寒之类也”。张仲景用风药开腠理，治疗外感风寒，内有郁热，好像在屋子里闷得发火，把窗一打开，空气一对流，火气就降了。《伤寒论》上讲，“五脏元真通畅，人即安和。”防风这味药在古籍上记载能匀气血，令五脏元真通畅。同时它还可以升阳除湿以止泻。

我们看着杯子里的水很热，你想让它凉有什么办法？一是泡在凉水里，就像用清热解毒的药；二是把杯盖打开，让热散出来，就像用一些透热达表的风药。

8 一切言动都要安详

问：师兄您好，您那里有关于周老师谈心法学习的群吗？我想加入。

今天我出车祸被撞了头部，而且这事我自己觉得有很多巧合……怎么解释一下？是因为我脾气太不好了，还是因为对老公不好吗？

答：何谓大人？小心。这是《格言联璧》的金句。慎字终身守之。我们也只是看了周老师讲的《根除烦恼的秘诀》，越多看几次，人收获就越多。学而时习之，不亦乐乎。好书要常读，治学如同蜂酿蜜，读书好似燕衔泥。喜乐的心出来后，就是疗伤圣药。

一切言动都要安详，十差九错，只为慌张，人一慌张就祸不单行，人一安详就福有双至，你看这社会上十之八九的意外灾难都是在人着急焦虑之下发生的。中医称疾病，为什么叫疾病？疾者急也，非常着急、快速、慌张，病者丙丁之火，病在心也，心处于着急焦虑的状态，那就已经进入疾病的区域了。

心安详平静了，就开始摆脱疾病的束缚，所以急躁者唯缓慢安详能对治。我们经常喜欢争先恐后，当别人叫我们让开时，我们就听不进去，殊不知越争心火越大，越容易出问题，道路就越狭窄，这叫争窄。而越让呢？就越开。心胸是让开来的，心脏如果不是源源不断地把气血让出去，这身体早就坏了。这是天地在设计人体时，用到的一个利他的法则，心脏只要一时不想把血让出去，那就会心肌梗死，心脉充血就容易出问题。

为什么古人讲谦卦六爻皆吉，因为谦卦就符合心脏的大自然造化，就像太阳一样，源源不断地把光和热让出去。人一时不让出去，营养就吸不进来，就会烦热，就会增高血糖、血脂，产生炎症。所以说让人利他付出奉献，是人体的需要，只有智慧足的人，才能明白这个道理，并且会身体力行。

9 小孩肠胃不好

问：老师您好，看到您的微信回复了，感谢！还想问问，小儿四岁，他大便一直两天一次，前干后硬，是脾虚吗？他一岁多的时候我们不懂，水果，特别是橙子一箱箱地买了给他吃，脾胃寒凉吧！以后能补过来吗？现在就是家里不给吃水果，幼儿园也会吃的，肉食也是。还有昨天提问老师回复的是吃了熟地黑豆膏的好处。我想问问熟地黑豆一天吃几次，一次多少为宜？我觉得我头发枯燥。还有，这个膏的煎法？我熬成了水，不是黏稠的膏。

关于中药的书籍，老师能否推荐几本专门讲解配伍汤药的书呢？这样有时自己也能试着开方。谢谢！

答：中医爱好者先学穴位点按，点点按按，病去一半。

古代青城山道医门都是先学徒手按摩，才学汤方脉药。小孩子肠胃不好，直接反映了饮食没有调好。现在人们很喜欢吃那些加工的食物，其实加工越精细，身体越消受不起。人是自然的人，吃那些提纯品、营养品，营养虽高，但未必消化得很好，不如吃这些五谷杂粮玉米棒，粗粗糙糙身体棒。你看孩子一吃那些精细的高营养之物，大便马上黏腻臭浊。饥时吃饭饭是宝，饱时吃饭饭是毒。

营养如果吸收不了，就会污染毒害身体。如何让初学者能够快速地学到中医的一些有用常识，我们现在也在做这方面的工作，从一些简单的食疗，还有简验便廉的小招法入手，可以解决生活中的小问题，再跟传统国学儒释道结合，这样就有根了。还有《万病之源》《不生气就不生病》这些有正能量的养生书可看，端正养生观念的作用不亚于食药。

10 寸脉上寸需收心

问：老师，我右手平伸就能看到脉搏跳动，甚至到鱼际上，是否上越脉象？肺脾胃有问题么？左手就不能看到脉搏跳动。另外，老师讲到穿破石全身是宝，当地群众为保健经常饮用，能不能抓一些来煮水喝呢？

老师，我补充一下，我量的血压为118mmHg/85mmHg，正常，我今年44岁。

答：无求便是安心法，不饱真为却病方。寸脉上寸，心意识比较难止住，容易失眠，如果是老人就容易中风，所以古籍上讲，“寸脉上寸，中风可虞”。心若浮躁，当安心向下。

碰到这类型的浮躁脉要收心一处，人生要懂得做减法。越做加法，脉就越上去，很容易就出问题。

如果脉象有一些郁结，舌底脉有些曲张，就可以适当用一些穿破石，助肝主疏泄，令气行结散，木达郁解。也可服用逍遥散，人生本逍遥，不为事烦恼。

11 小儿剂量的四君子汤

问：“吴老师继续说，这孩子之前用过大量抗生素来消炎，炎症是消下去了，但脾胃却消伤了，所以面色苍白，神疲乏力，舌体淡胖，苔薄白，这就属于脾虚气弱，直接用补脾之法。

所以我给他开了七剂的四君子汤，稍加一点黄芪，为什么加黄芪呢？

因为《神农本草经》讲，黄芪主小儿体虚百病。”

——《小郎中学医记》

老师，我看到这里了。请问，小儿剂量的四君子汤是各多少克？我儿刚刚住院打抗生素回来，也可以用吗？

答：四君子汤是培土方，很多孩子脾虚后感冒，抵抗力下降，一打吊瓶感冒虽好，可咳嗽却拖个十天半个月，老好不了。

为何呢？《黄帝内经》讲，“形寒饮冷伤肺，还伤脾胃。”这时就用四君子汤来培土生金，门内有“君子”，“小人”就待不下去了，中土正气足，那些寒饮就留伏不了了。一般小孩子三四岁左右，这四君子每味药的剂量可以控制为三、五克。另外天行健君子以自强不息，养子要运动、晒太阳，令骨壮筋强，强身为正道，药辅次之。

12 咳嗽气虚可以吃人参吗?

问：两位老师好，感谢你们的回复！我有些疑问想请教，我儿每次感冒都咳嗽甚至哮喘，医生把脉后说这孩子体质很虚弱，可以适当吃些长白山人参，想问，小孩适合吃什么人参呢？听说小孩吃人参会影响发育，是真的吗？

答：纵欲不竭江海枯，九转灵丹皆无能。别让孩子把发育的能量消耗在手机久视伤血上。野党参或黄芪可以补肺气，以平虚喘，但是如果杯子有漏了，江河的水都装它不满。孩子如果手淫伤精，或者玩游戏，消耗精气太厉害，这种抵抗力下降，就非药物能医。

这些药材不会影响到发育。手淫纵欲，才会真正影响到发育；还有现在孩子普遍吃肉多，那些饲养的动物含有大量激素，结果孩子被催得早熟，这才影响到发育。

最应该担忧关注的是平时的饮食，还有孩子的生活习惯。

饮食没调好，孩子就会提前发育，结果花早发必早谢。

根据后面出版的《新世纪健康饮食》这部善书，大家可以稍微调整一下饮食，全家的健康状况就会改善过来。

13 如何让心里感觉不恐惧?

问：老师，为什么越是在乎的人，心里越是想象怎么伤害他们的事，心里就会感觉越恐惧，有没有方法让心里不再想着恐怖的事情？请老师指点。

答：恐怖片少看，电视节目也要少看，有时间就看些传统文化的内容，圣贤教育，如《德育故事》，越看越有浩然正气，这样自然正气存内，邪不可干。一般人容易感觉恐惧，原因有二。

一是中气不足。恐则气下，气下则恐。中气下陷，人容易被吓到，容易担惊受怕。去年有几个晚上发恶梦的病人，双脉疲软，用补中益气汤一下去，恶梦就消失了。

中气一足，胆气自足，胆气足，就无恐惧。

另外一个是肾精不足。肾主恐，伤精后人容易魂不守舍，连一般的冷风吹过来都扛不住，猛打喷嚏。人一伤精，卫表的那层"金钟罩"之气就内陷，身体的那团彪悍的卫气就不够了。就像士兵变得不勇猛了，见到外邪入侵就腿脚发软。当有一点动静，或者事情变化时就担惊受怕，这个在俗话里就叫做吓得"脚抖尿流"。

所以伤精的人，腿脚容易抽筋，尿容易频，这时必须节欲，服用肾气丸，使肾气充满，则无恐惧。

少年说剑气横斗，长夜读书声满天。古人讲琴心剑胆，学琴能调心，学剑可壮胆，身为中国人，练一套中华武术，令气血充盈，亦有壮胆去怯之效。

14 身体易生结节的原因

问：曾大夫，陈大夫，你们好，从天涯上开始认识你们，现在一直在跟着你们学习。也按照你们说的“减少欲望，饮食清淡”在做，微信上的内容是我每天的必修课，很有意思，很幸运遇见你们。我想麻烦你们，我老婆怀孕8个月，去医院产检时医生说有甲状腺结节，还说可能是恶性的。听到这个消息后，我很担心。她之前爱吃水果，现在我严格控制她吃水果，不知对不对？也恳请您二位给一些指导性的意见和建议，在此叩谢！希望得到你们的回复，谢谢你们！

答：中医有合方治疑难的说法，把经方四逆散与半夏厚朴汤组合，可治从咽喉到胸胁胃脘肝胆的结节疑难。但怀孕期间，要远离汤药攻伐，以保元养还为主。大凡结节，都有气郁在里面，中医叫肝气郁结。我们经常听到一句俗话：“气得脸红脖子粗”，一听这句话，我们就知道脖子的问题跟什么有关，就是那团气。

婆媳关系，夫妻关系，这些有不快的话，如骨鲠在喉，久而久之，就会长成结节，或者梅核气、乳腺增生、子宫肌瘤、卵巢囊肿等。

《黄帝内经》讲：“百病皆生于气”，还有思则气结。

一个人思虑过度，不能果断行事，总是想得多，做得少，前怕狼后怕虎，最后气机也会堵结。一个人行动力强的话，他的身体气机是很畅达的。

很多时候，我们身体里长了结节，是因为想多了，做少了。少想多做，少动脑子，多动手脚，气机流动，结节可消。

至于这些凉果，也会引起积块，但不是单一的原因。《黄帝内经》讲：“积之所生，因寒而生”，确实要远离生冷之物。如果积块是长在子宫下面，这就跟肾虚饮食生冷有关；如果积块容易长在胸胁周围，还有脖子，这就跟平时老容易争贪搅扰，斗气，加上饮食生冷分不开。总之，慎风寒、节饮食、惜精神、戒嗔怒，何病之有！

15 利他与积极的心态，让人容光焕发

问：老师你们好，我看了你们的故事挺开心的。也学到了许多知识，我有个毛病就是总甩不掉烦恼，还有气短、色斑一直困扰着我。有什么办法吗？谢谢！

答：壮士闻鸡起舞，文人妙笔生花，奋斗努力都来不及，哪有时间去烦恼。求人气短，怨人多斑。人要自求多福，我们常听到俗话讲，拿人的手短，吃人的嘴软，老是求人，你气就很短，不够长。

人要经常想如何帮人，而不是想从别人身上占什么便宜。越有悬壶济世之心，你就越有能力，越有帮人、助人之心，你的精气神就越足，不然“助人为乐”这句话就讲不通。

你看人一乐叫什么？叫人逢喜事精神爽。人一快乐起来，那精神就很充足。比如读喜欢的书，游喜欢的山。

脸上长斑，大都跟不良情绪相关，斑是心里的阴影，当心里老存着别人的不是时，人不是脸上长暗斑，就是体内存瘀血。烦恼生气逍遥散，气短色斑桂枝汤。

我们要用感恩的泪水，把这些斑冲洗掉，要用找好处的阳光打开心窗，将阴影照亮。

所以凡是脸上长斑的，都需要有积极的心态。越消极，斑会越厉害。

积极的心就是在利他的心态下，为人行时时之方便，做种种之阴功。

这样你怨的人就少了，心里就越来越亮堂了。心其华在面，心越亮堂，脸上就越有容光。

所以说：积极的心态像阳光，照到哪里哪里亮；消极的心态像月亮，初一十五不一样。

16 出凉汗，宜保护心阳，莫过劳心

问： 老师，我发现自己夏天出汗主要集中在后面脖子和连接的上背处。虽然出汗，但是我摸摸这些地方都是冷的。还有，大家都说吃红枣好，能补血，但我一吃就便秘，没有便意。这些都是怎么回事？有解决办法吗？

答： 词云，愁肠百结，忧愁之人，肠会纠结，不要怪红枣。出凉汗，主要是心阳不足，加上便秘，可以看出心与小肠相表里，心推动小肠的力量减弱了。这时重点不是去治虚寒，不是通秘结，而是要注意保护心中阳气，千万别太劳心。俗话讲“牢骚太甚防肠断，风物常宜放眼量”。特别是常想说服别人，跟别人辩驳时，劳心是最厉害的。

凤仪道告诉我们，管人是“地狱”，怨人是“苦海”，我们要管好自己这一颗心，不要在跟外界的较量之中，丢失掉大量的能量气血。人的能量气血不看你补多少，而是看你漏多少。修道养生第一功夫就是止漏，少言可以养气，少视可以养神，少听可以养精，那些好听、好讲、好传是非的人，身体都很容易虚。非道不语，长心气；心气充足，腠理固密；腠理固

密，精气不虚；精气不虚，肠道通利。

17 小孩大便稀溏，责于父母不够勤奋坚强

问：老师您好！感谢您的耐心解答。我儿出院，医生还要求他继续吃抗生素阿奇霉素三周（西医治疗支原体肺炎似乎只有这个），那么能否在吃抗生素的同时，吃这个四君子汤呢？西药、中药一起吃冲突吗？为什么有的中医要求停掉西药再来做中药调理？

我儿刚四岁，他大便为什么两三天才一次，都是前干后稀。肚子也不鼓，也不像便秘的干结大便。这是吃得少，还是脾胃消化差？这次出院基本给他吃素，少量荤，还是这样。

不好意思，我问题太多啦！还有一个。因为荤食少，昨天他把炒鸡蛋全吃了，晚上还吃了一个蛋。他晚上一直身上痒。昨晚又痒得哭并大叫，乱蹬。抓脖子、肩膀、后背。我觉得他这些痒处的样子是变化的。以前抠抓起过蚊子咬样大包（像荨麻疹），白天消失。这次出院回来，他痒抓起的红色小包，像痱子，也有红色连成一片的。好像他血里有虫子咬一样，闭眼痛苦抓，一抓过的皮肤就是红色的抓痕，是皮肤变成抓痕形状的红色，不突起的抓痕。我看着总觉得他血有毒。白天也有抓，但少些。摸摸那些抓过的皮肤，特别是肩膀和脖子下，粗糙。唉，让四岁的孩子承受这些剧痒，我在旁边看他踢蹬，毫无办法啊！这到底要怎样治疗啊！能治好他的痒，就万幸啊！这段时间我们素食多，吃食物短时间也无法看到效果啊！虽然我们

一定会坚持素食下去!

答：不养心空养身不够，中西医结合很重要，可心与药结合更重要。小孩子大便稀溏，一般是脾虚不能自强不息。父母要坚强，孩子才能坚强，父母不坚强，孩子拉大便都是稀烂的。还有父母要勤奋，不能懒惰，父母懒惰了，孩子拉大便也不成形，稀稀散散。一般孩子痒，要远离“生风动血”之品，比如鸡蛋、牛奶、海鲜、葱、蒜等。病从口入，都会讲都做不到。

吃素是戒杀放生最好的方式，但吃素的目的不仅在于不吃肉，更在于长养一颗素心。像看到鸟雀、昆虫，不再起伤害它们之意。连青青草地，都不轻易践踏。这是在惜物、惜命，孩子处于痛苦之中，跟大人们焦虑闹心也分不开啊！人生路很长，如果对这些小问题就惊慌失措，那孩子永远坚强不起来。孩子要从母亲身上获得坚强、慈悲。如果家人没有修学传统国学，就不知道坚强、慈悲，浩然之气从何养起。故读圣贤书太重要了。非读书不能入圣贤之域，非积德不能教聪慧之儿。

18 治疗咳嗽非一方，辨清外感或内伤

问：老师，我儿子14岁，感冒后一段时间，时不时咳嗽，不重，有痰才咳，白色痰。我试着用小儿咳嗽四组药，抓了二服。第一服药吃下去就不咳了。桔梗6克，枳壳6克，木香6克，炙甘草4克，麻黄4克，杏仁6克，桂枝5克，白芍6克，柴胡5克，黄芩8克，鸡屎藤20克，山楂10克。老师，这剂量有问题吗？请给指导一下！

答：佳言多自民间出，妙道要从书里寻。见病不能治，皆因少读书。多读书就会胸有成竹，临事不乱。网上不能够轻易处方用药，处方宜慎，慎则周详，临证非难，难于变化。中医治一个咳嗽都讲究因地、因人制宜，除了用药治其已成，还要弄清楚为何咳嗽，防其未生，那么治疗以后就会少咳嗽。现在不少孩子喜欢吃零食，导致食积肺咳，这就是要加鸡屎藤、山楂的原因，有时用保和丸都可以治疗咳嗽。古人讲，肺就像钟，钟非叩不鸣。外感邪气从外面叩会鸣，内伤饮食从里面叩也会鸣。

所以要明白是谁在叩钟，是什么原因引起钟鸣。抽木偶者，提线也，引起咳嗽者，外感内伤情志波动也。

19 服四君子汤，学君子坦荡荡

问：老师，四君子汤是人参、白术、茯苓和甘草。没有人参，可以用党参代替吗？谢谢老师让我接触到这么多善知识。

答：欲养鲲鹏志，须读圣贤书。欲生浩然气，须服四君子。心脉不足用红参，普通的脾虚缺乏抵抗力只需用党参，四君子汤是告诉我们这四味富有正人君子气质的药物，能提升脾脏正气，这样四季脾旺就不容易受邪。凡用四君子汤，必须明白人要多学君子坦荡荡，少学小人常戚戚。如果不学圣贤教育，不学坦荡荡的君子胸怀，那么吃四君子汤就不能够物尽其用，发挥不出良好的效果。学须求其心得，业必贵于专精。接触善知识，叫初喜；一门专精深入经典，叫大乐。

20 “瘙痒”属心，清淡饮食，可降伏其心

问：老师，我又来了，才发现可以看历史文章。我太喜欢了，追看到现在，看到有一个“皮肤湿疹，小孩子很常见，周兄说，就两味药熬水外洗，可以很快消除痒痛，就是金银花的藤跟花椒树。”虽然不知道我儿是否有湿疹，但他痒得厉害。我就是看不明白——金银花的藤和花椒树，这花椒树是用它的叶子吗？不知哪里弄得到花椒树啊。

答：尺璧非宝，寸阴是竞。有人看到一篇文章好，就满足，而我们看一位作者一篇好文，恨不得把他所有好文读透。花椒树连叶带杆都可以用，痒为泄风，湿为气机不对流，藤类药能够流通，能够疏风，花椒树枝叶带刺，辛走流窜，能给邪以出路，用这两味药外洗来治疗普通的瘙痒是有疗效的。但要明白诸痛痒疮皆属于心，容易闹心，就容易长皮肤病瘙痒。现在很多孩子脾气大了，特容易闹心，为何呢？就一个原因，饮食太丰富了，吃肉过度了，这些肉食在身体内化不了，就像地底有多余的热气出不来，就会以火山的形式爆发。人也是这样，营养多余的时候，就会以发脾气的形式爆发。人一发脾气，立马浊阴上逆，肠道里沉渣泛起，往肌表外溢，肌表很容易出瘙痒问题，要将脾气收下去，瘙痒才能止住。

所以小孩子脾气大，身体差。而吃清淡的素食，可以让烦恼习气没那么粗重，慢慢疾病就容易降伏了。如果没有降伏其

心，减少闹心生气，那孩子经常用良药外洗，也很难达到理想效益。

21 养儿需学《养生叮咛语》

问： 老师好！最近一段时间我尽量减少给5岁的儿子吃荤菜，但前段时间孩子在奶奶家吃了4个雪糕，然后满头大汗跑到空调房，据说还调到了22度。当晚便发烧了。后来吃了西药，断续地没好透。大概过了不到一周，吐得一塌糊涂，又开始发烧，输了四天液，仍然在吃西药。昨天才不挂水，今天早上又吐了。孩子相比以前吃得少，口气很严重，舌苔是白的，还厚，还有点花，就是一块有舌苔一块没有那样的。舌尖有红点点，嘴里以前经常长口腔溃疡，但最近没有。脸色发黄。今天还跟我讲浑身没劲。我都愁死了。不知道怎么办了。

答： 为人多病不足羞，一生无病是吾忧。有病能够迫使我们去寻找原因，我们讲到保身六要，即慎风寒，节饮食，惜精神，戒嗔怒，习劳苦，安睡眠，基本上普通的疾病都是因这六方面出现问题而来的。中医不太重视你得了什么病，却非常看重你造了什么“业”，知道得病的原因，远远比知道得什么病更重要。经典叫“惑业苦”有惑不解，会做错事，然后受苦无止。此时不单要医生断苦，还要明师解惑。

得病正是教育的最好时机，古人讲“应病予药”，教育就是一味大药。让孩子还有自己背诵一百条《养生叮咛语》，这力量不可思议。孩子一吃撑了，这时除了医治外，还要跟他讲

“七分饱”胜调脾之剂。

孩子一踢被子受风寒感冒了，就要跟他讲，坐卧不当风，避风如避矢。

孩子一吃寒凉的东西咳嗽了，就要跟他讲，形寒饮冷伤肺。

在吃零食、煎炸食物长痤疮时，就要跟他讲，烧烤毁人容，冰冻断人种。

孩子熬夜或玩得太过时，身体疲惫，容易生病，就要跟他讲，生病起于过用。

大家容易生气烦恼，就要讲，百病皆生于气，气是下山猛虎。

孩子老容易咽喉发炎，就要跟他讲，气得脸红脖子粗。

孩子不爱运动，就要跟他讲，每天锻炼一小时，健康生活一辈子……吃一堑，长一智。智者常以逆境慧人。在他病苦困难之时，讲出离三法，他会很受用。如果不食积，你跟他讲七分饱的好，一般人听不进去。

做父母的不应该愁自己孩子，如果一点小小疾病就愁死，那将来碰到更大的事怎么办？做父母的心灵不够坚强，抵抗力弱，就很难养出坚强的孩子。

孩子出现问题是逼着你去修习学习。只有你变了，孩子才能变，子随母性板随印，原件不改，复印件怎么改都很难改好啊。父母就是孩子的原件，孩子就是父母的复印件。

22 遇事想不开，养心与礼让

问：老师们好！有小一点的别扭事儿我要两天才能想

开，不再别扭。有大一点的别扭事情要两个月才能想开不别扭。再大的事情要两年才能想开。我知道这是个很不好的习气，其实自己心里并不好受，但就是改不了，这个习气陪伴了我五十多年了。我今年五十多岁，女。我每天看老师们的微信，知道这也是德不全的表现。请老师们给想个办法。谢谢，谢谢了！

答：小气者多大病，大气者少小病。心地宽一点，世界宽一片。为什么会想不开，就像这路一样，大家都争着走，你不让我，我不让你，最后都堵在那里，永远开不了，所以叫争窄。爱跟别人较劲辩论，这心胸永远开不了，俗话讲，“让开让开”，你一让什么都开了。

我们看人的心脏为什么能够心无挂碍，因为它就是一个礼让的相，不管多少气血，它都把它们让出去，如果它想要贪为己有，立马就留住瘀血了，叫心肌梗死。

所以我们看那些心脏好的人，绝大多数是乐于利他，礼让的人。礼让就非常符合心的性德，所以古人讲，“明礼火”，人一礼让，心地就更光明。

人一让空间就更开阔，一不让，空间就狭窄，所以说，目容天地，纤毫能失其明，心包太虚，一念能塞其广。故知一念之间，生死之本，祸福之根也。故知几知微，圣人存戒。

人一念礼让之心，别扭就让出去了；一念不让人之心，就把郁闷留住了。俗话说：“眼里无尘茅屋宽，胸中有物乾坤窄。”

你如果天天把别人的不是留在自己心中，在天地间也觉得很郁闷啊！所以会生活、会处事的人，都是只看别人好处的。

很多人问，如何修功德，其实很简单，观功不观过，观得不观失，你所看到的都是大众的功德好处，那么你就不断地长功德。

我们经常都在想要空气净化器、饮水过滤器，都想把杂质过滤掉，可我们思想心灵的杂质，却没有经常想去过滤，我们这耳朵听的，眼睛看的，都需要有这过滤的功能。不是好样子的东西，就不让进到心中来。

23 小伸筋草伸筋除湿效更妙

问：老师，小伸筋草、大伸筋草、伸筋草有何区别？去药店抓小伸筋草，我看药名写的是小伸筋草，不知对否？

答：都可以。伸筋除湿，如果有小伸筋草，效果更妙，你看那毛细毛细的，它能比较细致地穿进去，把湿浊放出来。

伸筋莫顾名思议，会筋伸脉柔，有医抽筋之功。俗云，人老筋缩。用桂枝汤合小伸筋草，有筋长一寸寿延十年的养生之功。

24 小儿能否常喝蜂蜜？

问：老师您好！请问四岁小儿可以常喝蜂蜜保健吗？他喜甜食，但我又控制他吃零食，如糖类，用蜂蜜代替甜食，他很爱喝，可以吗？

答：传家万事皆宜俭，教子千方不外勤。勤俭的保健作用不亚于食甜，这叫德养。至于蜂蜜，偶尔喝可以，常喝就容易出问题，小孩子从小吃太多甜食，将来不容易坚强。所以吃甜食过多的孩子，再坚强的牙齿都容易蛀掉。

我们讲到服食之法，提到“食神图”，讲到《黄帝内经》的形神合一。我们现在很多人都只停留在服食物质的营养上，很难服食到里面的精神。结果营养服食越多，对身体损害越重，不是食积就是三高，因为没有服用到精神，没有精神的话，那些物质是炼化不了的。

你看为何庙里吃饭的地方叫五观堂，就是提醒人们吃饭时要做五种精神观想，才能使自己精神得到滋养。譬如服食蜂蜜时，当愿众生，如蜂勤劳，奉献付出。《三字经》上讲，蚕吐丝，蜂酿蜜，又讲，勤有功，戏无益。

孩子在吃蜂蜜时，要跟孩子讲辛勤付出获得甜蜜之道。为何六度里头布施为首，奉献付出就叫布施波罗蜜，我们嘴上尝蜂蜜，只是一时口爽甜蜜而已，心中思维观想蜜蜂付出就会感恩涌现，这种心里头的甜蜜才能滋养我们的精神。

25 梅核气

问：老师，您好。我最近几个星期喉咙一直有痰卡在里边，咳不出来，吞不进去，服用些什么能把它消掉呢？我没感冒、咳嗽之类的病状。晚上十一点前睡觉，也不吃夜宵，不食辛辣。

答：这种情况，叫做梅核气，妇人咽中如有炙脔，吞之不下，吐之不出，半夏厚朴汤主之，当人有不吐不快之感就是此方出手之时。我们要找出这痰卡在里面的原因，这痰本身就是一团黏稠懒惰之物，所以好吃懒做的人容易生痰，痰集脏物，所以容易讲是非说脏话的人，口中很容易吐脏痰。

所以一要不懒惰，二要不说脏话，不讲是非，这是从根源上断痰。同时身体即使有痰，如果你没有气，它也跑不到咽喉上去。

古人讲“痰随气升降，无处不到”。你如果气得脸红脖子粗，痰马上泛到脸上长斑，阻在咽中结块，轻则梅核气，重则甲状腺出问题，咽喉长包块。

你如果气得咬牙切齿，那痰马上攻到牙龈肉去，结果牙龈就容易肿痛。你如果怒火中烧，不是食道炎，反酸口苦，就是痰迷心窍，容易发烧。

你如果怒气冲天，痰攻到人的天头首去，这种头痛会一辈子纠缠你……可见单纯的痰不可怕，可是痰跟气结合就可怕了，狼狈为奸二者联盟，你再好的身体都扛不住啊！

26 立志养德才能戒手淫

问：师兄，您好，我在山庄。因为以前手淫，常导致脑胀，我是一名高中男生，在山庄每天习练八部金刚，到现在有一个月了。精神好些，但有一个疑问，就是每天晚上还比较容易亢奋，半夜一点都不容易睡着，早上要睡到九点多才起床，这是怎么回事？有没有好的解决方法呢？

答：功非德不久，德非功不显。因此积功累德，要兼修。只是练功，只能解决一半的问题，还必须要利他积德，才能解决另外一半的问题。一味地练功积功，可以把身体搞得很强悍，可是没有利他积德来滋养，强悍的身体会让心亢奋狂乱，最终反而伤身体。

你看山庄的《立志文》为什么要先讲，“家务多勤做，冷暖莫贪床，勤习道家功，八部有金刚”。老师这样安排是有深刻用意的，你如果连家务活都没有勤做，利他之心没发出来，练再好的功都容易走火入魔。做善事，如果没有利他之心，没有发菩提心，那都不能积功德。

在《劝发菩提心》上讲，不发菩提心修诸善法，是名魔业。

就像上次有个病人，越练功身体越强壮，越强壮他心中就得意了，纵欲就越厉害，结果练的功夫统统都送给欲望去了，最后忙来忙去一场空，身体被折腾得更差。

所以练八部金刚要建立在勤习劳务、利他的基础上，这叫德厚功才高，最后才叫功德圆满。这个先后本末不能倒置，《大学》第一篇就教我们要明白先后本末。明白了就不会有问题。

所以《立志文》上这两句话是修身的，告诉我们要明先后，先习劳务累德，再练功积功，功德平衡，就是阴平阳秘，精神乃治。

同时为何讲冷暖莫贪床？古人讲减衣增福，减食增寿。特别是青少年，千万不能过于温饱，古人讲饱暖思淫欲，淫欲最后会变为贫夭。人一旦晚上吃太丰盛过饱后，再加上盖的被子太柔软温暖，就很容易动淫欲。

古德警戒后人，晚上要吃得像乞丐那样，又讲朝不可虚，夜不可实。早上不可睡懒觉、不吃早餐；晚上不可把肚肠填得满满的。晚上一塞满，很容易就动淫欲漏精，反而得不偿失。

同时睡懒觉也助长淫欲，为何古人闻鸡起舞，勤习劳苦后，多余的能量都会转变为强大的体能跟智慧。

以前，明智的老人都是给孩子盖那种破布衣，不盖太暖，留个三分饥与寒，那孩子肾精就会很固密，不容易动邪。

你看那些容易淫邪败身的，大都是富家弟子，还有解决了温饱问题的人。相反过得清贫的人，反而健康，精华不会漏失得那么厉害。所以青少年不可过得太饱暖，一饱暖就可能思淫欲；中年人不可过得太清闲，一清闲了妄想就多；老年人不太过清闲，就不会有那么多疾病痛苦。

27 为何现在人牙齿不好，易患龋齿？

问：两位老师好，我一直关注中医普及学堂，受益甚大。想问老师，我口腔左侧下牙，是大牙，后面数来第二个大牙，应是肾牙吧？这牙十多年前烂了一个洞，平时吃东西都注意漱口，不让杂物藏在牙洞中。但近一年多来，牙洞中长了一点肉笋，不大，一丁点而已，刚好填满牙洞。牙不痛，但经常流血，是牙衄吗？经了解牙出血原因有：一是胃热，但我口气无臭；二是湿热吗？三是脾虚吗？脾不统血？四是肾虚吗？还是另有它因？用竹茹行吗？劳烦老师解惑！求教病理，问其用药，参悟什么为好。望老师指点调理为盼，多谢！

答：现在很多孩子甚至大人，牙齿都不好。很奇怪，生活水平都提高了，怎么各个地方的牙医还那么多，有增无减。一般牙齿出了问题，跟饮食、情志还有伤精三方面分不开。现在的孩子动不动就蛀牙，牙不行了，你看孩子吃什么就知道了，不是甜美可口的，就是辛辣香喷喷的，这样胃火往上一攻，牙齿就坏了。可为何以前的孩子吃糖，也吃煎炒的东西，牙齿就不容易坏呢？这跟一个人坚不坚强有关。常吃苦的孩子坚强，牙龈有力，气血充足牙不容易坏。你看以前人干活，咬紧牙关都要挺过去，这咬紧牙关就是道家修行保精固精的一种办法。现在的孩子普遍比较软弱，加上生活条件好，父母过于疼爱，没有经受过风吹雨打，牙齿都长得不够坚固。所以牙齿容易坏，应该反思自己是不是太软弱了。

还有不是说太刚强也会坏吗？没错，“从来硬弩弦先断，每见钢刀口易伤。”严厉坚强不是用来对付别人的，是用来割除自己恶习的。如果严于待人，宽于律己，那就坏了；要严于律己，宽以待人，那身体骨节就相当坚固。

你看很多人也很坚强，牙齿也照样坏了，为何？非常刚强，爱恨分明，对一些不喜欢的人，常常恨之入骨，特别是你越恨人，骨头就越坏。齿为骨之余，心中容易生出恨意的，容易得风湿、牙方面的疾患，不恨人就把自己刚强易折的脾气调伏过来了。

还有第三方面是伤精。肾主骨，肾藏精。纵欲伤精后，牙看起来很坚固，其实都是空壳子。肾精都不足，不可能把精血分太多到牙齿上去。人体有一个优先保护脏腑的功能，就像一个国家，兵力如果不够时，战线肯定会内缩，集中兵力保护最重要的城市。当精力强大时，立马会去“筑长城”，精气神往外扩散，形成卫表“金钟罩”。那些组织器官，在精气神的充足供养保护下，没有不坚强的。所以纵欲漏精后，牙齿容易出现漏洞，这便是根源。总之，同科研学问争气方为坚强，与家人亲朋和平乃是有量。

28 惜福才会有福

问：老师，我觉得过得好辛苦啊！学了中医也没有感受到乐趣，这是怎么回事呢？

答：爱书如遇良马，勤学若入宝山。这时代，那么多好书，每闻善事先喜，得见奇书手自抄。怎么无快乐？切莫从他觅，迢迢从我疏。心外求法，无有是处，一切外在的东西，都不能带来真正的幸福。在养心山庄时，老师讲拿什么来养心，当我们晚上一起看影片《失孤》时，看完后大家就坐在一起讨论分享。如果看完电影后，自己精神没有提升，这电影就白看了。

电影没有所谓好坏，好坏在人。常思别离苦，团聚就是福。当我们吃着粗糙的素食时，照样脸上有喜乐。老师讲，常思农药苦，自种便是福；常思贫穷苦，温饱即是福。

人因为不能够想起过去苦，所以没福。俗话讲，忆苦思甜，你多想想别人的苦处难处，自己就会慢慢甜蜜蜜、美滋滋。生活要跟过去最穷苦的时候比，你马上就会感到我现在好多了。所以福在知足。

老师带大家去看望患癌症的病人，其他有些小毛病的病人立马没话说了。癌症患者躺在床上要人服侍，而我们很多人虽然有些小毛病，但却能服侍别人。

看来服侍别人伺候别人，比被服侍被伺候要强多了。所以常思大病苦，小病即是福；常思卧床苦，能走即是福。

当我们在殡仪馆时，看到那些送别的人，马上就会想到常思死亡苦，活着即是福。我们现在更多时候不是因为苦，而是因为身在福中不知福。俗话讲：“宁为太平犬，勿为乱世人。”

能够在这太平年代活着，而且还可以读圣贤书，学习传统文化与中医，这可不是一般的福啊。以前要取经，行辛万苦，才有经书读。若谓容易得来书，便作等闲随便物。你越认识到里面的福来之不易，你就越会珍惜；越会珍惜就越有福，这叫惜福有福。

29 喜冷饮、辛辣食物，长黑色痘

问： 老师好，我这里有个女孩，22岁，喜欢吃冷饮、辛辣食物，白皙的额头侧面出现几个突出不明显的黑色痘，痘的周围皮肤也是黑色的，非常明显。请问除了克服偏爱冷饮、辛辣食物外，用补中益气汤并重用黄芪、白术药物治疗可否？

答： 人见利而不见害，鱼见食而不见钩。纵口腹而不惜其身的人太多。《论语》讲，中人以下，不可语上。跟年轻人讲养生，太难。黑为肾之色，黑色痘根深的，一般跟寒伤肾分不开关系，如果带有脾虚气弱，脉濡缓，用这思路大方向都没错。黄芪可以补气推陈出新，白术能够疗死肌，还可以加强脾胃推陈出新，但还要适当加些行血脉、温煦脾肾之品。如鸡血藤，气血通行，藤走百脉。

脸是心灵的显示器，一方面烧烤会毁人容，另一方面长时间面对手机电脑也是毁容之举。现在很多孩子都提前出现肾虚之象，却找不出原因。

中医和传统文化能找出原因：一个是习劳苦少了，筋骨不坚固。

另一个是，孩子喜欢玩游戏，有句俗话叫“玩物丧志”，沉迷在游戏或小说世界里，人的志就会一点一点被消磨。你如果学了中医，就知道肾主志，消磨志向其实就是在消磨肾精。肾精消磨亏少了，身体剩下的就是糟粕。当脸上精神不焕发了，自然就会长痤疮暗斑。那些喜欢熬夜、迷手机游戏或晚上下馆子应酬打麻将的人，没有一个脸色真好的。晚上就应该封藏了，晚上不封藏，白天就没有好精神。长此以往，吃得再好也消化不了，不是变脂肪包块，就是满脸流油，长包块暗斑。

曾子曰三省吾身，一定要反省到自身上，才能解决问题。不是辛辣上火，乃熬夜体虚不耐受。

30 后背受寒酸痛

问：老师好！几年前的夏天中午吹空调时后背部受寒酸痛，一直未愈。弯腰低头一会儿就会感到肌肉酸痛，该如何治疗？

答：寒气留伏，是因为阳气不足，阳气一充足，寒气在身体就留不住。练一套八部金刚功，或者莲花生动功，令五脏元真通畅，人即安和。

背部长期酸痛不愈，是因为心肺气血不济，所有慢性久病酸痛，治疗都要从心入手。诸痛痒疮皆属于心也，所以常用桂枝汤暖壮心阳，周身五脏六腑，皮肉筋骨，大凡阳气到不了之处就容易生病、苦，阳气如果能到达那里，断无生病之理。当然用这桂枝汤时，要人药合一。桂枝汤是阳春布德泽、万物生光辉的一个“太阳方”，它是一个布施的方子。人如果常行布施利他，然后再服用这方子，往往有意想不到的效果，为什么？

这就是古人创造方剂的性德。我们现在很多人用古方用不好，因为只看到古方的疗效去套用，没有深入挖掘出古方的性德来。比如说补中益气汤是一个自强不息的性德方；六味地黄丸是一个谦卑受益的性德方；逍遥散是一个乐天知命、达观积极的方子。

如果用方没有跟性德相应，就像逆水中撑船，虽然偶有前进，一不留神又退步了。如果用方跟性德相应，就像顺水中行舟，划几下就到老远去了，出离疾苦就像射箭那样快，治病如斩草除根那样彻底。

老师常会用到背三药，治疗肩背酸痛，防风、姜黄、小伸筋草，这三味药能够让肩背放松开来。人不放松，血脉就会痹阻不通。现在很多人都自己跟自己过不去，别人的一点问题都看在眼里，烦在心里，很容易动心动气。人一动心动气，血脉就扭曲，所以你看人一不高兴抱怨，脸色就像阴雨天那样，阴沉黑暗，非常难看。一旦感恩布施助人为乐，脸色马上乌云转晴天，比服用桂枝汤乌云转晴天还快。这叫念刚百症起，心柔万邪息。

所以想要治好心脏病，想要治好颈椎病，以及治疗肩背病，就要多去利他助人。助人为乐是心脏最喜欢的，人经常做心脏不喜欢干的事，心脏就会受伤。

我们看心脏是一个什么样的相？就是一个礼让的相，为什么这样讲呢？你看心脏是不是源源不断地把气血让到五脏六腑去呢。如果它一刻不礼让利他，停止了布施，那不是心脏骤停，就是心肌梗死，要么就是心脏有瘀血了。自私不让人的人，自己吃亏，而且吃大亏，瘀血都留在心脉里，这叫小人冤枉做小人。不断布施利他，不求回报的人，心脏就会很开怀，人很有力，很容易流露出喜乐态，这叫君子乐得做君子。

大家不要执着于我究竟帮了谁谁谁。昨天学长们讲，一切都是自受用，一切利他行，终归自受用。现在很多人认识不到这点，才病苦连绵，认识到这点后，你会去比奉献，助人为乐很多疾病问题都不攻自破。

31 保胎

问：中医保胎一般用什么方子？

答：请关注《家庭六步教育》以及《达生编》，不要等胎动不安了，再去保胎，中医要懂治未病，在问题还没有出现的时候就开始预防，方显高明。

常规的体虚胎动不安，要保胎一般用泰山磐石散，但血热又不同，必须经医生指导，不可盲目服药。中医治病，有方子与方法，《内经》云，心动则五脏六腑皆摇。此一句乃千经万论浓缩的保胎秘诀。如果心没有患得患失，肚腹怎会动荡不安。一言胜安胎丸。

32 足底灼感，一气周流

问：老师，我近段时间足底有灼热感，很不舒服，摸着也不热。手心也不热，请问，是什么问题？谢谢！

答：足底乃阴也，灼感为热，此乃阴火虚热，地骨皮30克煮水可去阴火。气血上下不对流，内外沟通不够好，赤脚功可以很舒服地解决这个问题。许多病症看似很难找出原因，其实都是气血对流不好造成的。就像这交通一不好，连垃圾都搬运不走，生活废物沤在那里就会发酵发热发臭。一旦交通恢复，对流清理走后，什么问题都没有了。如果说浇水乃局部灌溉，滋阴补肾是渴时一杯水。那发汗通宣理肺就是整体降雨，降金生水如久旱甘霖。

所以人体贵在一气周流，而一气周流的秘诀，就在于利他。不利他，再怎么补水滋阴也是局部一时的解急，运动都是停留在小周天层次。一旦利他后，动则万善相随，静则一念不生，立马进入跟天地对流沟通的大周天状态。《伤寒论》叫大气一转百病乃散。人要做大器的人，少些郁结之病，骐骥常怀千里道，凤凰高占一枝梧。

33 苔薄白，脉双关滑，凉药冷服

问：老师您好，我接诊了一个湿疹病人。男，55岁，体型魁梧，四肢及胸腹部遍布丘疹，颜色不红，瘙痒时作，抓挠见有风疹团块，丘疹颜色不红，也没有渗液，局部有色素沉着，湿疹在晚上及出汗后瘙痒加重，持续时间半年左右。二便正常，舌质红，苔薄白，脉双关滑。我开了龙胆泻肝丸加生白术、炒苡仁、川牛膝的中药五剂给病人服，结果病人在药房将中药代煎。第一剂从冰箱中取出冷服后，感觉胃中不适，后来又服一天，结果两天没有大便。请教老师，这个病人的治疗思路，他两天没大便，是否因为冷服寒凉药造成寒积于内所致？请老师指点，谢谢！

答：丘疹颜色不红，说明火气不重，苔还是薄白，双关脉滑，没有带数，热气毒火不太过，就不可以苦寒直折太厉害。特别是凉药再冷服的话，叫雪上加霜，本身就犯了大忌。

同时两天没有大便，还要考虑到病人生活起居、休息状态、情绪问题，并综合来观察。

像这种胃不适、肠不通，足底反射疗法效果非常好。几乎可达到朝按暮通、暮按朝通之效。点点按按，病去一半，不是广告口号，是真有实效。

34 晨起眼肿，有眼屎

问：老师您好！小儿有时候早上起来眼睛有点肿，眼屎也有点，请问，是火气大的原因吗？

答：薄荷叶有消风清肿之功，蒲公英有退火消炎之效，此二药煮后蒸洗眼睛，即可。晚上别让孩子吃太饱了，最好吃素，不要让脾胃在该休息的时候还在工作，它是会发火的。还有眼屎燥与缺水有关，食物宜润不宜燥。

35 尘肺

问：老师您好，我是尘肺初期，有疼痛感，不咳嗽，请问咋治？

答：尘肺有专门单方，同时还有推背手法极有利于肺功能恢复。远离空气污染严重的地方，同时反思自己运动量少，肺活量不大，并且要明白仁、义、礼、智、信对应的是五脏，如果义气不够，肺就会亏，正义感不强，肺魄力就不够。

同时顺手牵羊，或者偷盗，或者非予而取，都是不义之举，最伤肺气。这样的人容易咳嗽、肺炎、哮喘，悲忧，哀愁。

如果你义薄云天，大义凛然，这样肺会恢复得很好。

中医讲，天上的云，对应的就是我们身体的肺。义薄云天就是浩然正义灌满肺中。肺内有正义，邪气就呆不下去，要多主持正义，多为朋友挺胸而出。

36 心动过缓

问：老师您好，请问西医中的心动过缓，在中医来说是迟脉，对不对？

答：中医的桂枝汤专医心脉动力差、脉跳迟缓，乃强心首选，也是《伤寒论》群方之首。心动过缓有迟脉，也有弱脉。心脏跳不起来了，累了，这都是长期透支身体导致的结果。同时还反映出身体承载的负担太重了，压力太大了，长期处于超载状态，这发动机引擎很容易退化。需要通过利他来补心，缓解情绪上的压力。

一个人如果不懂得利他的话，情绪上的压力很难真正缓解。

白发已然心未老，青春犹在笔不衰。如陆游（爱国诗人）七十岁还与儿童捉迷藏，写诗，有一颗童心，身体脉象必有生机，虽缓不弱。

37 放化疗后体虚

问：师兄，请帮忙给我表嫂建议，放化疗后体虚怎么恢复？是不是也可以让她去买补中益气丸或参苓白术丸吃？

答：先喝半个月的五红汤，红枣、枸杞、红衣花生、红豆、红糖。五样各一把熬烂，一天可喝个两三把。这对于放化疗后体虚有挺好的帮助，食疗之方，更稳妥。平时不说无情话，每日要观有用书。恶病之人，要彻底改观，孙思邈的建议是口出善语、心存善念。非善之事勿为，非善之言勿传。

38 恶性肿瘤出血，想找到人生的希望跟出路

问：亲爱的两位老师，你们好，我是你们的铁杆粉丝。

现在有个重要问题，我妈妈在前天晚上吃饭时，下巴抽搐，在省医院检查为低度恶性肿瘤出血，现在已控制住病情，需动手术。我想请问你们，怎么病情这么突然？子女如何做才能帮母亲度过难关？至诚感通，望老师指点。

答：我们的父母经常身体不舒服，也自己扛着忍着，没有跟孩子讲，恐怕孩子担心，所以作为儿女，如果孝心不够的话，很难及时发现父母的问题。

比如你能否从父母走路的时候手挥起来，幅度没有那么大了，就感知出父母心脏力量减退了；你能否从父母脸上皱纹，还有疲倦的背影里头，看到父母中气不足了；你能否从父母晚上起卧睡觉不安里头，看出我们并没有真正让父母放心？

父身病是为儿劳成疾，母心忧是忧儿未成器。

如果做儿女的真能够成为国家栋梁，国之重器，父母的欢笑会从心底里露出来。想到这里，我们更应该多利他，多做有利大众的事。

有三种人在大病重病之中，最有可能出离，甚至活得有声有色。第一种是平静的人。第二种是善良的、经常利他、助人为乐的人。第三种是虽然以前做了不少恶事、错事，但是却能及时忏悔改过的人。盖世功勋当不得一个矜字，弥天罪业当不得一个悔字。

所以有句俗话讲，上天不杀悔过的人。

人要是能真把过失给悔改了，就真找到了人生的希望和出路。

很多父母年老了，意识不到这些，儿女去做的话，照样有效果，这叫一人明道，全家受用。总之，无论何病，皆要明白，不息身乃健，无私心自宽。

39 中暑，气虚

问：曾师兄您好，我老是容易中暑怎么办？冬天好像也会！主要表现就是想睡觉，晨起特别明显！如果钳夹鼻子可以感觉不疼，而且会出现红印，之后就清醒一点！可是老是这样，所以请教有没有什么好办法！

答：欲将骨髓洗，先从站桩起。推荐你去学一套养生桩功，强身健体。有助于气息归元，人自动精神。

气虚了人容易昏沉，夏天天气热，壮火食气，人的气容易虚，可以喝些生脉饮，暂解燃眉之急，提高提高脉力。夏天的病要冬天、春天来治，白天的病要晚上治，冬天、春天要多锻炼，储备够精血，夏天升发再厉害也不怕。

晚上早睡，精气神封藏好了，比较固秘，你白天自然不容易耗散气机。

所有耗散过度得的疾病，都要从封藏入手。少说话封藏气，少动意念封藏神，少劳房事封藏精，这样精气神饱满，人是不会怕热的。

40 皮肤干燥

问：谢谢老师，这么及时详细的解答。同时感谢你们，让我懂得了那么多中医常识，只要你们的课堂在，就会带来纯朴和善意，如夏日的清凉，冬日的阳光，愿相识永在。

老师您好，皮肤干燥可以用冰片和麻油混合在一起治疗吗？具体的比例有没有特殊要求呀？求教。

答：这是外用的，就像调白糖水喝一样，抓一小撮冰片，碾碎，倒上小半碗麻油就可以了。

现在为什么越来越多皮肤干燥的病人呢？皮肤干燥的象，对应的是干旱的天空大地。为何大地干旱？一个是阳火太厉害了，另外一个就是精水少了。

我们看，现在大家都在做什么？一是争贪搅扰的人，一念争斗心起，就会有一团亢阳，把阴水蒸发掉。如果念念贪争斗气，就念念亢阳，把阴水蒸掉。所以妇人皮肤干燥不好，如果老爱生小气，争小便宜，她即使天天去美容补水都不管用。

第二喜欢熬夜的人，皮肤好不到哪去。晚上是阴成形的时候，是阴水沉潜的过程，夜晚静卧宜养阴。你晚上没有充足的静卧，把阴水养起来，你的皮肤自然得不到充足阴水的灌溉。

现在很多人喜欢玩手机，不知道被手机玩了。手机消耗人阴水是非常厉害的，它就是体外的一团亢阳之火，它没停下来，你身体阴水的消耗就没有停下来。

特别是现在低头一族的人越来越多，都以为看手机是乐，殊不知欲乐背后就是苦。你看手机发热，直接对应的就是手掌，手掌是劳宫穴所在之处。古人又讲十指连心，天天手机在掌中用手指抹来抹去，那天天心里头都烦热不安。

心若不安，焉有好身体，好睡眠。心若安好，便是晴天。

还有一点非常重要，俗话讲“富润屋，德润身”。人有钱了，可以把屋子搞得很滋润，装修得很好；而人有德了，可以将身心滋润得很好。

所以有德的人，他皮肤都会发出一种德光，古人称之为“谦光逼人”，这也只有谦虚礼让的人才有的啊！他身体充满一股祥和之气，特别是越谦虚的人，这股祥和之气越强，小动物看到他了，都欢喜，都不想跑。人如果有这德光气场包绕，那获得的就不仅仅是健康长寿，还有心中无比的安详从容。

这才真正是养生的至高境界。养德，用德来滋润身体皮肤，比用其他任何东西都管用。

41 皮肤痒，四季养生性德

问：老师，关注着您的《师道之行》，在我们潮州这里，也有一个黄河慈善机构道德讲堂，名气非常大。以后有机会可去看看。

老师好！我前几天开始全身痒，起红色疹子，像蚊子咬的那种，今天家里四岁的侄女也这样。请问，这是什么原因造成的呢？用花露水能稍微止一下痒吗？

答：潮州那边确实有非常出色的传统文化中心，是纯公益，办得相当好的。潮州是有真文化的地方，有文化当地百姓就有福。

这是我们潮汕地方人的福气啊！

至于这几天夏日炎炎，如果肠胃湿气重的话，再加上夏天发得很厉害，皮肤就容易瘙痒，所以夏天要饮食清淡些。

《黄帝内经》讲，夏日养生要“无厌于日”，若所爱在外，我们不要排斥太阳，要多做利他的事，跟夏天的气场相对应，就是“天人合一”。很多人都说“天人合一”，怎么合呢？如果不从性德上去入手，这四句就讲不通，四季养生，仅停留在蔬菜水果上，就得不到养生的精髓，那如何在性德上跟四季相应呢？

春季是生发，赏而勿罚，予而勿夺，这时就要多赞美、赞叹别人。所以早上千万别发脾气，一发脾气你整天就没气了，整天的生机都会不够。一年之计在于春，一日之计在于晨啊。春天养生，晨起养生，最重要的就是要戒嗔怒，要用春天生发赞叹的心态去过日子。

而夏天的性德是什么？是利他，若所爱在外。我们要把爱放到身体外面去，就叫顺天之道。如果有一丝的计较、自私、不愿意奉献付出，就不符合夏天之道。结果，身体那些浊气水湿会因为你的自私吝啬而被收敛住，成为疾病的根源。所以说，一个真正学透《黄帝内经》之人，必定是一个懂得利他的人，因为他就是利他的受益者。

一旦不利他，那么各种炎症憋闷会生出来。上天给我们表法要行云流水，一气周流。现在很多人不明理，所以气机对流不起来，你一念自私吝啬，气机就滞涩打结，如果念念自私吝啬，连《伤寒论》也没解啊！

而长夏的性德是什么？是包容，是厚德载物。长夏这个季节，人很容易浮躁，很多事情容不下，你容不下就出病了，就出烦恼问题了。

所以在面对外在的是非诽谤时，就可以看出一个人身体是否健康。

人之谤我，与其能辩，不如能容。

人之辱我，与其能驳，不如能受。

我们发现现实生活中有两类人最容易疲劳生病，他们吃再好的营养也很容易累。第一种是伤精纵欲的人；第二种是老爱跟人较劲辩论反驳的人。这两类人都是脾土不好，消化不好，是这个土德不够，所以嘴上一讲话，都是损人不利己的，不把这土德培好，吃上一担的消化药，都难见效。

秋天对应的性德是容平，是肃降，是律己。我们常讲，待人有如春意，律己常需秋风。

秋天就是练律己最好的时候，严于律己。你看那秋霜多严啊，你那春夏浮躁之心，一碰到秋天收降律己的气场，马上平复下去了。

所以很多人春夏天皮肤病再严重，一到秋天，霜降下来，皮肤病就消下去了。还有这心火再烦躁，睡眠再不好，到秋天就会稍安，甚至下场雨，这天地行肺降之令时，也会稍安。

但人不能去等待天下雨，等待秋霜降下来，需要自己能“行云布雨”，这才是真功夫。“行云”就是疏肝，就是肝的性德，爱语赞叹；而“布雨”就是肺的性德，你能自律，感恩感动，身体就处于“布雨”状态。那些争斗搅扰，沉渣泛起的病象，比如痤疮、皮肤热毒瘙痒，还有各类消化道炎症，都会因为你慎独自律的气场而平降下来。

而冬天的性德是什么？是谦卑，人越谦卑，肾封藏越好。所以傲慢的人，很容易肾虚，越傲慢，越阳亢，越阳亢，阴就越伤，肾水就消耗得越厉害。只要头不像水那样柔软低下来，它身体的精水永远都不足，智慧都不够，没法控制住情绪，会成为情绪、欲望的奴隶。

伟人讲骄傲使人落后，谦虚使人进步。人一骄傲，气就耗散，肾水就兜不住，身体封藏功能就减退，就像你到手的钱财又被弄掉了。

很多人做生意明明快要成功了，突然就被搅糊了。大都可能是因有股傲气在里面，不谦虚啊！唯谦能够受百福，不谦虚根本装不住福。

谦虚使人进步，这是指越谦虚，人的精气神越足，肾封藏能力越好，那么他干活的动力就越足，自然就越容易进步。

所以你如果真正把中医学透，把传统文化跟中医结合，再来指导养生处世，那就能够做一个堂堂正正出色的中国人。

这就是我们要讲的四季养生法，要把四季的性德挖出来，这样四季养生才真正有意义。

42 小儿中耳炎，耳鸣

问：老师您好，小儿中耳炎耳鸣求医。

答：一位耳朵流清水的炎症患者，数月不愈，用四君子加干姜、白芷即好。急则治其标，在五官科里这都不是大问题。如果反复的耳鸣和中耳炎，就要把孩子的脾胃养好。《黄帝内经》讲，九窍不利，脾胃之所生。耳朵是九窍之一，脾胃里头塞满过剩的营养，这些营养变为痰浊，痰浊随气升降，无气不到。如果孩子心急气燥，把痰浊带到头面五观七窍，结果不是鼻炎就是中耳炎。

所以要通过消食化积，健运脾胃，节饮食，七分饱，畅情志，慎风寒，把痰浊撤下来，方为养生治本之计。为善读书，乃安乐法，习劳练武是强身方。这二句是小儿病的治本之道。

43 胃肠下垂，便秘

问：老师您好，我想问下胃下垂，肠也下垂了，肚子吃一点就胀，很容易嗳气并一直不停。最严重难受的是便秘，老是很久，起码7～8天一次，然后每次拉量还不多，就是解不尽的感觉。当前我知道自己脾气不好，一点就着，现在收敛了很多，我该怎么解决呢？不知道发这里您能不能看到啊？

答：不因果报方修善，岂为功名始读书。修善与读书，可让自己心态好，脾气好，身体好，乃自受用。

木克土，胃发堵。饮食不化就胀肚，再好营养变毒物。人每生一下气，就是这肝将军之官将脾胃踢打一顿，所以生气就是脏腑在打架。多看《戒怒歌》与《醒世歌》，怒嗔之心会渐止。

中医讲怒伤肝，这脾气一点就着，一着起来谁受苦，就是胃肠消化道受苦。所以，刚开始生气的时候，他就容易得各种急性肠胃炎、胆囊炎。

如果长期生气，耗掉大量气后，实证就会转为虚证，变为消化不良、胃下垂、脱肛。长期情志压力大，会得各种脱垂下陷之病。所以，要多看《善书述要》，修好我们这颗心，别再让我们的五脏遭罪了。

44 血脂、血糖高

问：老师好，我看了您的文章，觉得非常好，我想问一下，老师出书了吗？我想向您学习！

最近体检发现血脂、血糖较去年都有所上升，从中医上来说，怎样做才能控制好各项指标呢？望老师答惑！

答：中医普及学堂有不少书籍，《万病之源》《跟诊日记》《小郎中学医记》在网上搜一搜都找得到。大家如果热爱中医，就可以了解。

从中医角度上来控制血糖、血脂有办法，贵在坚持，就六个字，管住嘴，迈开腿。

管住嘴：七分饱，少荤多素，晚上不吃肉，你就断了疾病的来源。

迈开腿：坚持每天徒步七公里，一个多小时就走完了，身体会很舒服，就等于打开了疾病的去路。

我们身体有很多难以燃烧的湿浊糖脂，只有两个办法可以正面燃烧：一个是多做利他的事业，奉献出去；另外一个是勤习劳苦，你长期慢性持久地运动出汗后，那些糖脂都被燃烧磨化，变为汗水分解了。

现在很多人都好吃懒做，把问题抛给医生。如果靠医生跟药物，能够解决这生活习惯病，那西方人，富贵人，就不会百病缠身了。

所以我们首先要觉悟，这些时代病大都是好吃懒做养成的，解决的出路就一句话：少吃多做。记住我们这时代绝对饿不死人，只可能会吃死、撑死、饱死。吃得太好，动得太少，才是时代病的共因。

45 治病的良方是教育

问： 感谢老师的再次指点，看来我的治疗思路有偏差，但是在临床实践过程中很难做到百分百准确，幸好得遇良师指点，让我少走了很多弯路。感谢老师适时的指点，让我在学习的道路上快乐地前进并收获着，祝您工作生活愉快！

答： 饮食有节，起居有常，不妄劳作，都是教育家文宣普及的。方向不对，努力白费。现在我们学医人一定要认准方向。当今时代医学的出路在于教育加上医药，空有医药而没有教育，治标不治本。教育是在源头上断因，医药是在末流上摘果，两者结合，治病就有好效果。

所以大家看，《黄帝内经》第一篇《上古天真论》就讲：“夫上古圣人之教下也。”

就是说上古圣人给我们开了一剂医治疾病的良方，就是教育。丹桂有根唯植书香门第，黄金无种偏生积善人家。大家看这富贵平安，岂不从诗书教育、为善积德中来。

46 颈部淋巴结肿大

问： 老师您好，脖子上有淋巴结，女，工作压力很大。

这个病要怎么治疗或者保养？

答：压力大，不懂得转化，身体就会变差。人可以有压力，这些压力要如何转化为动力？非常简单，就一句话，利他去。

当你少想自己多想别人时，压力就不再是压力了。人一想到自己，一念自私，气就容易涩滞住；人一想到别人，多想想别人的苦处难处、长处、好处，这叫无私，一无私，一气周流就会很好。勿忘世上苦人多，常念此语，人就会有宽容海量。

所以用药物来调一气周流是暂时来帮你治标，在心性上无私利他，多做好事是真正治本。

不然的话，“人逢喜事精神爽”“助人为快乐之本”，这些古圣先贤实证过的老话就讲不通了。

脖子上的淋巴结，大都是肝气郁结的产物。中医讲，气得“脸红脖子粗”，特别是很多爱生小气的妇人，身体很容易长包块，脖子上淋巴结肿大，乳腺增生，子宫肌瘤，这身体从上到下的症状，就是那条肝经气机堵塞在作怪。一般用半夏厚朴汤合四逆散，就可以轻松散掉这些郁结。

病名虽然不同，但气机郁结实质是一样的，只是郁结在不同部位，叫法不同而已。

中医不太看重你得什么病，却非常重视你这病是怎么得的。遇事不怒，方可免除。

《黄帝内经》说：“百病皆生于气”，那要怎么不气、少气呢？

多看些《善书述要》，你就会慢慢进入状态，我们的心需要不断善化。我们都知道要把肌表容颜洗得干净，装扮得美丽，为什么不懂得用善书去美化我们这颗心呢？皱旧的衣服需要熨斗摆平，屈曲的心灵需要善书理顺。

47 万恶淫为首，如何出离邪淫的困惑

问：老师，我是一个1995年出生的男生，家在安徽安庆，目前在南昌上大学，到9月份就上大三了。小学时，由于家里疏于管理和自身好奇，染上了恶习（手淫），断断续续地一直持续到2012年（2012年夏天以后改掉了恶习），2008年到2011年是最疯狂的时候，有时候甚至一天好几次。

从2012年夏天开始频繁遗精（以下用“病情”替代“遗精”，我怕提到这个词汇），到今夏病情已经持续3年了。目前人瘦弱，脸色皖白，舌淡苔白，头发稀疏有白发。病情基本是一个星期一次，一般无梦（有时吃利尿食物会梦见自己在撒尿，然后出现病情），每次病情过后浑身无力，眼睛酸涩，头脑昏沉，怕风怕寒。如果劳累，或者吃利尿食物（冬瓜、大量大白菜、红豆）和助阳食物（羊肉、韭菜或艾灸，长时间晒太阳）后病情加重。春季减轻（每年三四月份能保持一个月没有病情，心情、食欲也会变好），夏季加重。

上面提到的都是无数次病情后自己总结出来的，为此，我是食物浅尝辄止、班级活动也是不敢参加，以前的好朋友都觉得我变了个人，这样小心翼翼地生活真的好累。我想把精力用来好好地学习、交际，不想再因为病情而把精力白白地浪费。

2013年12月喝过知柏地黄汤加固涩诸药28剂，喝时止

住，停药复发。因为不好意思，今年5月份才告诉父母，之前一直憋在心中，心情很不好，胃溃疡应该也与此有关。7月，父母带我求医，喝桂附地黄汤加金、芡、沙苑子10剂，效果如前。8月，换方归脾汤，越喝越重，其中当归的味道我久闻就会导致病情。曾自己喝过复方阿胶浆，也加重，感觉自己属于虚不受补。

因为久病，我也看过很多书籍。赞同您调气机的治法，所以向您请教。《四圣心源》曰："人知壬水之失藏，而不知乙木之不生，知乙木之不生，而不知己土之弗运，乃以清凉固涩之品，败其脾阳而遏其生气，病随药增，愈难挽矣。"

按照黄元御的"一气周流"理论，肝郁脾虚造成的肝脾不升才是我肾水失藏的原因，这也与我春天病情好转（顺肝木升发之气），夏天病情恶化（脾土被暑湿所困）刚好不谋而合。与您的"疏肝使精华上朝、巩固脾土、清利下焦湿热（我自觉体内湿气并不重，只是夏天偶感暑湿，稍用茯苓即可，滑石、泽泻、苡仁等滑利之剂也许不必重用）"之治病理论也相吻合。

我现在心情很不好，我以为改掉恶习就可以重新开始，却不想这个病情给我带来这么多烦恼。真心希望能快快治好病情，做个堂堂正正的人，专心学业，融入集体，像您一样以后做个能给别人带去力量的人！

不知您是否可治此病，或者给我一些生活上的指导，毕竟9月份我就要离家再去上学了，煎药等事情不太方便，希望您能给出一些指点。

万分感谢！

2015年8月21日下午

答：在这里我们可以提供几点建议。

第一，男人要以志为根。如果志没立起来，大多数时间都是在消耗福报，不是醉情于酒色，就是折腾自己身子。

人之有志，犹如树之有根，枝叶虽枯落，根本将自生。

现在很多青少年，就是因为志没立好，所以才容易被周围环境所扰。你如果立志爱国，立志奉献，马上就精化气，气化神。

《曾氏家训》上讲，“人家说金丹可以换骨，我说，立志就是金丹。”

凡是沉疴在身，不靠立志很难转变。你看一个人立志后，可以破釜沉舟，可以背水一战，匹夫一立志，便可参天地。

过去的病痛不值得再去纠结了，当下立起志来才是最重要的。多做利他的事情，把福报积累起来。在传统文化道场里头，就有不少青少年犯了邪淫后，把身体折腾坏了，然后在这里面清心寡欲，听闻圣贤教育，做利他的事情，气质慢慢转变过来，消瘦无福的相貌渐渐转为清秀圆满。

所以如果这个心志不改变过来，千里访医，也不容易有理想之效果啊！这叫有志蓬莱可去，无志尺寸难移。

第二，天道祸淫最速，邪淫则精气神下漏，明显头脑昏沉，心智退化，身体抵抗力下降，懒散堕落，不能积极，最后百病缠身。

《寿康宝鉴》上印祖讲，天下直接由色欲致死者有四成人，间接由色欲致死者有四成人，真正善终正常死亡的，不过一两成人。虽然说法夸张，但说明确实是万恶淫为首啊！

那怎么对治邪淫呢？俗话说，万恶淫为首，百善孝为先，“万恶淫”，要用“百善孝”来去对治。

你看所有邪淫的人，他心中父母的地位都不会很高，所以不把《孝经》记诵在心，这邪淫真不容易解救。

你身体的精血是父母一点一滴筑建起来的，你想想这些东西我们敢去糟蹋吗？

“身体发肤，受之父母，不敢毁伤”，这句话想明白了，世上当无邪淫之人。

能否猛回头，就看这个“孝”字，与其千里访师，不如将经典装到自己心中。老师只能一时地帮你指引，当你持诵经典，把经典存在心中时，经典的智慧光芒却能时时照亮你人生之路。

同时建议你看《善书述要》和彭鑫博士讲的《伤精折寿损命的根源》，接下来我们总结出来会在微信上面发布。喜有双目明，读些善书。恨无十年暇，抄点奇文。

人的心就是这样，你不装进善的东西，那么它就会被恶的东西所占据；你不读进圣贤经典，这心就会充满杀盗淫妄。所以常读圣贤经典，才能够变化气质，改变命运。

48 母亲牙疼与儿女尽孝

问：老师，请救急！我母亲牙疼，半边脸都肿了，但脸不疼，怎么处方？

答：最安全的是合谷穴扎针、按摩，面口合谷收。牙疼、头面肿偏红的属于风火牙痛，如果伴随大便不通，干结尿黄赤的话，常用牙疼四药泡茶（大黄、麻黄、薄荷、甘草各5~10克），或者防风通圣丸，同时反复的牙疼还跟气火有关。儿女老让父母紧张、焦虑、生气，气火上攻变为肿痛，所以，要参“我不应该让母亲担忧焦虑。”同时，帮母亲洗脚，做脚底按摩，可以很快引火下行。

49 喑哑，保养脾胃

问：我本来是不应该在网上求医问药的，但是老公的嗓子快发不出音了，又没时间去当地看。只好向老师请教，看能否用点食疗。我老公是一名寄宿制私立学校的初中班主任，现在正值军训期间，每天早上6：00上班，晚上要等到学生都休息后才能休息，大概要到22：30吧。刚入学的小孩，很多纪律规矩方面都要再三强调，加上有军训，现在他的嗓子基本发不出声音了。今天我去药店拿了点生参和麦冬泡水给他喝，还拿了盒同仁堂的清咽片，希望他嗓子能舒服点。他个人平时作息时间不大规律，而且工作压力也大，舌面一年到头基本没有白苔，舌头中间有一裂纹，脾胃也不大好，经常地刚吃完饭就要上厕所。

再次谢谢！

答：急则治其标，舌头少苔偏红的，属于阴虚火旺，可以用些降气火、利咽开音的药，比如玄麦甘桔汤，不可久服，恐伤胃气。

但缓则治其本，调其脾胃，九窍不利，脾胃之所生。脾胃上能够管到咽喉七窍，下能够管到前后二阴，如果一吃完饭就要上厕所，确实要引起高度重视。

吃饭有三条“道”。

第一是饮食之物，少吃荤，多吃素。这是最符合人体生理构造的，像脾胃虚的，有养胃五点：少吃点；吃软点；吃暖点；吃新鲜点；吃清淡点。

第二是饮食之法，细嚼慢咽才是正道。口腔咀嚼，如果跟脾胃蠕动，柔缓相互平衡时，食物就能很好消化。所以国医大师干祖望老先生很推崇蚁食法，你如果细嚼慢咽了，平时不容易消化的东西都容易消化。中国古人认为食物有三化：一化是靠锅火；二化是靠口腔咀嚼；三化是靠脾胃蠕动。当你脾胃功能减退时，就应该充分利用口腔咀嚼的功夫。如果还是狼吞虎咽，吃饭一派着急的样子，这叫木克土，脾胃没有可能会舒服的。要知道脾胃的节奏就是缓慢，它对应的是牛，你如果把牛当作马来用，那牛就呕血了。

所以呕血、胃出血，还有痔疮出血的，大都是那些暴饮暴食，脾气粗暴的人，把脾胃这头牛当作马来用，你急躁地用餐，就是在鞭打脾胃。

牛就那慢性子，你打它它就垮下了，所以急性子吃东西不是腹痛就是拉肚子。

学长们在传统文化中心，很强调事缓则圆，不仅事情缓慢去做容易圆满，你身体缓慢地使用，也容易健康。

第三是饮食之道，食存感恩是真正饮食之道。我们在明理书院，每顿饭前都要诵感恩词。感恩天地滋养万物；感恩国家培养护佑；感恩父母养育之恩；感恩老师辛勤教诲；感恩同学关心帮助；感恩农夫辛勤劳作；感恩大众信任支持，及一切付出的人……

这感恩词不仅在饭前念，而且要贯穿吃饭始终。人处于感恩惜物状态，吃饭时消化能力会增加好几倍。以前有学长吃多一点就撑，吃生冷凉拌菜就肚子痛，一用这种感恩缓慢进餐法，竟不用吃胃药了，也不怕凉果，还不怕吃撑了。

人之所以会吃撑、吃伤脾胃，就是因为欲望在吃，不知止足，你如果用感恩之心去吃，绝对不可能吃伤身子。

50 如何让手指月牙长长？

问：两位老师好！我是中医普及学堂的粉丝，我今年20多岁，男。我发现我手指的小指月，只有大拇指有一点点，其余均无。想请教一下，怎么让十个手指的小指月长得饱满点？还有最近晚上也想泡脚，在水里放些什么对我这种情况比较好？谢谢！

答：泡脚最安全的是用艾叶。长月牙的方子有桂枝汤、八珍汤、四君子汤，有利于气血满壮则月牙自生。

第一肝其华在爪，常生闷气的人，生机闷死在里面，指甲就不能很好地长出来。

第二水生木，肾水不足，经常熬夜伤精，爪甲想要长得润泽漂亮很难。

第三木生于水而成于土，土气不足，肝气不达。这就好像花草树木长在盆里，就很萎弱，长在山谷大自然中就很茂盛。想让木气旺盛，就要少呆在家里，少关在电脑旁，要多到大自然中去徒步穿越活动。

人们都不喜欢被关在笼子里，可却经常在追求金、银做成的“笼子”，被无形的“笼子”捆绑住，能不郁闷吗？郁闷的气场是没有生机的。人生有两个朋友必交，一是图书馆，二是运动场。图书馆增长智慧，运动场强壮身体。唯此二友可靠，少年须当记牢。

51 什么是学习？

问：大爱无疆！你们的精神课真是太棒了！

老师，您有学习群吗？我加下，我想学习。

答：随喜你的好学之心。富不读书，纵有金钱身何贵；贫而好学，虽无功名志气高。现在定时在微信上发文章，以供人家共同学习，并没有建群。答疑帮人更帮己，解惑利己还利他。

我们经常说学习学习，什么是学习？学是教学，习是习练，学是知门，习是行门。“习”现在很多人只认为是复习做些作业，这浅视了学习，显示不出真正的快乐学习来。人世间劳动最贵，青春期勤学为先。

古人讲，习是习劳、习练、习武、习文。你所获得的知识，要放在身体上、日常生活中去练。比如今天我们学感恩，就想到要述祖德，念亲恩。我们知道感恩的好处，这叫学到了感恩，只能受用一丁点，然后你再做到了感恩，就能受用一大片。

怎么做到感恩？就两点。

第一，父母给予的都要珍惜。

第二，家里力所能及的都要去承担。

这两点是检验你感恩有没有落地的关键。

所以我们不是为学习而学习，学习是有目的的，是为了幸福健康，为了家庭和谐。

离开这个目的来谈学习，学习不会有太大意义。

孔子云："学而时习之，不亦乐乎。"

学的正知正见+习练行动=心乐，心乐，命运就改变了。

因此，富不学习，富日不长；穷不学习，穷根难断。

52 辣椒进眼睛，眼睛红肿痛

问：您好，曾老师，请教一个问题：剁辣椒时辣椒进去眼睛，非常辣痛（朝天椒）。用清水清洗，眼睛很红肿，请问，滴珍珠明目液可以吗？还有用那个桑叶、蒲公英熬水也可以喝吗？

答：教之以才，导之以德，足为师矣。学而不厌，诲人不倦，可作表焉！任何答疑须道德才艺俱足，方可为师表。桑叶、蒲公英煎水一样有效果。像这种情况也属于风火入眼，所以用桑叶疏散风热，用蒲公英消肿退火。对于红肿热痛的眼疾，属于阳热性的，中医讲热者寒之，选择一些清凉的药，效果都不错。

同时还要明白，为何我的眼老容易红肿痛，别人就不那么容易？中医讲肝开窍于目，同样两块木头，干燥的木头一点火就着，这叫木燥容易起火。湿润的木头，怎么点都难着。这叫燥人多火。

想要木头容易起火，先让它干燥；想要一个人容易上火，很简单，经常请他吃宵夜、熬夜，跟他一起上网聊天，熬到深夜，那么他就很容易因为肾水不足，木燥起火，得肝炎、胆囊炎。

所以治疗木燥起火的肝炎、胆囊炎，眼目红肿，如果不通过早睡，或养肾水，很难真正治好。还要宽心缓性，这叫怡吾色，柔吾声，降伏且燥，益处极大。

53 如何做才能更好地利于病人？

问：两位老师好，我是医院的临床药师，学的是西医专业，感觉医院病人越来越多，西医医病人并没有治未病的观念，都是头痛医头，脚痛医脚，请问，我应该如何做才能更好地利于病人呢？

答：感恩您能提出这样的问题，有爱心的人，才能真正设身处地去感受到病人的真正需要。答疑安有息肩日，解惑方为绝顶人。要敢于乐于为患者苍生解惑，如慈母爱子，自然照顾周祥，无微不至。

现在很多人都想学良好的技能，殊不知良能源于良知，先有良知而后才有良能。我们看古代大医的成才之路，大医先是看到众生疾苦，或自己身历病苦，不忍众生苦，这时再去学医，医技增长得就很快。

不管是西医还是中医，都是“战友”，都能解决身体、心灵的某些问题，但不能解决所有问题。

这时就需要把传统文化加进去，不管是哪种医学，跟传统文化结合，都将大放异彩。

传统文化有哪些？可分为五大板块：儒、释、道、医、武。

一个医师他不仅担当着医生救治病人身体的责任，同时还充当着老师引导病人思想的角色。天下难事，先从平易处着手，学《弟子规》。世间杰才，莫不困苦里立身，练《少林拳》。

这责任不可谓不大。

现在医生多但医师少，所以疾病不减反增。因为世界观没有改过来，源头都污染了，只是不断在下游治理，很难有长远的效果。

古人讲，服药如果不听医嘱（少荤多素，坚持徒步，劳逸适度，遇事不怒），就会白忙活。

在《寿世新编》上第一篇就讲《勿药须知》，有很多病都不能在药物层面上纠结下太多功夫，比如思想观念、生活方式错了。这医嘱就是医生在行教育的责任，是在思想源头上下功夫，端正了思想，才能端正身体。

中医、西医都要慢慢学会开真正的有精神文化的医嘱。文化文化，以文化心，以文化人，这是在源头上根除疾苦。

所以欲救病人，先救医生，欲救医生，教育为先。

医生壶里是清水，才能给病人倒出清水；医生壶里的水不清澈了，给病人倒出来的水都是污浊的。

同样医生要给病人一杯水，自己必须要有一壶水。

为了给病人点亮心灯，医生自己的心灯必须是亮着的。

若要给病人一点智慧的亮光，医生应当吸取整个圣贤教育的光芒。

54 读书持久与体悟

问：师兄，求解，求教您一个问题。我对学习不感兴趣，一点都不想看书，一点不想学习，怎么都做不到爱学习。高中时，因为学习，内心觉得看书看伤了，所以高考后这么多年一直都是再也看不进去任何书，不想学习。

自从加了中医普及学堂的微信公众号后，每天都看老师们辛勤发出的文章。大学的故事里有很多实用的养生知识，《善书摘要》就是一剂心灵清扫汤，我能感觉到自己在慢慢地成长。谢谢老师们的辛勤付出。

答：读书有三个层次。

第一层次是任务式的，是要我学。

学的知识大都是自己不太感兴趣的，硬着头皮去学，就会学“伤”了。所以任何事情，你如果没有调整好心态和方法去做，都会伤身体。

第二层次是兴趣式的，是我想学。

有些人天生喜欢画画，有些人天生喜欢音乐。唐伯虎讲，天然兴趣难摹写，三日无烟不觉饥。教育考试不是发现缺点，而是要发现长处，因材施教才是正道。所以，以前大家一直提倡兴趣是最好的老师。不过只凭兴趣，还远远不够。

第三层是志向式的，是我要学。

比如我们学医的，很多人是看到自己家人或自己身体深受病苦，才发心立志要学医，解脱疾苦。

历史上七成以上的名医，都不是祖传而学的，大多数是自学成才，发心立愿成就的。所以学医需要有一颗敬畏生命的心。

有个证严法师，有一次她看到一位难产的妇人，交不起钱，居然被医院拒之门外，她就发心立愿要建造医院，专给这些穷苦的人看病。可建造医院需要的资金是一个天文数字，所谓心念一发，震动十方。后来她不仅创建了医院，而且还建立慈济功德会，即慈善、医疗、教育、人文、环保、赈灾为一体的基金会，在全世界都享有盛名。

所以我们看，读书能不能持久，能不能得到大利益，还是要看本人对生命的体悟。

这生命之学，好像不属于任何行业，但又是任何行业都最需要的。

对生命不够灵敏、敬畏的人，不适合做老师当医生。而通过学习传统文化，我们可以很好地体会生命的意义。

真是天下奇观阅尽，不如读书，世间好味尝遍，怎比菜根。

55 鱼际血紫，手心黄

问：老师，我观察自己的手心有点黄，鱼际血色有点紫，有问题吗？麻烦老师看看，谢谢！

答：为人不外修齐事，所乐自在山水间。养成游山徒步习惯，有助气行血活，何病之有！手黄肤暗乃劳心太过了，休息不够，运动量太少，脾胃不好。所以要少动心脑，多动手脚。心脑转个不停，身体就会有瘀血。手脚不肯勤动，脾胃就不会好。这是现代人的通病。我们都吃了不运动的大亏啊！都吃了用心意识的大亏。

56 腹泻，腰酸，舌紫暗，脉沉弦

问：老师您好，想请教下，吃完饭肚子就胀气，而且还容易腹泻，腰酸，舌大，偏紫暗，脉沉弦，这样的情况，最主要的病因是不是寒湿？该从哪些方面入手？谢谢！

答：吃的东西要简单一点，熟透一点，少一点就没事了。脾胃功能越差，饮食越要简单，不能搞得很丰富。越丰富，脾胃越难以运化。当你饮食生活简单了，你的病也会慢慢变简单。所以懂得过一种简单的生活，是一种智慧。

腹泻，腰酸，是有寒湿，舌紫暗，脉沉弦，还有瘀血，寒湿非阳不化，瘀血非动不行。在阳光底下劳作运动，可以很好地散寒湿，活血化瘀。

每天下午趁着还有太阳余光，在黄土地或砂石路上赤脚徒步，踩着滚烫的砂石，很接地气，很养脾胃。此地有崇山峻岭，何处无明月清风。有锻炼意识，哪里都是锻炼好地方，窗前、阳台、田园、公园、山林石头路，大道无难唯嫌拣择，就怕人挑三拣四。

57 口腔溃疡与慢生活

问：老师您好！咨询一下口腔溃疡能有什么简单的方法治愈，平时应多注意什么能预防？

答：口腔溃疡属于口疮范畴，诸痛痒疮，皆属于心。心火不安于本位，就像地球爆发一个火山出来一样。你会发现，越着急焦虑，越容易得口腔溃疡。吃凉药暂时治表，最后还会伤了脾胃，所以要学会过一种慢生活，语速慢，动作缓慢，开车缓慢，像太极那样过生活，节奏一缓下来，马上退火。我观察口腔上火频繁者，无一不是处于一种无意识的焦虑紧张状态。因此要修，肝气方平，喜怒不形于色，心神既定，危疑无累其身。

58 明理用药先行孝

问：谢谢老师，谢谢您回答了我的问题。其实想叫您哥哥，因为咱们毕竟相差不大。我是做得不好，前两天还和父母吵架来着。您说得对，立志则精化气，肾精得气而固秘。以前总想用药物治疗，其实每个人都有心药。

心药从来不是外人给的，是自己心中生出来的。找到本心的路途是布满荆棘的，有勇气也就无所惧怕。未来会好起来，我相信！

答：林则徐讲过《十无益歌》，其中有三条：行止不端，读书无益；做事乖张，聪明无益；心高气傲，博学无益。唯有念念谦虚，无往而不利。

所以孝敬父母的人腰好，老爱顶撞父母不孝的人，气往上亢，就是拔肾水，把肾精给伤了。

孝是一味药，不说不知道。

人的身体就是一个家，你外环境关系处理得怎么样，就知道你身体内气血运行得怎样。中医讲司外揣内，如果你不服从长辈领导的安排，那么对应的是你的肝、心、脾、肺、肾，也不会服从大脑的领导。

所以那些不孝的人，顶撞父母，身体就会很差。

对于这类人来说，想要治好病，必须走两步。

第一步，先学会行孝，由恶人变为好人；第二步，再用药治病，把恶病变为健康。

这种先后不能错。

比如有个不孝子，经常头痛，痛得他都不敢大声叱喝父母了，结果你把他头痛治好，他骂父母就更凶了，更加肆无忌惮。医生这样究竟是救他还是害他呢？所以没有教育为先，而是用医药，则会使问题越来越多。

很多时候，疾病是让我们反省的，不是要我们的命，疾病是在保护我们，让我们别做得太过分。

就像纵欲的人如果阳痿了，这可能是身体的自保机制，结果如果你做为医生拼命给他开壮阳药，让他残存的精血都透支出来，这叫精疲力尽，精尽人亡。

这样究竟是在害病人，还是在帮病人呢？

所以医生如果不能明理，开处方用药，如不抱着想帮病人的心，有时反而会害了病人。

所以学医第一条要先明理。

59 半路出家学什么？

问：您好，请问，可以半路出家学中医吗？可以推荐新手几本书吗？就是人生道理与治疗病理结合的那种，不是为了赚钱而学，就是想以后碰到人生病能帮一把。

答：开卷有益，知识就是力量，自强不息，光阴贵于黄金。能利用闲时学有用的生命知识，这种觉悟，乃一等明智。

可以学些中医养生或心灵方面的书籍，我们前面的《善书述要》，就是专为这方面人群服务的。比如《根除烦恼的秘诀》《猛回头》《性理疗病》《新世纪健康饮食》《仁、义、礼、智、信对五脏的影响》《伤精折寿害命的根源》等，这些都会慢慢地分享给大家。获美文鉴如对月，有奇书读胜看花。有好书作伴，生何止帮一把，能帮大把。

60 石见穿与穿破石

问： 老师，石见穿和穿破石是同一种药吗？

答： 名字听起来有些相似，但药物是不同的。听名字就知道它们都有助肝疏泄、开通之力。

石见穿能活血化瘀，清热解毒，散结消肿。穿破石偏重于疏通经脉。它们都可以打通硬节，对一些瘰疬、乳腺增生、痰核包块，往往用得上。

穿破石常配合丹参联合使用，这样可以疏通经络，活血化瘀。学习中医要慎交游勤耕读，笃根本去浮华。

61 扣子七粉与运动养生

问： 老师，上次问到双脚灼感，老师说是气血不通，不对流，能否用接经散呢？还有，很多方剂都用到扣子七粉，这扣子七粉是一起煮水，还是另外冲服？扣子七粉有没有毒呢？谢谢！

答：若要双脚好，赤脚满地跑。身体很多粘连瘀塞，从物质上看是因为运动不够，从精神上看，是因为心气不开。

现在很多人去运动，却没有效果，或者效果马马虎虎，运动一次只能管住一两天。确实是这样，人要身体好，每天都不可缺乏运动，就像你每天吃三顿饭，只能管一天一样。

你如果动几天，又闲几天，效果就没那么好。

同样运动分为五个层次。

第一层次是微通。

第二层次是小通。

第三层次是中通。

第四层次是大通。

第五层次是极通。

一般要循序渐进。刚开始那些缺乏运动的白领，要从微通做起，就像从小学一年级开始一样。

不要一下子运动得太剧烈，要微汗持久地动，这叫大动不如小动，小动不如微动。

就像春风拂柳，又像太极划圈。当筋骨很柔软时，就可以尝试小通，快步走路，身体小汗，气微喘，不要过于剧烈。

小通习惯后，就要开始练中通。小通一般是在平地上走，中通就可以选择徒步穿越，爬坡负重，这样体力、耐力慢慢就培养出来了。

在中通基础上，才可以选择大通。这时完全可以赤脚满地跑，随心所欲。

在大通基础上，就可以选择一些冲刺运动，是身体能够承受的，那么运动的功夫就会不断上去。

像一般保健养生，到中通层次就不错了。每天有一个小时徒步穿越，或小跑，把衣服汗湿了，达到这个标准就很好。

扣子七粉跟三七有相似之功，能活血化瘀，透郁热外出，属于破积之药，产于高峰。你如果懂得运动养生，你就不需要刻意去吃活血化瘀的药，或者稍微吃一点，都有极好的疗效。总之，醴泉无源，芝草无根，人贵自立。流水不腐，户枢不蠹，民生贵勤。

62 吃的学问

问：老师们好！买了好几本你们所著的书，觉得实用！似乎有你们所著专门讲食疗的书，是吗？请问书全名，我想买。

答：《遵生八笺》与《老老恒言》都有专门讲食疗的论述。

现在很多人以为食疗就是选择吃什么，这样传统医学食疗真正的威力都发挥不出十分之一，食疗有三个层次。

第一层次是吃什么。

第二层次是怎么吃。

第三层次是谁在吃。

第一是吃什么。从人体构造来看，人是最适合吃蔬菜五谷的。为何呢？你看“蔬”的造字结构，上面草头，下面疏通。凡草木能够提供人体服食，有助于疏通经脉肠道的，这是上等的食疗之物。

所以明白人都选择少吃荤，多吃素。很多人生病的时候，选择吃素，让胃气来复，这样不用怎么吃药，病也慢慢变好了。古籍上称之为“宁可食淡如蔬，使体暂虚而邪易出，乃为上等愈病延年之术。”

现代人习惯肥甘厚腻，喜欢山珍海味，尽干些“关窗户，堵下水道”的傻事。结果不是得痔疮就是得尿道炎，过度贪口腹，就是在折腾身子，守住清淡，你就守住了福。

第二是怎么吃。

食不言，食不急，食不气，是吃饭的三条大原则。这三条你如果违犯了，这顿饭没吃好，就白吃了，而且还招致得病。所以看一个人他吃饭的状态，就知道他身体健康程度：狼吞虎咽易消化不良；吃得气急败坏的，胸胁部经常会压到气；吃得心急火燎的，不是容易呛到，就是很容易得口腔溃疡，甚至把心脏病都可能吃出来了。那些边吃饭，边说话，唠唠叨叨的，男的容易得尿道炎、前列腺炎；女的则白带偏多，容易得各种妇科病。一旦把嘴巴关上，安心吃好每一顿饭，诸症减轻。

第三是谁在吃。

如果是欲望在吃，那你吃什么都会吃伤身子，因为欲壑难填，吃素食都会吃撑。如果是感恩之心在吃，那么你可以吃得很健康，很受用，别人消化不了的东西，你都消化得了。

所以提高身体消化能力，不是仅靠食品和药物，更要靠你的精神跟心态。精神上有消化不了的事，再好的食物你都消化不好；心灵上老跟别人有过节，你吃再好的食物都会消化不良。我们吃素食的目的是什么？是素心，是为了达到清净心，用清净心来吃饭，你即使吃得很少，看起来营养不够，但得到的能量却相当足，体力却相当强。

为什么？因为你的心灵跟精神没有摩擦。你看，车子陷在摩擦大的泥坑里时，你使劲地用尽力气去推车子都推不动；在摩擦小的平地上，你轻轻一推，车子就跑很远。不跟别人较量辩驳，乃饮食正道，真正的食疗不传之秘。

没有这个指导，你看再多食疗书，都是在瞎折腾。有这个为指导，你即使日中一食，每天照样精神充沛，有用不完的劲。

63 小儿补虚消积

问：老师们好！看了你们书上的开胃消食方子。我昨天给小儿熬了鸡屎藤一勺，木香三片，山楂好几片（因为书上没有写量，我自己放的）。结果晚上反常小儿哭闹，不到半夜醒好几次，流汗，蹬腿，哭。他又不说为什么。我联想白天就是多给他服用了这个方子。是否有不妥？盼回复！谢谢。

另，喝鸡屎藤、木香和山楂后，隔了一会又给他喝了四君子汤。

答：随喜你看书的实践，有一副对联曰：长留天地无穷趣，最爱书田不老春。读书可以广见闻，使人生活工作自信。开胃三药是以消食化积为主，木香、山楂、鸡屎藤，能够打开胃气下行的通道，所以吃后容易放屁，腹中大气一转，积气乃散。对于小孩子舌苔垢腻，或者口臭，可以用这组药阵。而四君子汤是补脾虚的，小儿倦怠少力用之宜。脾胃是正气发源地，抵抗力的“大本营”，每个厉害的儿科专家都非常重视脾胃，而且善用调脾胃的方子，非常平常，但调理的范围却非常广。所以有位儿科专家讲，用保和丸，或四君子汤治疗小儿常见病几十种，疗效显著。

这保和丸把肠积照顾到，四君子汤把脾虚照顾到。小孩子内伤病，不外乎就是一虚一积，最为常见，而用药不过就是补虚消积，拿捏好这个度而已。

64 白睛黑点

问：小儿四岁，我观察到他眼白有红血丝，还有黑点，左眼白一个黑点，右边眼白一个黑点。这说明什么问题呢？自从本月初他支原体肺炎出院以来一直素食，控制了肉食。谢谢老师。

答：如同天空中有乌去，离照当空阴霾自散。小孩子常用小建中汤使心脾温暖，眉清目秀。白睛对应的是肺，肺与大肠相表里，所以白睛浑浊，或有黑点，一般是肺气不清，或饮食浊垢，肠道有积。还有一种可能，一些跌打损伤，也会在眼睛形成瘀点。

同时孩子很容易犯疳积，肚子里有虫积，眼睛也可以看出来。古代形容那些目秀之人多有心清之功夫。如眼如银海初生月，心似冰壶不染尘。

65 手指长月牙

问：不好意思太烦叨了。小儿四岁，十个手指没一个有月牙。我是妈妈，我也几乎没月牙，有时候大拇指甲冒一点点月牙。这是体虚吗？喝补中益气汤如何？对了，我们最近食物几乎全素。

答：正常的身体，第一步从少荤多素开始；第二步就是运动锻炼，将阳刚之气制造出来；第三步是修学心性文章，做心地功夫。

要手指月牙出来很简单：第一睡眠要充足，水能养木，生机才旺；第二白天要多做手部运动，像那些农夫，经常用锄头镰刀的，这些劳动工具亮堂堂，那指甲月牙非常漂亮。

同时要教孩子读诵经典，经典乃至阳至刚之气，乃天地浩然之气所聚，经得起时空考验，孩子多诵读，肺活量大，生机顽强，长势勇猛。不悲镜里容颜瘦，且喜心头疆域宽。不要对孩子身上的小动静太认真，应把肚量、精神当作整个家庭教育的重中之重。

66 结石与真素食

问：老师您好！我又一口气买了中医普及学堂好几本书！《任之堂中药讲记》真的太好了！感谢老师们毫无保留地分享！其中金钱草是治疗肝胆结石的特效药。请问，是单方泡开水服用吗？一次喝多少合适呢？谢谢！

答：爱时若驭奔马，读书如进宝山。喜爱时间如在马上片刻不放松，读起书来似进入宝山，太多好宝贝可学了。用单方偏方，先要看使用说明书。金钱草偏凉的，对于湿热或热毒性肝胆结石，效果非常好；如果体虚动力不足，就得以补虚为主，长期补虚，适当攻邪。

剂量多少，视人体质、脉象而定，总的来看，还是要找到结石产生的源头。

第一河流水如果污浊了，比如一碗水半碗沙，那河床就很容易板结成块。

所以常食肥甘厚腻的人，体内容易长各类结石、脂肪瘤或积聚。如果嘴巴吃进入的是浑浊之物，身体就很容易产生、停留积块；如果嘴巴吃进的是清淡之物，浊垢物就很容易排出。只听闻用清水去洗碗的，没听闻用浊水去洗菜的。

现在很多人都不知道什么是清淡饮食，清就是少油，淡就是少盐。你如果吃素食，放很多盐，下很多油，炒得香喷喷的，吃得肠肥肚满，打饱嗝，这都是假素食。

真素食是要达到清净身、口、意效果的。

第二，结石都喜欢熬夜的人，还有喜欢喝牛奶的人，你喝进浑浊高营养的东西，加上熬夜一炼，身体就熬炼出结块来了。

很多得结石的病人，都有爱焦急的火气，有熬夜喝牛奶的生活习气。

第三，结石是硬的，脾气越刚强，九牛拉不回，身体就越容易长这些硬块。比如骨刺、脂肪瘤、结石，要将刚强的脾气调柔。为何治疗一些刚强急痛的病，我们常会重用白芍要缓急止痛，柔肝缓急啊!

记住，掌握分析一种疾病的思维方式，远远比获得几个偏方秘方更重要，因为它能够让你知道在哪里将疾病堵住。

67 朝不可虚与运动

问：两位老师好，我儿子上高三，住校。早晨五点就要起床，课间也不怎么让活动，孩子自己也不愿动，学习比较专注。以前很少头痛，这两天流感头痛、肚子疼、腹泻，刮痧拍打肘部，吃藿香正气胶囊好后，唯有早晨胃口不好。高中一二年级时不住校，每学期也有一二次因肚子疼请假。自觉肚子里有水。不喜欢喝粥，但喜欢喝水，额头上有许多小疙瘩，鼻头及两侧也有大的青春痘。脚前部有脚气，有老师建议吃增强免疫力的保健品，我觉得不妥。这种情况不知该如何调理，恳请两位老师指教。

答：双手茧花结出强身果，一身汗水浇来开心花。现在很多孩子，早上刚起来都不想吃饭，早餐错过了很麻烦。古人讲，“朝不可虚，暮不可实”，这句话太重要了。早上不要让胃肠空虚，晚上不要塞满胃肠，这样做一辈子会少得很多病，多活很多年。

可是很多孩子根本就不吃早餐，怎么办？不吃早餐是因为不饿，为什么不饿？早上没有闻鸡起舞，运动习劳苦，吃了不运动的大亏。

我们只要稍微劳作半小时，看到食物就“如狼似虎”。所以，小孩子挑食不吃，就是因为没有充足的运动，气都闷在里面。中医讲脾主四肢，四肢劳作后，脾才健壮旺盛啊！

我们发现粥是很养生的，但是很多人不喜欢喝粥。你看有些人不喜欢喝粥，是因为运动量少了，汗出得少；试试像军训那样汗出多了，就特爱喝粥。所以说粥道不在于把粥做得怎么香喷喷，在于喝粥之前，必须要有充足的运动。

运动量足够的话，身体那些口臭、脚气、痤疮，统统都会因为气血循环而被带走。

但孩子能否养成运动的好习惯，也要看父母。上所行，下所效，父母热爱劳动，很少教出懒孩子来。

同样，没有哪个健康长寿者是懒动的人。

68 手淫体虚怎样恢复？

问：老师，这里能发言吗？我想请您看看我的情况怎么办。我今年33岁，男。不知是早年有手淫的毛病，还是思虑过重，还是生活压力大，现在感觉身体很不好：大量掉发，集中在头顶部；浑身无力，每天起床都累得不得了，什么都不想干；记忆力差，什么都记不住，忘得快；身体消瘦，没有脾气，量了一下体温才35.5℃。这样的情况不是一年两年了，而且现在严重影响了我的工作和生活，我想求教老师，我该怎么办？我这个是什么体质？适合用哪类药物？烦请老师帮助！

答：莫随杨柳半年绿，要学松柏四季青。无论何人，坚贞才有好体质。大凡疾病先分虚实，实证都跟心中争贪、搅扰、较量、斗气分不开，虚证大都跟伤精损肾分不开。

在脉象上就一句话，“有力无力辨虚实”。

现在很多年轻人显露出苍老之象，为何呢？因为长期透支身体太“凶”了。

纵欲不节沧海竭。

肾其华在发，肾主骨生髓。脑为髓海。所以肾精亏伤后，头发不乌黑了，容易脱掉，耳鸣、头晕、记忆力减退，这都是一派肾虚，精气神不足之象。

但是现在很多人说我已经没怎么纵欲了，也没手淫了，怎么身体还没恢复过来？

行为上虽然没犯了，可心上仍然不清静，还在暗耗精气神。

特别是很多人心思不正，口说脏话，这些东西都很耗人精气神。孙思邈讲到养生时，就十个字：善言不离口，乱想莫经心。这可是最高级的养生，有极高智慧的人才能听得明白。

一个人如果发心非道不语，意思是不是真善美慧的话就不讲出口，那些负能量的视频别看了，也不想了，那身体很容易就强壮起来。

真正断除邪念后，人身心恢复的速度就像射出的箭一样快。

69 蚊虫叮咬与抵抗力

问：曾师兄好，有个问题请教您。我在山庄起了一腿的红包，很痒。到底是所谓虫子咬的？还是也有排毒之说？因下地劳动，砍柴等引发。

答：不经锻炼不是才，长出意志方有福。诸痛痒疮，皆属于心。有很多城市人，平时缺乏在山林里头生活的经历，被小小蚊虫一叮都有大反应。不怕，你习惯几次，反应就会越来越小，抵抗力就会越来越高，要接受它，适应它。

山里有很多薄荷、紫苏之类，可以祛风止痒，捣烂敷在外面，就有效果。

同样饮食要清淡一点，少吃辛辣、浑浊之物，那些毒浊就会慢慢消退下来。

70 头部出汗，尿少便干，全身肿胀

问：小郎中，我有个问题：每年夏天我口渴，能喝水，但是就头部出汗，尿少，全身肿胀。大便干燥，不知是什么原因，该怎样治疗。我喝过六一散，无效。

答：诸湿肿满，皆属于脾。你这性子是焦虑着急的，要懂得凡事缓和从容些。人一焦虑着急，在秋冬天还好，有收降的场来制约。可夏天本身就发得很厉害，心若再稍微着急些，水湿就往四肢、头面发，所以很多人夏天，四肢、头面长疮疹，甚至肿胀。连肠管里头的津水都被发到头面四肢来了，所以大便干结。

这时就应该让清阳出上窍，浊阴出下窍，浊阴归六腑。为什么浊阴出不了下窍，归不了六腑?

现在城市里的人普遍都有这个问题，大家行、住、坐、卧都拿着手机，把身体的津水都抽到眼睛、大脑来。抽完后就把浊水也抽上来，而且都是火性的，一有不顺就心急火燎，火曰炎上，马上口干咽燥。那些浊水都被搅上来，降不下去，这叫沉渣泛起。

所以酒渣鼻、口臭、脸上暗疮，都是吃了浑浊之物，加上

争贪、搅扰的心制造出来的。

你如果从这两方面灭火，釜底抽薪，身体马上就退潮不肿了。

所以明白这个病是怎么得的，在源头上知道怎么截断，那才是高手。不废一兵一卒，不战而屈人之兵，才是真正善战的人啊！

71 痔疮与吃家常饭

问：老师您好，我爱人有痔疮，不想去医院手术，请老师帮忙给个方吧。谢谢了。

答：百般滋味尝过，无过菜根，万种馨香闻遍，无如好书。痔疮必须要保持大便通畅，病是吃气的，疮是吃火的，撤掉气火，就等于消掉病床。你看同样吃肥甘厚腻，气火大的人很容易长疮；平静的人，火很快能排出去，照样不长疮。三黄泻心汤可治疮之急发。

《黄帝内经》讲，诸痛痒疮，皆属于心，所以修好这颗心才是关键。

人不能够太亢奋了，太亢奋身体就会长出病来抑制你，疾病是保护你，是来给你的身体“踩刹车”，让你明白不要太过火了。

所以要减少应酬，应酬减少一分，疾病就减少一分，多在自己家里吃家常饭，少在外面吃煎炸、烧烤的东西。

五谷之食土地精，甘脆肥美邪魔腥。

那些看起来土实，其貌不扬的蔬菜、五谷，却是大地的精华，而搞得甜美、香脆，看起来让人食欲大开的各类煎、炸、烧烤之物，或山珍海味，那都是邪魔的血物，三寸舌头吃了快乐，脖子以下都是在受罪。

现在餐馆林立，从养生来说，可能不是一个好现象。这说明人们不喜欢在家里做饭吃。《左传》讲，“人弃常则妖兴”。人吃不到自己做饭的原味，都是吃外面调料的味道，这样“妖病”渐渐会多了。

有句俗话，“有一种毒物叫街边小食，有一种慢性自杀叫下馆子”。很多人都有深刻体会。

72 胃炎胸闷与暴饮暴食

问：老师，我23岁，胃炎，最困扰的是经常感觉呼吸不畅，喘不过气。有时候感觉即使深呼吸也不能把气呼出来，累的时候更明显。请问，是怎么回事？

答：从来不作二三志，何止能容数百人。人不会三心二意，量怀自宽呼吸自深。不要暴饮暴食。现在很多年轻人暴饮暴食，肠胃塞得满满的，心胸就容易闷气，吐纳不畅，呼吸不利。人的心就像引擎、发动机，肠胃就像后车厢，如果你的后车厢装太重，超载了，那么损伤的不仅是车厢的问题，还会把引擎发动机也伤了。

很多有心脏病、哮喘的人，都有暴饮暴食的历史，暴饮暴食很容易引起心脏病、哮喘。特别是逢年过节，或者参加各种喜庆婚礼，人大吃一顿后，几天都消化不了，就会很伤身体。

孙思邈看到这点，感慨地说，“饱食一顿，损三日寿命”。

所以要想心胸中气机通利，必须保证肠胃不要堵塞超载，特别是不要吃那些生冷、难消化、坚硬之物，更不能吃撑。这样心胸才会空通。同时，还要戒骄躁，古人云，戒骄风清日朗，除躁海阔天高。

73 眼疲劳泡茶方

问： 老师，决明子和菊花泡茶饮，决明子用不用先煮水？还是和菊花直接泡水呢？

答： 此茶饮盛行于清宫庭，对年老眼花极佳，有诗为证：愚翁八十目不瞑，日数蝇头夜点星，非是天生好视力，只缘常年食决明。这是花升子降茶。清肝明目，加上润肠通便，对于视物疲劳眼花，以及大便干结的人群来说，是一个不错的茶饮方，能够先煎水更好。

如果用眼过度，加点枸杞子更妙。今人讲，目乃灵魂窗户，古人说，想要眼如银海初生月，就须修心似冰壶不染尘。

74 口腔溃疡与戒口

问： 老师，您好！这段时间我经常口腔溃疡，舌尖也有点痛，喉咙经常感觉有点堵，有时声音沙哑，经常有痰，请问，能有什么方法治疗吗？

答： 闲时稍坐无躁，静极妄不生。静则百邪退。脾开窍于口，心开窍于舌。舌尖痛，口腔溃疡，这是心脾有积火，加上声音沙哑，咽喉有痰阻，说明饮食不够清淡，以及熬夜太厉害了。

俗话说，痰生百病食生灾，饮食不化变为痰。

所以要节饮食。人当自系念，每食知节量。是则诸受薄，安消而保康。

想要健康，首先要从嘴上开始防。现在很多人不知不觉就饮食过度了，营养一过度，就烧脏腑。好像你种田肥料下太多，庄稼马上烧根，变焦黄了。由此可证明，热爱过度等于伤害。

我们对身体常常犯了热爱过度的毛病。老是贪吃想多塞些食物，殊不知身体并不需要太多。你硬塞给它只会让五脏六腑更苦更累，所以嘴上控制不住，想要真正治好病很难，这就是俗话讲的："病人不戒口，忙坏大夫手。"

这个"戒口"寓意很深，一方面是指不能胡吃乱吃；另一方面是指不能暴饮暴食。

对于绝大部分口腔溃疡都适用的几条养生愈病之法：第一是早睡；第二是做事缓下来，莫急，事缓则圆；第三是吃素，蔬菜有疏通之意，清淡的蔬菜五谷，脾胃最喜欢。

75 胡椒治寒咳

问：老师，请问，妈妈总是偶尔咳几声，无痰、无痛、无痒。还有她睡觉会抽筋，有好几年的晨起手麻，还有关节疼痛，这病因是什么呢？

答：如果晚上咳得厉害，加上抽筋，那就是以寒咳为主。口中含几粒胡椒，就可以缓解寒咳，或者服用些肉桂粉，用热粥送服。

晨起手麻、关节痛，是因为睡一夜，寒湿留着。晚上别喝太多水，白天要勤运动锻炼，运动锻炼后，别急着洗手。

汗水不干，冷水莫沾。

人老一老在阳气衰，二老在童心少。故要多晒太阳，多乐观。

76 小儿睡觉翻来覆去

问：老师，您好！想请教下。我闺女现在14个月大，但是晚上睡觉总是翻来翻去，还经常哭。一直不爬，走路也走不稳，平时小便很多，才出了两颗下门牙，皮肤干燥，特别是双腿，这种要怎么调理？

答：晚上应该是安静的，可是小孩子如果心经有热，就容易翻来覆去，动作大，而且哭闹，所以注意不要喂养过度。特别是大量高营养的进口奶粉，并不是最适合孩子的，最适合孩子的是五谷杂粮，米糊、蔬菜粥。

除了注意饮食外，还要注意锻炼。以前农村孩子满地爬，很会走路跳跃，现在做父母的都剥夺了孩子爬地的权利。

自己从小都是在地上滚着长大的，大人却认为地上是脏的，不让孩子滚。孩子得不到充分的锻炼，身体很难发育得强壮。

这个时代不用多担心缺营养，要担心的是缺锻炼。

77 顽固的皮肤病要心开利他

问：请教老师，皮肤纤维瘤可以治吗？我弟弟差不多30岁了，在10多岁时发现他身上长有皮肤纤维瘤。医生说是染色体的问题，曾做过手术切除，但切除后，它会长更多。如今已长得全身都是，大小不一。因为这皮肤纤维瘤，弟弟无论多热都是穿长衣长裤，内向，不敢多见人！爸爸妈妈因为弟弟这样，总是想太多，二老都有多年糖尿病，爸爸曾中过风，有中风后遗症，妈妈有严重的失眠症。只有弟弟的病能治，爸妈的心才能放开，身体才能健康。我弟弟这样的情况有什么好的药方吗？生活习惯上要注意什么？

答：孙思邈《千金要方》上讲，人得了天底下最顽固的皮肤病，但离妻妾，入山农耕修养，读诵经典，而为神仙。

这是什么意思？现在很多病，越来越难治。你如果有能力就可以改变那环境，没能力就要脱离那环境，包括闹市环境，还有闹心的人际关系环境，回归静谧清新的地方，身体的自愈功能才会得到最大的发挥。

很多大病、重病都是逼迫我们去修行、修心，只要往这修心方面多靠靠，疾病的转机就大了。

在中医看来，肺主皮毛。长期肺气闭郁，不是心胸憋闷，就是气机郁结。那些瘤子、包块，其实都可以看成气机郁结的产物。人需要过一种条达快意的生活，最好是服务大众，奉献利他。你在奉献的时候，挥洒汗水，把病气也通通奉献出去了；你在自私自闭的时候，把你的大便、小便都闭住了，把水湿、痰浊都闭在经脉里，不鼓包才怪。

所以说，利他奉献，不单是一种简单的美德，还是人体获得健康幸福的源泉，它跟身体强壮魄力有直接关系。现在人们如果受拜金主义、享乐主义污染，私心日重，经脉很容易就会粘连闭塞。《黄帝内经》上讲，人如果把爱放在世间去，气脉就会很快通畅。如果把爱放在自己身上，自私的爱，气脉就会闭塞。

现在大家都不喜欢听“正经”的东西，都在笑话一些正人君子，这种念头一起来，身体就麻烦了。这是因为你身体的所有气脉，都不愿意相互帮助，相互开通。大家可以试着去做，一个人不论能力大小，在给予的时候是最开心的。一个人不论财富多少，在帮助别人时是最快乐的，不然怎么叫施比受更有福，助人为快乐之本呢？

你想想，心开了，那百脉还会堵塞吗？

《黄帝内经》讲，心主血脉。所有的包块、瘤子都是血脉壅塞的产物，就像堵车、塞车一样。血脉为什么会壅塞？心胸狭窄了，心胸狭窄，血脉壅塞。

心是君主、老板，血脉是受它指使的“臣民”“手下”，当老板都点头通过时，作为血脉的“臣民”“手下”，敢堵塞阻拦吗？

当人常处于给予助人状态，叫开心。心开了，百脉还会塞吗？如果念念都处于心开状态，那些壅塞之处就会一点一点地被搬运开。所以就一句话，把“利他”两个字，先练一百天，再练三年，空说不练不行啊！特别是全家人一起练，那气场更大。

78 圣贤教育文化

问：非常喜欢明理书院系列，谢谢分享！请问，学习国学对养生有何作用？

答：喜欢国学的人是有福的人，深入国学的人是有智慧的人。老祖先千百年智慧放在国学里，就等着我们深入进去。像现在全国传统文化教育办得越来越好了，使很多人有缘看到真正的中国的精神文化。

我们现在很多时候，身体出现问题，是因为精神文化上出问题了，这是根源。精神文化上没有进入正轨，身体就不容易正气起来，这叫“正身要先正心”，正身体要先正精神。

而正心灵跟精神，最好的莫过于学习圣贤教育文化。一人学，一人受益；一家学，一家受益；一国学，一国受益；世界学，世界受益。

越是受疾苦的人，真的学了越受用；越是有社会阅历经历的人，学起来越受用。

它能够让人心里平静安详。我们经常都想求平安，平静和安康不是求来的，是修来的，我们需要修一颗平静安详的心，这样才有平安的人生。

如果心都不平安了，所有福禄就都荡尽了。在《左传》里有一个记载：一个诸侯王说我最近比较烦，心动荡不安。诸侯王的夫人很有智慧，说：“王心荡，王禄尽矣。”

言下之意是大王不要沉迷在声色犬马、名闻利养里头，不要在权谋斗争里头纠缠，免得让身体动荡不安，让福禄都损耗了。

这大王听不进去，不久就去世了，就像我们现在讲的猝死，心肌梗死。

为什么呢？古人讲，禄尽则亡，福尽则夭。

人的福禄最怕贪争搅扰的心，一贪争搅扰，福禄就损，所以一个人在没有真正明理之前，他都是在消耗福报。越不明理，消耗福报越凶，天人交战，把身体当战场，好可怜啊！

这时该怎么办？读圣贤书，听经闻法，为人演说，这是明理最快速的方式。

人如果不明理，不要说言谈举止，连起心动念都是错的，都在造病，所以才会有那么多的烦恼跟痛苦。接下来我们需要在国学传统文化教育上继续用功，挖掘出更多古圣先贤的智慧，分享给大家。

希望大家潜心修学，不要轻易为外界所动，那么就能学到一辈子受用的东西。

79 至诚感通，不诚无物

问：老师，想询问一下孝道方面的问题。我先生是一位孝子，对父母很恭敬。前年在家境不丰厚的情况下，还是顺从他父母的心意在农村老家盖了栋房子，从设计到施工无不亲力亲为，放下小家和自己的工作，回老家操持。房子盖好了，是全村最漂亮、最奢华的。可他父母却在盖房和装修上不停改变主意，百般折腾，终于因为一件不是装修上的小事，公公对我老公大发雷霆，还当着很多村民的面大声呵斥他。我先生并未还口，默然离去，当晚便离开了家，连今年过年也没有回去，明年也没有想回的意思。

我很佩服先生的涵养和孝心，也理解他难以和父亲和解，但希望他们父子能早日结束这种状况。我公公脾气急躁，亲戚朋友都站在先生一边，可是这样下去也不是个办法。老师有何建议吗？

答：无欺世心寿乃大，有容人量福方全。在我们家乡，有一个亲人，他的父亲很早就走了，他在外面创业有成，经常黯然伤神，我们问他为何？他感慨地说，你们都能够经常被父母唠叨，甚至被父母打骂，我连被父母打骂的机会都没有了。我多么希望我父母能一直打骂我啊！

这人是一个真孝子，因为他不单思念父母，而且还把自己的叔叔也接过来照顾。如果常思父母的苦处、难处、好处、长处，存于心中，那是真孝道啊！怎么会去顶撞父母、拂逆父母之意呢？

在二十四孝里头，还有一个故事叫“俞伯泣杖”。

俞伯已经很大年纪了，俞伯常做错事，他母亲就用拐杖打他。有一次母亲打俞伯，俞伯就在哭，母亲很不解地问，以前打你从未哭过，怎么现在哭了呢？

俞伯说，以前母亲打我很有力，证明母亲身体好，现在母亲打我没力量了，母亲老了，我担心母亲身子啊！

于是母子俩抱头哭泣，什么问题都没有了。

有些事情解决不了，是因为诚意不够。俗话讲，“至诚感通，不诚无物。”从我们做儿女的自身而言，很多时候孝道做得远远不够。

父母的打骂是在雕刻，是在助我们成才，当没有这些东西雕刻时，才是我们最应该担忧的时候。

80 酸性体质和缺氧

问：请教一下两位老师，胳膊上有许多小红点是哪里有问题？谢谢！另外，同时出现的症状有：头发油腻发黏，脱发，面部发黄、出油，口中痰多，口气重，舌苔厚（时黄时白），失眠（胃火重），指甲有白斑，腹胀腹鸣，脚气严重（久治不愈），是否是体质偏颇引起的病变？恳求两位老师给予指点，谢谢！

答：无论何体质，皆宜读书变化气质，不管何性灵，都要为善陶冶心灵。如果讲到体质的话，就是身体偏于酸性体质跟缺氧状态，酸性体质跟缺氧状态是各种疾病最喜欢的。肉食过多，容易造成酸性体质，身体口气重，汗酸臭，头面流油。

而缺乏运动，老呆在办公室，肺活量会减小，吸纳的气会不够用。身体细胞缺氧，就容易病变，就像老百姓吃不饱饭了，不是流落街头为乞丐，就是可能去惹事。

那些癌细胞也是从正常细胞变异来的，那些喜欢吃肉，又不喜欢运动的人，疾病就喜欢他。我们这时代文明病就四个字：好吃懒做。好吃，身体就容易变为酸性体质；懒做，脏腑细胞就会缺氧，你看越不动，肺活量就越小，最后爬楼梯都气喘吁吁。

想要身体好，饮食不可饱；想要身体好，运动不可少。

想要身体好，肉食要减少；想要身体好，素食是最好。

81 交节病痛，修一颗平和不较量的心

问： 师兄，胸口由于既往撞击伤，近十余年反复疼痛，以下雨天或潮湿天气为甚！这是风湿还是陈伤？有没有什么药酒方？另外患者胃不太好，如何兼顾？

答： 王清任《医林改错》上讲，交节病痛，乃是瘀血作祟，血府逐瘀汤主之。人凡节气变化剧烈，很多有陈年老伤的老年人，就会这不舒服，那不舒服，该怎么办？

一方面，要服用一些匀气脉活血之品；另一方面，要用按摩导引之方法。还有，心态要保持阳光。少与人有过节。

心若安好，便是阳光。

诸痛痒疮，皆属于心。

很多痛症都在提醒我们要有一颗平和不较量的心。

为人知足心常喜，处事无争品自高。

什么样的心是安好的，怎么修一颗平和不较量的心呢？

即是观功不观过，观得不观失。

82 养胃五点，饮食三法

问： 老师，如何才能从饮食入手，养好胃呢？

答： 《黄帝内经》的饮食之道——会吃好饭、没恶病 。

早安，家人们！今日心语：针对健康，《黄帝内经》第一

招就是饮食有节。它从三个方面来论，即饮食有三法。

一、饮食之物（也就是吃什么）。常言道，少吃荤、多吃素，阳光底下常散步，身心清净，寿比彭祖。人应当以五谷和蔬菜为主，大凡便秘、长痤疮之人，调整饮食就能改善。面色黑灰之人必便难，印堂发黑（心脑得不到气血的滋养，脾胃难以发挥其功效，肠道不好）。

中医养胃有五点：

养胃第一点：少点。饥时吃饭，饭是宝；饱时吃饭，饭为毒。我们总看到这句话："竹报平安，花开富贵。"竹子为何意喻平安呢？难道在家里养盆竹子就能招来平安？不是，竹子的特点是"中空，有节"，胃肠要空，如太满，好比机器满负荷作业容易报废，饮食要有节制，才能确保脾胃的有效运转。自古有句老话：丰年多病，饥年少疾。生活条件越来越好，到医院修理自己的也越来越多。现在得肠炎、胃炎的人数节节攀升，就是因为吃得太饱太营养了。种地的农民最有体会，肥料要稀释过后才能浇地，不然太肥了，作物会立马枯黄掉。所以若要身体安，淡食胜仙丹。肝炎、胆囊炎大多与饮食过重有关。

养胃第二点：暖点。少食寒凉，寒凉食物要耗费人自身的气血去温暖起来，这可是吃亏的"交易"。有道是一分寒来一分病，一息阳来一分命（阳光下面常散步是保命的举动哦）。

第三点：软点。少吃，甚至不吃煎炸物、烘烤物、烧烤物。为什么过节后医院生意特别火？大家一遇过节，就放纵口腹，全是为脖子上部分吃，追求色香味俱全，可苦了脖子以下的五脏六腑啰。如到医院去看看，医院里心脏病人特别多，这就好比开车，车不停歇地开动，引擎就开坏了。

第四点：清淡点。清是少油，淡是少盐。

第五点：新鲜点。不吃腐坏的食物。

中医说三分治，七分养。没有以上五点保驾，只靠医生，疾病还是会卷土重来。

二、饮食之法。这进入修行阶段了。

有三点：食不言；食不气；食不急。

食不言。这个中国传承千年的家规，保护孩子。说话是精气神上跑，吃饭是很耗胃气血的，脾开窍于口，我们说话是将气血往外调，食物和上调的气一不小心相撞，在哪里相撞哪里就容易发炎。

食不气。生气吃饭是吃压气饭，压气饭会致全身鼓胀，到医院检查却查不出病来。气是毒，人是不是自作自受呢？所以生气不要进食，进食不要生气，这是对身体的一种关爱。发生这种情况的人如不舒服，就服用三七酒，或者逍遥丸。

食不急。吃饭时要保持心情平静，不可暴饮暴食，不可匆忙进食。否则对心脏很不好。

三、饮食之道。此为最高境界。吃饭能升华到这一步，健康就有望了。我们吃对的，并不是为欲望而吃好吃的。其实您每一口食物都用感恩心下箸，您会吃得满口生津的，这时食物不仅养人之身，还养人之心和性。长此进食，人的气质和人格都会得到濡养。

83 怎样赶跑郁闷

问：老师，您好，请问平时修学做功课做到郁闷，又没时间出去锻炼，怎么办？

答：事不躬亲终是幻，书能勤读自通神。把郁闷赶跑，通常有三种办法。

第一是睡个好觉。特别是气虚又休息不好的人，上楼梯累得腿都抬不起来，好像自行车轮胎没气了，你使劲踩，也走得很慢。

在《黄帝内经》中这叫作膻中气不足，喜乐不起来，所以要止语少说话，然后规律作息早睡，气补回来，人就乐了。

第二是劳作治郁。很多抑郁的病人，一劳作，郁闷就烟消云散。现在很多女孩子吃了不出汗的大亏。古医书上讲，无汗道不通。每天如果没把内衣搞湿，那当天运动量一定不够，身体就有些浊气没有彻底燃烧分解，排泄出去，你可能就连睡觉都睡得不够沉。所以睡觉之秘诀，不在于躺在床上，把时间睡够，而在于白天你有足够的习劳。

《清静经》上讲，动者静之基，你白天跑动起来，晚上那觉才能真静卧好。

有个双关脉郁的小伙子笑不起来，人家都说见面好像大家都欠他钱，该吃什么药呢？逍遥散。

可熬药不方便怎么办？小跑就是逍遥散。

这小伙子每天就跑一小时，三天郁脉就散开了，脸上露出了阳光的微笑。看来不是因为病了，而是因为该做的运动没做了。

男子汉大丈夫就需要做一定的体力活、粗活、重活，你不把耐力练出来，你就会被疾病击垮。你不从钢筋水泥里冲出来，快乐地奔跑，你就会被牢笼箍得死死的，所以郁闷就成为很多年轻人的口头禅。

像《阿甘正传》里的阿甘那样跑起来吧，那是最好的解郁灵丹，治病从这里入手是一条捷径，养生修炼从这里入手是不传之秘。

第三，解郁之法，最尚治心。治心莫过于立志，以志可以帅气。人如果在懵懵懂懂，茫茫然然中活，气很容易就郁住。如果有了些理想志向，当然这些志向要志存高远，那他身体的气很快就能带动起来。

所以不怕病压身，就怕人没志，以后我们还要好好地跟大家探讨立志这个大问题。它看似很虚，但却时时刻刻跟我们的身心健康，人生意义密切相关。

除此三点外，还有一些缓解郁闷之法。比如古人讲，木主生发，多看绿色植物；七情之病，看花解闷，听曲消愁，有胜于服药矣！

听一些古琴曲可以除烦解郁，比如《古琴禅修》《高山流水》等。

84 肾开窍于耳，心寄窍于耳

问： 曾老师，你的《我的大学中医故事》62页中有笔误，“肾在窍于耳，肾开窍于两阴”。而你说“肾开窍于耳”。

心寄窍于耳。耳鸣、中耳炎等病，常从肾入手来治，如久无效，从心入手治反会柳暗花明又一村。

答： 你看得很仔细，《黄帝内经》讲，肾开窍于耳，心寄窍于耳。

老年人心脏力量不够时，耳朵灵敏度下降，也很容易耳背。古人讲耳聪目明，心灵手巧，凡身体聪明灵巧的人，都跟这个人的心有关，因为心主神明，能够神而明之的一定是心的作用。孔窍的灵敏与否，跟心关系非常大，因为心主神志，为五脏六腑之大主。事到张皇终有失，心无喜怒自然干。

《黄帝内经》讲，诸窍易闭。为什么人体的一些孔窍容易闭塞呢？因为一个人神伤在前，你看很多人过用心力，一阵风就感冒鼻塞，耳鸣眼花，这叫窍闭神郁，神不导气。你只要少动心意识，稍微用些药，红参配菖蒲，强大一下心神，马上孔窍就灵敏起来，人就精神起来。

所以这个心寄窍于耳，很值得好好琢磨，在一些久病耳鸣、耳聋的病人里，常加些桂枝、红参、丹参、菖蒲等药进去，可以明显加强效果。

85 寸脉亢越

问：师长，请教下寸脉亢越是怎么个手下感觉。

答：用鱼跃渊来形容寸脉上亢，可也。寸脉亢越，一种是本位亢盛带数；一种是上冲鱼际。如果是中老年人，这叫寸脉上寸，中风可虞，说明这人容易脑充血，是个急性子。就像将军一样，很少有见白头发的，叫将军早年命。所以寸脉上亢的人，心比较难定下来，挫折也比较多。但这种人一般有激情，勇于开拓，但要注意开拓过度，可能会把自己搞虚了，反而啥都不想干。结果，虎头蛇尾，善始不善终。

所以凡事适可而止，懂得踩“油门”不算高手，懂得及时踩“刹车”才是高手。

86 养孩子的学问

问：先谢谢老师了，我想问，家里有2岁宝宝，平常生病可以艾灸吗？看了老师写的，知道脾胃的重要性，可不可以讲一些补脾胃汤方的区别，比如小建中汤、补中益气丸之类的区别？

答：组织仁义成华夏栋梁，琢磨道德为江河舟楫。此为育子座右。小孩子没那么多毛病，只要不伤到孩子生机即可，孩子自愈力很强的。就像小草偶尔被风摧折弄断，很快它又冒出新的芽尖，这叫生机勃勃。最怕父母抑遏住孩子这股生机。

不要人为地将大人的思想强加给孩子。在农村，人们养孩子很简单，就像种树、养猪一样会顺其自然。会种菜、会养猪的妇人，养出的孩子大都非常健康，因为她们能顺孩子之性，孩子的生长不能有太多人为去干扰。信息场太乱，孩子就会生病。

这就好像树苗，你今天去拨弄它，明天去牵拉它，它就永远病怏怏。你放它在那里，不用太过关注，它反而长得好。

农村人叫作疼孩子要疼在心，不要疼孩子的肉。现在的父母，孩子被蚊虫叮咬一下就心疼不已，这样本来有野草般的生命力，却被养成温室中的花骨朵了。

小建中汤在一派饴糖、白芍、大枣、甘草养营阴之时，加了桂枝、生姜，把阴血炼化为卫阳，使身体充满一股彪悍的卫气。卫气就像卫兵一样，内能保护筋骨脏腑，外能保护体表肌肤。现在很多孩子吃不了辛辣，又不肯运动，卫气就出不来。

卫气的锻炼，就好像卫兵的训练一样，你只给营养去养兵千日，结果养出的都是懒兵，没有战斗力的兵。养兵之道在于练兵，养身之道在于练身。怎么把孩子的抵抗力练出来，这是个大问题，要讲好几节课，这里略微跟大家提点一两下。

一是要接受太阳的恩赐。孩子晒晒更健康，骨骼更固密。

二是要闻鸡起舞。孩子最好能学一两套武艺或站桩或扎马，或跑山，跑出金刚身来。

三是孩子要学会走路。很多父母说我的孩子会走路啊。现在会走路的孩子真不多。真正的会走路是你走它个十来八公里，越走越有劲，而不是越走越像病秧子一样，后劲不足，百病丛生。一个不会走长路的孩子，是没有资格拥有好身体的。

父母能给孩子带来最佳的锻炼是什么？不是健身房，也不是打球，而是在花园里，在操场上，一走就是一两个小时，要有红军万里长征过草地、翻雪山的精神；要有玄奘法师穿越沙漠的勇气；要有李时珍采药天下的志气；要有徐霞客探险山川的耐力跟兴趣。他们凭什么？就凭一股精神加上两条腿，孩子没有这股精神，没有练好这两条腿，父母操一辈子心都操不过来，学再多医学常识可能都无济于事。

87 浑身乏力，中气不足、湿气重

问：老师，请您帮我诊断一下，我现在人浑身疲乏无力，只想睡觉。

答：不学鸭雀蹲墙角，要学雄鹰战天涯。中气不足，少言懒动，湿气偏重，体倦嗜睡。

第一，为什么中气不足？耗得太厉害了，心意识跟嘴巴动得太凶了。身体它是有规律的，精神这东西，你越刺激它，刺激越过度，它就不生产了。有人说消费能刺激生产，就拼命地到网吧里去消费自己的精血，但却不知道消费过度了，它不是生产精血，是生产疾病。《黄帝内经》讲生病起于过用。

结果不是生产血糖、血尿酸，就是生产不合格的细胞、津液，不合格的津液就是痰湿。你想一想，你的每个细胞都是你的“工人”，你的“工人”如果精气神不足，那生产出来的产品，即气血、津液，当然是不合格的，退货率是很高的。

第二，湿气怎么重呢？人如果长期喜欢喝各种饮料、凉茶，还有饮食乱七八糟，而且吃太饱了，水谷生化不了津液就会变为痰湿。当你不能炼化身体那么多营养时，最好别吃那么多。就像你没能力带那么多兵时，如果带那么多兵，反而可能引起混乱。

现在人吃亏就吃亏在这里，好吃懒做，胡吃海塞，把身体吃得到处是湿气。越不肯运动劳作，越躺卧，身体就越是疲惫不堪，吃了大亏都不知道。人的很多疲惫是因为心脑用得太厉害，人一动起手脚来，人就越来越精神。人如果自己都放弃了，没有人能救他，自己都不肯动了，就没有药物能催动他。世界上没有哪个长寿者是懒汉，只有充足的运动，才能将湿气炼化，为我所用。没有足够的运动，营养都会变为湿气，黏滞在皮肉筋骨里。

就像士兵一样，你只给他吃喝玩乐，不叫他到丛林山野里去训练，这样的兵吃得越好，越没战斗力，这是一个人尽皆知的道理，大家都很清楚。可是往自己身上用时，却往往会犯糊涂。

88 享福与三高

问：老师您好，想求教一下，家里的老人血糖高，测手指大概在9.3mmol/L，现在在喝青钱柳茶，似乎有一点效果。但老人便秘比较严重，用开塞露都不太管用。不知道该如何给她调理。盼复……

答：心宽能增寿，厚德可延年。疾病不是来折磨我们的，是来提醒我们要懂得做出些调整与改变。什么样的生活习惯招什么样的病，现在富贵病、三高病到处都是，中西方专家都普遍达成共识，认为这是生活方式病，药只能尽三分功，自己调整生活方式尽七分力。

半年前，有一个血糖高的老阿婆，衣食无忧，很享福。我们讲过这福中含祸，享福就容易消福。人在不明理的时候，所作所为，起心动念都是在消福。

她的血糖10mmol/L以上，问我们该怎么办。

我们说，西药照吃，生活方式必须改变。生活方式改变得越彻底，对药物的依赖就越小。当你真正改变过来时，你自动都脱离了药。如果你还脱离不了药，是因为你还没真正做出改变。

她问要怎么改变。

我们说，就两招，一不好吃，二不懒做。

结果这病人很听话。第一，不好吃。拿那中号碗一量，每顿不二碗，七分饱，一改以前狂扫剩饭剩菜的习惯。

第二，不依赖保姆。自己拼命干家务活，用勤劳来炼化那些黏滞的血糖、血脂，以及懒惰的湿气。

半年下来，眼睛明亮了，腿脚轻松了，降血糖的药丢掉了，血糖也降下来了。

大家就说，这是奇迹啊。这怎么是奇迹呢，这是很平常的。奇迹是因为不明白道理，明白道理后就觉得太平常了，就是饮食有节，劳逸有度而已。

现在很多人有大把钱去吃药，却不想去习劳吃苦，不吃苦怎么习苦。有钱是一种福报；懂得不断去吃苦、习劳，那是一种智慧。空有福报，没有智慧，再多福报也会漏光光。

所以生活条件越好，越危险。如果没有智慧去指导，人堕落生病得就非常快，故而古代的医家多明白财多身弱，丰年多病的道理。

你若没有智慧指导，钱财多了，庄稼丰收了，表面上看是好事，暗地里头却可能藏着饱暖思淫欲的祸积，藏着奢侈浪费的病兆，藏着好吃懒做的恶习。

89 手脚血管粗大突出、疼痛

问：老师，请给我诊断一下病吧！现在已经有一个月了，我手背上的血管在手垂下来时，左手中间血管看起来肿胀膨大，手举起来后立马消失，感觉手腕以下有一股液体往下流淌，手变得轻轻的。把手竖直垂下来后，感觉液体流进胳膊和手臂，胳膊变得沉重，看手背上的血管由细小模糊逐渐变得清晰膨胀，鼓得圆圆的。右手也有些相似，只是血管的位置不同，是手背两边的血管。我仔细看了腿上的血管也很粗大，这些症状一般早上轻微，吃饭的时候血管明显变大，下午逐渐加重，左手血管附近有轻微的膨胀疼痛感。请老师帮帮我，给我诊断一下，辛苦了！谢谢!

答：人从虎豹丛中健，在勇猛的锻炼中健壮起来。农村人平时锻炼足够，手放下去，血管饱满起来，那是健壮的体现。

平时缺乏锻炼，血管又容易显露出来，中医讲，心主血脉。这是思虑太过，心浮气躁的表现。当然饮食过度，也会让血脉壅塞。

膨胀疼痛感，是起源于不通，局部的不通需要去调理整体。有些朋友打坐完后，老觉得腰背痛或者腿脚麻木，还以为坐伤了，其实不是。是你精神不足，加上坐完后，没有去行禅小跑疏通血脉。动静结合很重要，特别是现代人普遍多动心脑，少动手脚，这就麻烦了，心脑就容易疲劳，手脚就废用了。

如果转过来，多动手脚，少动心脑，身体就会不断地变好。要知道心脑是领导，手脚是员工，当领导天天忙，员工却在那里闲着时，这个公司、单位的问题就来了。

人也是这样，心脑转个不停，手脚却懒动，瘫在那里，出入必车马，坐卧必沙发，这是自己在制造残废病痛。

所以人要懂得修炼，把身体筋骨练好，让心脑静定下来，这才是愈病养生的王道。

90 感同身受是一种爱

问：曾大夫，陈大夫，感谢你们及时回复中医粉的问题，大医有大爱，你们的每天一课真是给我带来了快乐。我还想麻烦二位老师给予点拨，我平常感觉心理很病态，遇到什么不好的事，都会往自己身上想。比如，谁得大病，我就觉得是不是我也得了这种病；又比如，看到市场里杀鱼，就会想到我自己也和鱼一样；还有比如，杀死害虫（耗子、蟑螂等），我就会想到它们的痛苦。请问老师，我这种感觉是不是病态呢？谢谢您！叩谢！

答：不息身方健，无私心乃宽。常思他人苦，不是病态，感同身受是一种爱，因为有感同身受，才有了苦与乐，因为有感同身受才有良医，才有善良的人。

不知疾苦，无以为医。但知道疾苦，却不能害怕疾苦。害怕疾苦，是因为胆怯气虚，勇猛不够。要出离这种胆怯气虚，就需要从小我走向大我。

比如，你先是害怕他们，然后是可怜他们，关心他们，最后是帮助他们，成就他们。

现在很多人一得个病就很害怕，一害怕就没有底气了，正气就下滑。好像将士没有主心骨，一上战场脚就抖，不用打仗就输了。

所以很多大病是小病吓出来的，大问题是小问题吓出来的。

在慈悲的寿者眼中，天底下只有可怜的众生，没有可怕的疾苦，可怜是因为不明因果，明因果后，你就不会害怕了。

因果以明白为无过。你都不造那个罪，怎么会受那个过呢？所以身体它是很棒的。

碰到病痛时，最重要的是要理顺因果，为什么会得这病，不搞清楚为什么，人不是瞎着急，就是在那里害怕内耗。

多读圣贤书，害怕、焦虑的感觉就会日渐减少。当我们的心灵世界里头充满圣贤教诲时，那些恐惧、疑惑、不解、害怕，根本没有空间在里面居住了。

91 怎样保养不长眼袋？

问：老师们好！老妈及小区的阿姨们眼袋鼓鼓的，怎么样才能不长眼袋呢？谢谢老师！

答：现在很多中老年人眼睛都不行，不是视物模糊，就是黑眼眶、大眼袋，这跟什么相关呢？

第一是睡不成觉。睡养眼，现在的人真正睡成觉的人太少。

也就是说，有人天天吃饭睡觉，但却不会吃饭睡觉，什么叫睡成觉？就是这一觉起来，什么东西都放下了，忘了，浑身都充满劲儿，走路有力量从脚底涌出。让你走十公里，你心中只有欣喜没有畏惧，那么这个觉你是真睡好了。

第二是过度用眼。退休后的老人天天抱着电视看，不把自己精血耗光，大有誓不罢休之意。

常有些病人看电视看到腿都动不了了，还在看。他吃的饭，睡的觉，吸收的营养，都交给电视节目了，这电视真是健康的最大杀手，暗中叫君血气枯，你都不知道。

刚开始精血往眼睛调，后来调完了，水湿也往上面调，所以人就容易肥肿。

第三是言多耗气。三个人在一起，话就讲不停。惜财不如惜言，惜言就是惜命。人们在市场上为了几块钱的菜都讨价还价，不舍得多花钱，这算盘打得相当精细。但是，对于自己所剩不多的中气、元气，却从来不知道吝惜。对待别人时，斤斤计较，非常聪明；对待自己时，却稀里糊涂，一点都不灵光。

想一下从菜市场里即使多拉一箱菜回来，也补不回那半个小时的斗嘴较量啊！

这动嘴巴跟用眼睛有什么关系呢？言多伤中气，中气一伤，九窍不利，人的五官七窍里头，哪一个窍用过度了，其他几窍就会退化。

盲人的眼睛退化，但他的意根很灵敏，耳根很厉害。

同样你过用了口舌，那么你的视听功能就会减退，所以现在有很多戴眼镜的人，很多提前耳鸣、耳聋的人，他们习惯于表达说话，却不习惯于聆听、观察，所以眼、耳功能都减退。这是很可惜的，因为绝大部分信息是从聆听、观察里来的，而不是从表达里来的。

不然怎么叫逆耳的是忠言，不然大自然在设计人类时，怎么会把眼睛、耳朵设在嘴巴上面，而且都是两个，嘴巴却只有一个，就是叫我们要多听、多看、少说。

那些急于表达的人，其他孔窍功能，必先退化。

总之，眼如银海初生月，心似冰壶不染尘，有了清静的心，就会有明亮的眼。

92 孩子呼吸困难与端正身口意

问：您好，曾老师，孩子今年9岁。孩子最近呼吸不太正常，两周前，是在荡秋千和做其他激烈运动后，发现他老深呼吸，深呼吸的时候会伴随着肩膀同时耸起，这样的频率非常高。前天刮痧（背部心脏区）后好一些，今天又不行了。另外，孩子在一中医指导下，喝了40服的中药（6月底到上周），内有附子或乌头。孩子父亲担心是不是附子的副作用。熬药都是严格按照医嘱，小火4小时以上的。初次出现此症状的前一晚睡觉前，孩子在外婆家，很抗拒待在外婆家，哭闹，我也对他发了脾气。也许诸多原因造成孩子这一症状吧，运动过激，情绪波动，睡觉吹风扇？请教老师该如何调理。看到孩子这样呼吸，我心里真的难受。

答：现在很多家庭里面的成员，身体都不太好了，为何呢？因为太爱小孩不爱老人了。穷不失义、富而无骄。

小孩越养越骄，老人越老越苦。

有位老师讲，诸事不顺，皆因不孝。

孝字能把人从头到脚的气机理顺，不孝能让身体从下到上的气机都逆乱。

所以说孝顺，孝了就顺了，顺的不仅是老人的心，老人的气，更是儿女的心，儿女的气，还有整个家庭的气。

孩子为什么张口抬肩，容易气喘，吐纳不够？

从根源上讲，那是整个家庭的理念都是抓取，再抓取，是私欲教育，而不是利他教育，这是根本。

现在很多父母，在某种程度上，可能丧失了做父母的资格和能力，结果一流的孩子，受到的却是九流的教育。

每个孩子本来都是顶天立地的人才，都能够往大爱、往利他方面引，最后父母如果都说，“自扫门前雪，管好你自己就行了，别那么好心，好心没好报”。结果就会是，孩子本来有强大的能量，处于少年春天状态的，最好的发展利他的机会，利他功能却没有得到充分开发，人就憋闷了。

不要说是吃饭、喝水难以消化吸收，就连吸口气都难为身体所用。

孩子从小如果没有利他教育，那一辈子就苦了。家庭如果整个理念不是利他的，孩子就更苦了。一般的人，他都犯了一个大错。他以为拼命吸口气，脏腑就能吃饱。但他拼命吸气，照样气色晦暗，吸不进来，为什么？

我们看古人造字，为什么叫吐纳？为什么叫呼吸？

你得先吐浊，呼出旧的东西，才能吸纳进新鲜的东西，你得先利他，才能自利。

你得先放开身心，力所能及去帮助你能帮助的人和事物。

这时你吸纳进来的东西，身体才受用。

就像一整天不劳动付出，不挥洒点汗水，你饭都吃不香，水都喝不甜，觉都睡不沉。

人在忘我的劳作付出之中，你需要什么，天地早已为你准备好了。你越是放掉自我，身体就越是精神。

有一分的利他行为，就有一分的力量；有十分的利他，就有十分的力量。

不在这教育源头上端正孩子的身、口、意，吃再多的药恐怕都会难以调理啊！

这源头端正过来后，孩子对药物的依赖会日渐减少，对病苦的烦恼，也会逐渐得消。

93 口舌溃疡与生活习惯

问：老师您好！帮我看看舌尖有点白砂，疼了好多天没好，之前唇里也有白色斑。去诊所开了冰硼散没效，舌头也肥大了，说话也不清晰。

答：白如积雪为寒湿，赤如红火乃里热。舌头肥大肿满，《黄帝内经》讲，诸湿肿满，皆属于脾。但舌头又痛，说明还有一个心开窍于舌的问题。

寒湿包裹，一点心阳透不出来，好像阴云密布，阳光射不进来。

这时就要制阳光，消阴翳。

现在为什么那么多五官科的患者？那么多口舌溃疡？

大家都喜欢阴寒的生活，比如熬夜，吹空调，喝冷饮，还久坐电脑旁，谈是论非。丈夫志四海，古人惜寸阴。寸阴不用于学习跟锻炼，这样就给自己身体制造了一个阴云密布的场。再加上都不喜欢阳光的生活，比如不喜欢出去运动，出汗，晒太阳，与人为乐，见人常微笑问好。这样身体阴寒日渐增多，阳光日渐减少，那么寒湿就会不断加重，非常可怕。

你看出一身汗，就像天下一场雨，譬如阴晦，非雨不晴，就是天然桂枝汤。

给别人一个微笑问好，就是给五脏出一场雨后的“太阳”。阴寒之地，细菌繁衍，阳光所到之处，病邪不生。这就是天然的桂枝甘草汤。

真善美的语言常讲，脾土就能得到阳光的温暖，那便是天然的理中汤。

绝不纵欲熬夜，不喝冷饮，不吃凉果，就是在保肾阳，乃天然四逆汤也。

不讲别人是非，不吹空调，就不会阴云密布，乃天然黄芪建中汤也。

……

凡服药物者，如果没有前面好的生活习惯，或思想心态或性德为引导，即便是神医手中开出的方子，医圣书中流传千百年的秘方，也不能有令人满意的疗效。

这在孙思邈《千金要方》上早已讲过，德行不够，纵服玉液金丹，也不能延寿。德行不断圆满充足，不服药而病治，不求福而福增，不祈寿而寿延，这是养生的大经大旨，乃是上医上工做的事。

94 掉头发的原因

问：老师，我的头发这段日子掉了很多，不知道为什么。请老师开导开导。

答：不悲镜中容颜老，且喜心头疆域宽。女子孩子掉头发，一般有两个原因：一种是没油型；一种是烧焦型。就像汽车一样，没油了就走不了，发动机烧坏了也走不了，所以这两种情况会让头发长不好。

第一个是熬夜太凶了，把自己精油熬少了，头发得不到充分的供养，就掉了。好像庄稼肥料不够，长着长着就没了。

第二个是心胸中一团火，烦躁焦虑，思虑过度。为什么胸中一团火会掉头发？

心火能克肺金，肺又主皮毛，而且火又是上炎的，所以皮毛发根通通被烧伤。好像燎原大火，把草都烧焦一样。大家看这个焦虑的焦字是不是很有意思啊！

你焦虑了，身体就会发出一股焦烟的味道，所以口苦、口臭，头发都会有种被烧焦枯干的状态。所以经典上讲，喜乐的心是疗伤圣药，忧伤的灵能够令百脉憔悴，筋骨枯槁，毛发焦干。

现在大家都离不开手机，手机就是一团火，能够把你的脸烤成黄脸婆，能够把你的头发搞焦黄脱落。

为何很多男的容易秃顶？一般秃顶的人，大脑都常飞速运转，所以先顶代表某一方面的聪明，聪明对身体来说不是最好的，憨厚老实才是身体最受用的。

心意识过度运转，气血都在这里面消耗了，那么头发得到的供应就少了，想不脱落都难。

找准自己属于哪方面的原因，然后再修炼自己，只要不是年老体衰，头发很容易长回来。

还有喜欢吃辣椒、烧烤，这些辛辣助火之物，也会使性情变得暴躁，因而令毛发烧焦。

所以有焦虑症的人，应当少吃煎炸烧烤，多吃清煮烹调之物。

95 跌打损伤好不了

问：老师您好，有一个病人被摩托车撞到了，距今有两个月了。没有骨折，伤的部位是小腿，有红肿，走路疼痛不灵活。给他输液和吃了跌打损伤的中药，效果不大。请教中药方面有什么好的治疗方法。谢谢！

答：持身力求勤俭，应世勿染骄奢。自身的康复要注重保惜气血，有充足气血，一切恢复皆有可能。一般这种情况，不是药物之无功，而是人没有休息好。

本来气血应当去养腿脚的，却被人拔上来去看电视、手机，供应心脑。

人受伤后要懂得疗伤，疗伤之法莫过于静卧休心，你不去暗耗折腾身体，身体修复能力相当惊人。

我们山里的小黑狗，被车撞飞了，大家都以为没救了，它躲到烧柴间里休养十天半个月，又活蹦乱跳。

现在很多人根本就没给自己好好休息的时间，你怎么希望他伤愈呢？

我们发现，很多病人虽卧病在家，反而应酬增多，整天抱着电视、手机，这哪是在养病，简直是在制造疾病。不要说是医生，就算是神仙下凡，可能也无能为力。

像以前老一辈的人，身体摔伤，弄点三七跟酒一喝，没多少天又可以下地干活了。

为什么？因为他们没有太多的杂念跟外在干扰，休息养病就专心休息养病，断绝一切外缘，这样身体康复的速度就非常快。

我们现在的知识是与日俱增，但对身体的保养与掌控能力却日渐消减，不知道是可怜还是可怕。以前的老医书里面都写着伤筋动骨一百天，你得好好休息三个月，而且不能手淫房劳，将来刮风下雨，那旧伤就不会来折腾你。

如果你现在都不让他好好恢复，去折腾它，将来它肯定不放过你，也来折腾你。所以这世上没有治不好的疾病，养不好的伤，只有不明白规律的人。

96 严重失眠

问：老师，我在机关工作，现年49岁。三年前开始睡眠不好。近一年来，整天头不适（似晕、似胀、似痛），查又无器质性病变。头沾床大脑即感兴奋不已，各种琐碎之事一一涌出难以抑制，每天非安眠药无法入睡。且每天下午3至4点后头痛加重，喉变哑，话无力懒言。一年来看过多位老中医，服过十多个药方，主要为“阴虚，脉弦，安神”之类，但均未解失眠之苦。而西医所开皆为抗焦虑、安眠药物。上周，看老师文章，试服“半夏、夏枯草”汤三天，入睡仍难。不知是否继续服用？若是神经衰弱该如何治疗？恳请老师百忙之中给予指点诊治，解吾头痛不眠之苦，谢谢！

答：治疗失眠，我们用足底反射疗法，常十拿九稳。百药乏效的时候，要明白功效在药物之外。

晚上睡不好觉，为什么？功夫在白天。

如果一个人整天抱着手机、电脑，又吃着高营养的食品，结果精华消掉，败浊又分解不了，想要一睡都难啊。

现在城市的人都在推崇凯恩斯的消费刺激生产理论，这理论对于生命精神来说则可能怕是行不通的。

你把身体耗得越厉害，精血越难生产出来。刚开始你可能觉得玩游戏或看网络小说，消耗很厉害后很容易睡觉，那是因为你先天精血还足，父母给你的东西足够。

可这些东西用完后，你就没有仰仗了。

现在很多中老年人，欲求一觉安稳都难，为何？中老年疾病都是从青少年时招来的，青少年时把身体折腾得太凶，中老年时就修复不过来。

白天是青少年，晚上是中老年；白天你折腾得太凶，晚上就没法安枕，这叫阴阳平衡被打破。

这里讲的折腾主要是心脑的折腾，大家看有两种类型的人睡得很好。

一种是街上的流浪汉或乞丐，倒头就进入梦乡，或在田野边，或天桥下，或屋檐旁。

他们为什么不需要安眠药？因为他们吃得少。现在我们很多失眠都是吃出来的，吃太丰富了。你晚上还让五脏工作，五脏怎么可能让你休息。

贫穷的年代很少有人失眠，富裕的年代都是睡不着觉的人，为何呢？肠胃有消化不了的食物，心脏就没法安静下来。

想要睡眠好，晚饭不可饱。

上天很公平，你吃不饱时，它就会让你睡饱。

还有第二种人是劳动人民，大家干了一整天活，见到床就睡着，根本没有入睡时间。所以，劳苦人民，虽然身体苦，但脏腑却是快乐的。

知识分子、白领，每天迷电脑，虽然衣食丰足，五脏却是辛苦的。我们经常跟这些失眠的城市人讲，要少动心脑，多动手脚。

上次一位学国学的朋友，他已经背诵了将近十万字的国学经典篇章。

我们问，你背了什么呢？

他一一列举出来，其中有一篇叫《曾国藩诫子书》。

我们一听后，就惊讶地问，有没有搞错，只听闻《诸葛亮诫子书》，没听闻《曾国藩诫子书》啊？

他说，没有错，这《曾国藩诫子书》是曾国藩临终时教给儿孙的。

一位最尊贵的长者，在临终之时，教给儿孙的东西，那是最珍贵的。

然后这朋友就背诵来。

里面正有四个要点：慎独则心安，主敬则身强，求仁则人悦，习劳则神钦。

这四句话做到了，断无难睡之觉。不要说是四句话，就是一句话做到了，都能把失眠赶跑了。

第一，慎独则心安。失眠是心主神志功能出问题，现在很多人慎不了独了。在领导、众人面前，就认认真真，一旦独处，就宁愿在网络上。甚至领导在时，在电脑上工作，而领导走时，就在电脑上玩游戏。这究竟是领导吃亏，还是自己吃亏呢？不是你在玩游戏，是游戏玩了你，所以你的心没有安时，你的睡就没有安枕。

人如果不慎独，一个觉都睡不好。

第二，主敬则身强。人的君主之官是心，接人待物，这颗心要保持恭敬，人有恭敬之心很重要。不恭敬一事无成，包括吃饭都可能被呛到，睡觉都没法把精神睡回来，这都是不恭敬的表现。

《尚书》上讲，敬胜百邪。

你随随便便百病缠身，你整齐严肃，万邪顿息。养身体就像练兵一样，没有严明的纪律，士卒一盘散沙，没有战斗力，颓废潦倒，则毫无精神可言。

一旦整顿纪律，严阵以待，就像军训一样。我都没有听说过，在军训的时候有睡不着觉的学生，大家巴不得趴在床上呼呼大睡。所以大三、大四后，有学生吃安眠药，但大一军训的时候，却没有人睡不着。

这个值得大家仔细去思量，我们究竟是缺乏安眠药，还是缺乏一颗接人待物的恭敬之心？

缺什么，补什么，我们需要仔细思想，究竟缺什么？

你如果缺了恭敬心却去补钙；缺了慎独心，却去补血、补铁；缺了睡眠，却去补营养，这是小孩子都知道不对的事，为什么大人却糊涂了呢？

第三，求仁则人悦。心主的是喜乐、喜悦，《黄帝内经》讲，心为生之本。

而天地之间，人是最富有生机的，所以中医又叫仁心、仁术。

你看那些觉睡得最好的人，睡梦中都流露出微笑，他们大都是心胸开阔、乐于助人的人。在帮助别人的时候，自己仁心得到滋养，通体上下每一个细胞、毛孔，没有不高兴快乐的。

大家仔细看下《水知道答案》就明白，人想真放松，睡好觉，秘诀在于利他助人。

有一分利他，就有一分喜悦，有十分利他，就有十分喜悦。

有一分助人，就有一分为乐，有十分助人，就有十分为乐。

心都乐了，觉哪有睡不好的？

俗话讲：自古神仙无别法，只生欢喜不生愁。

你助人为乐就是“仙佛”，快乐无忧是“名仙佛”。

第四，习劳则神钦。心主的是心神志，外面的神明佩服你，里面的心神也钦佩你，为何呢？

因为你吃自己的饭，滴自己的汗，自己的事自己办，不靠天，不靠地，不靠别人，是真正顶天立地的好汉。

而在老师的《养心山庄励志文》里头就讲到，家务多勤做，冷暖莫贪床。

生活不能够自理的，只有两种人：一种是残废的人；一种是懒惰的人。最后懒惰的人也会变成残废的人。

不爱习劳，结果就只有一个，饭都吃不香，觉都睡不着，最后人神共愤，天人交战，可能只有瘫痪被人伺候算了。

所以说，懒惰是通往残废、病魔的直通车，勤习劳苦是通往健康快乐的直通车。

我们要坐上哪趟列车，要先好好分辨一下，不要坐错了车，找不到回家的路啊！

97 小孩子吃饭少，不好喂

问：您好，不知道这样发信息给您能不能看到，然后得到您的回复！还是希望您能看到，想问下您，小朋友1岁1个月了，吃饭少，不好喂。昨天吃六七个葡萄，拉肚子了，今天基本好了，但是发现拉出来的屎有虫。去药店想买些打虫药，医生说2岁以下不建议吃药，您有什么食疗的建议吗？谢谢！

答：经云：饮食百倍，肠胃乃伤。客家人讲少食多知味。不乱吃不多吃，会吃得有滋有味。在山里，种地时会洒很多菜籽，菜籽刚冒芽尖的时候，属于少阳，也就是青菜的春天，它这芽尖富含无限生机，但又极容易受到摧折。太冷了会冻伤它，太热了会干死它，太多水了会淹坏它，太少水了会烧死它。所以护理这些小菜芽就很需要细心与耐心。难怪有人说，一个懂得种菜的人，他就懂得带孩子。

大家看以前的父母，他们大都要自己下地种菜，好像没怎么特别带孩子，但孩子却长得很好。现在的父母，全身心全职去带孩子，反而没把孩子带好，问题出现在哪呢?

出现在不明理。小孩子就像少阳，生冷之物应当远离。

余老师讲过，春天里，万物冒新芽，这时如果碰上倒春寒，植物就遭殃了，庄稼就欠收了。

孩子也一样，年小时经常伤寒，长大就麻烦。形寒饮冷，现在成为伤害孩子最重要的原因之一。我们这时代比张仲景时代得伤寒的机会更多，因为冰箱跟空调的发明。

这是双刃剑，带来便利的同时，也给人们带来伤害，孩子天天形寒饮冷，肺就伤了，脾胃、肠道可能就不行了，严重的话，还要影响到将来的发育。

民谚讲，天气不热，不产粮食。人稍微有点热，是阳气足的表现，这时你若通过吃生冷之物来灭这种热，是非常不智的。

小孩子是纯阳之体，这股纯阳之气，生发之力，应该时常受到保护，晒一晒更健康，热一热更少病。如果家长有这个理念，不怕热，不怕晒，不要寒冷伤阳，那孩子就容易长得健健壮壮，孩了都是跟随父母习性长大的。

想要孩子有好的身体，父母就要有好的生活习性，正确的健康理念。

请远离形寒饮冷，亲近温暖阳光吧!

98 没有猪甲，可用什么代替

问：请问，您在哪里？我可以去拜访您吗？

很多方子用了效果很好！但肠六味的猪甲没有，可用什么代替呢？

答：拜智勇为师，以性德为师乃终久。风流甘居他人后，智勇遥凌壮士前。我们去拜访老师前，提前就把老师的所有作品先通读一遍，再看时圈点出疑惑，做下笔记，觉得收获满满时，然后再去找老师，以求突破。这样跟老师的共同语言、话题就多了，而且老师讲一点，我们就能够很快想到书中写的相关内容。

现在很多人都想去拜访名师，但前提是要先了解名师，先学习他们的著作。那些最好的东西往往都在著作里头。

胸中有疑惑皆因读书少，读书能解惑，读书能医愚，以书为师可以学一辈子，以人为师只能学一时。

我们这时代跟以前不同了。以前要万水千山行脚去拜访一两个名师，现在网上一买，名著就来，手机一搜，名师的著作就有，比唐僧取经时要便利千万倍。这种条件对于古人来说，那简直是奢侈与天方夜谭。这么好的资源信息，如果还不能学有成就的话，那就说不过去了。

但为什么很多人学习还难以成就？不是因为知识不够，名师不好，而是因为自己心念太杂。古人成就比我们强的一点就是他们心念单纯。

人心念头一多，精力就减少。心念一专注，精力就强大。

没有强大的精力，很难把学问之路凿通。

所以千种问题，万般疑惑，都是因为自己心不诚，念不专。

人能纯心专念，就是古往今来名师名著现前。

要找到代替猪甲的草药，就要先明白它是用来干什么的？它是通腑、下气、排浊的。

鸡矢藤能排浊、下气、通腑，但向下排的力量没猪甲那么强，所以可以加一些下行力量强的，比如小剂量的大黄，将军草能荡涤肠胃，或者败酱草能把腑肠中的败浊打败排出体外。

除了需要明白药物功效，还要明白病人的寒、热、虚、实。实可攻；虚要补通，助它一臂之力；寒要温下，加强热力；热要清泄，这才是中医治病又治人的道理。

99 热在气分、血分？

问：老师您好，请问怎么区别热是在气分还是在血分呢？

答：高人读书夜达旦，清溪绕屋花满天。努力埋首书中，心头疑惑自解。可以参看教科书《温病学说》里头的卫气营血传变特点。

气是主温煦的，血是主濡养的。热在气分，温煦过度，一派赤热；热在血分，濡养不足，你可以体会到那种吃了煎炸烧烤过后，一派洪数热火的感觉，然后再体会长期熬夜阴伤后那种一阵阵烦热的感觉。

所以热在气分，一般直接清火折热；热在血分，需要养阴护营。

100 夏天四肢冰凉

问：老师您好！可能人多了你们回复不过来。我想问问，孩子夏天也是四肢冰冷，但是动起来背心很多汗（手脚四肢凉），这是怎么回事啊？

答：以宇宙为教室，奉自然作宗师。古人见日升落，便养成规律作息，因而少了许多病疾。人有两件宝，双手和大脑，双手会劳动，大脑会思考。勤劳用双手，身体自然好。读书用大脑，才能有创造。

现在我们的孩子，双手功能没有充分发挥，吃了大亏。做饭有石油气、电磁炉，不像以前那样要割草、劈柴。衣服脏了有洗衣机，根本也不用动手。大家以为很便利，很有科技感，但任何东西都有它的两面性。

佛门里讲，慈悲多祸害，方便出下流。

慈悲是要慈悲孩子的心，要疼孩子的心，不能疼孩子的皮肉。皮肉不受苦，身体就长不足。人都是在磨练之中长大的，磨练少，身体就不坚牢，这都是自然规律。

谁违背了，谁就可能会结果糟糕。谁的习劳被代替了，谁就可能会多病。现在的父母自己是吃苦过来的，就舍不得孩子吃苦，给孩子制造了一切方便，结果孩子就被伺候坏了。

以前的老人很有智慧，他知道小孩子福报不够，必须要靠习劳给孩子积福。福报若不够，病痛就会接二连三，要担心的事情也会一大堆，所以要赶紧给孩子积福，让孩子尽快自力更生，自强不息，对家庭不断贡献。这样孩子才能够真正摆脱各种烦人的疾苦。疾苦不是要你命，而是来提醒你要赶快去积福，福不够则病多。那怎么积福呢?

凡有利于家庭、社会的事情多做，就是最好的积福。比如，环保习劳捡垃圾，除障道之荆棘，扫当途之瓦石，甚至你带孩子去扫公园，这都比你带孩子去游玩、爬山更强。

做一做，你就知道了。

背心容易出汗，手脚却凉，一个是心阳不够，阳不固密，阳不能够敷布出来，这时通过习劳跟晒太阳，最能够制阳光，消阴翳。

另一个，孩子的饮食很关键，四肢皆禀气于脾胃。孩子有食积吃伤后，肯定四肢功能减退，心脏也会受累，心主汗功能会失调。

所以想要身体好，饮食不可饱，适当保持有些饥饿感，身体会更灵活有力。一旦饱食，人就变懒惰不想动了。

你看那蛇吃了青蛙跟老鼠后，你怎么打它，它都不走了。保持腹中半饥半饱，它就非常灵活。现在很多孩子都是撑坏的，营养过度烧坏的，要警惕啊!

101 培土的四君子汤

问：老师，我能到你们那里跟你们学习吗？你们还收弟子吗?

老师您好！请问给幼儿服用培土的四君子汤，是炙甘草还是甘草？甘草清热解毒，炙甘草养脾胃，应该用后者?

答：答疑岂在求名利，解惑总思益世人。以书为师，以德为师，一生学之不尽。我们可以互相学习，互相交流。自古以来，名医或者学有所成的高僧大德，都是自己先学饱满，心中有无数疑团，然后再去参访，以广见闻，释疑惑。

如果还没学饱满，建议不要轻易去外面求学。因为个人的定力和知见还不够，这时在家里充电更重要。

自学到一定瓶颈处，确实碰到很多难题时，带着疑惑去访师问友，收获就大了。勤学如出山清泉不分昼夜，立志若拔地修竹直上云天。

古代的修行者，在还没学饱满之前，师父不让他下山。学饱满的时候，赶都把他赶下山去，让他四处参访。

古人没有现在这么好的条件，不出门无法知天下事。现在这样有好的一面，也有不好的一面。好的一面是你的见识一下子打开了，不好的一面是有太多信息干扰，你不能一门心思专注在学问上。

所以每个求学的人都要经历闭门苦读的日子，然后再开门访师，这样有深度，有广度，就能真实受益。

四君子汤用炙甘草加强补中益气的效果，脾胃气虚，疲软无力，倦怠少气，懒言懒动，就可以用它。

在《药性歌诀》上还有一句话说，唯有中满不食甘。中焦胀满之时就要慎用炙甘草。

102 肚脐周围有硬块，放射性疼痛

问：两位老师好！谢谢回复。那天我揉肚子时，发现肚脐底下及肚脐周围按压有硬块，有放射性疼痛感。请教两

位老师，硬块是怎么形成的？是肠道里的垃圾吗？能除掉吗？怎么清除？谢谢！

答：俗话说：愁肠百结，欲去肠百结，先将忧愁解。积之所生，因寒而生。阳气不够了，积冷就产生。

这是《黄帝内经》上讲的，寒则气留成结，温则消而去之。

揉腹就是一个温通的办法，让肚腹温热，其积渐化。

肠道里头的食积容易化，肠道外头筋膜之间的积滞是药物比较难到达的地方，配合按揉有助于消化，但前提是中气要足够。

现在很多人身体长积块，都不是典型的实证，它是局部实而整体虚。

许叔微先生讲过，邪之所凑，其气必虚，因虚留积，包块乃成。

所以在临床上，我们常用补虚消积、补气散结的办法，去治疗各种慢性积聚，比如脂肪瘤、肾结石、肝囊肿，效果比单纯消积、攻积要强。

在养足精神，精气神充足的基础上，要加强运动。没有充足的运动，身体很多筋骨都柔软不起来。你看那些有充足运动的人，身体都保持得很健壮。而一旦懒动不动后，身体就肥壅，弯下腰肚子都顶在那里，那就是积。

肥胖也是一种积，懂得如何减肥，就懂得如何消积。

而运动在减肥消积过程中是相当重要的环节，节制饮食也是必须的。

我们打个比方，桌上的冷馒头硬硬的，很不好消化，就像是一块积。拿到锅里一蒸，它就膨松，软软的，就好消化了。

这个蒸的过程，就是在温煦，温煦则积自化，我们身体也是。人像一个鼎炉，当你习劳苦，运动锻炼时，这鼎炉蒸蒸汗出，就是在炼化身体所有的包积。

刚开始加强运动时，包积可能会变大，这是好事，因为它的密度变小了，变得膨松了。然后进一步运动锻炼，包积就会不断地被燃烧炼化掉。

现在很多人都不懂运动了，身体还没有足够发热，就停下来，准备活动的程度都还达不到。真正的运动，起码里外衣服都要湿透，人身体也没有一个地方是阳气到不了的。这样才能见效果。就像锅里的馒头，用热力持续蒸，锅里没有一个地方是冷的。

那么病邪也没有一个地方能停留得住。正如周慎斋所讲，阳气所到之处断无生病之理。

怎么能制阳光，消阴翳，拨阴取阳呢？

这阳气可以从五方面制造出来。

第一，这阳气有药物之阳，姜桂附也。

第二，有天气之阳，晒太阳也。所以老年人通过晒背，可以减轻刮风下雨时老毛病的复发。

第三，运动之阳。慢性持久的耐力运动，就是不断的阳化气过程。

第四，饮食之阳。用柴火灶煮出来的饭菜，阳气相当足，所以普通人一到山里，胃口特开，消化特好，吃多些都不觉得胀饱。

第五，心灵之阳。积极的心态像阳光，照到哪里哪里亮。消积的心态像月亮，初一十五不一样。

那些乐于助人的人，心态很阳光，气脉很通畅，筋骨很柔软，心性很慈悲，说出来的良言善语，可以温暖你我的心，这是最重要的。

我们扶阳要扶这心阳。心若安好，便是晴天；心若利他，便是阳光；心若自私，便是阴天。

103 腰椎严重增生

问：老师，我大舅腰椎严重增生，现在烧药水泡，也去针灸，但还是疼痛，不知道您什么时候回来，想找您给他看看。

答：腰背者，人之砥柱也。为人宁做中流砥柱，不做水上浮萍。久坐伤肉，恐伤肾，各种五劳七伤最终穷必及肾。腰椎病、颈椎病，也是生活方式疾病。

主要是因为行住坐卧的威仪丢失了。儒门讲，礼仪三百，威仪三千。

这些礼仪、威仪，最终都落实在行住坐卧里，就一句话把基本的威仪都讲完了。

立如松，行如风，坐如钟，卧如弓。

这些威仪不是做给别人看的，是你去照做后，身体会不断地走向健康。

最重要的是立如松。

俗话讲：山中有直树，世上无直人。

要有大雪压青松，青松挺且直的那股站立相，那么你时时刻刻都是在站桩。

桩者，树桩也，像木桩那样顶天立地，就能够吸取天地的正气。

我们发现现在很多年轻人都得各种颈肩、腰腿病，本来这是老年人才得的病。还有，为什么骨刺长在年轻人身上呢？

大家看，现在年轻人都坐在软沙发、摇椅上，腰是斜着的，背是弯着的，歪歪扭扭的，像长不直的树，这样就会导致发育不良。

老一辈的父母，如果他们看到孩子这样，就会呵斥道，站没站相，坐没坐相，甚至会好好教训孩子一番。

这都是为孩子将来的前途跟身体健康着想，为什么呢？

你如果没体力站直，就去休息，既然要站，就要站得中正。你站得歪七斜八，甚至靠墙，骨头长期受到压迫，它就会自动长些软骨出来。这些软骨占位压迫神经，就会引起活动不灵，局部疼痛，所以正直的站姿，对身心健康太重要了。

那么怎样把良好的站姿练出来，让脊柱恢复正直健康呢？

有一个功法叫站墙功，特别好，每天练半个小时，身体越练越正直。

有些疾病要靠吃药来药好，但很多疾病要靠练功来练好。如果分不清楚什么疾病靠药，什么疾病靠练功的话，很多病根本就难以治好。

这立如松，不仅关乎健康，还关乎前程。

传说，曾有个幕僚带了三个人来见曾国藩，想让曾国藩面试审看，曾国藩说，不用看了。

这人很惊讶，“这三个人都是人才，怎么不用看了？”

曾国藩说：“第一个人老实忠厚，头低下去，可以交给他搬运粮草、后勤补给方面的工作。”

“第二个人看我经过时就很恭敬，我一走过，他就左看右看，是个投机取巧的人，不适合委以重任。”

“第三个人立如松，目光炯炯，正视前方，是个人才，可以委以重任。”

后来果然证明曾国藩的眼光独到，第三个人就是后来大名鼎鼎的台湾地区巡抚刘铭传。

大家都很惊讶曾国藩独到的识人眼光，怎么一个人的心性看一眼就能断定呢?

你如果是用心修习过来的人，就可能看得明白清楚；但你如果是随随便便、松松散散过来的人，可能就根本看不清那些严格要求自己的人是如何成就的。

现在骨质增生、骨质疏松这些病，其实身体提醒我们不要太松散了。不要随随便便，要多一分严格，少一分散漫；多一分精进，少一分累赘。

你不精进的话，身体就会给你长出很多累赘。小则赘肉、脂肪瘤、痰湿，大则骨结核、骨刺，各类脏腑包块。

而一句立如松，就可以通过端正身体去端正疾病，通过改变心态进而改变命运。

现在很多人身体一长包块就害怕得要死。我们跟老师去爬牛头山时，见过的松树，最厉害长了几十个包块，照样傲立在山顶上。

很多时候，不是我们身上病痛多，包块长得多，而是我们缺乏立如松的浩然之气。有这股浩然之气，你照样可以带着包块延年益寿。

没有这股浩然之气，你可能很快就衰弱下去。

人立天地之间，要自强不息，顶天立地，中正严肃。不要轻易仰仗别人，不要轻易求人。求人则气短，越求人，腰越弯，气越馁。越仰仗别人，脊柱越侧弯，越正直不起来，越容易长病。

世人普遍都只看到脊柱上歪曲的疾病，却没有看到心念上正气不起来，才有形体上歪斜的道理。

所以养生有句话叫，走路要挺胸，坐卧不当风。

我们要时时检点自己，日三省吾身。看书时，有没有趴着看；玩手机时，有没有倒在沙发上玩；用电脑时，有没有塌着背。有的话赶紧调整过来。

因为一念歪斜一念病，念念歪斜身体就彻底病了。

104 孩子好动

问：老师，我的孩子经常好动，这是怎么回事？经常摔碎杯子打烂碗。

答：诗书变化气质，为善陶冶性灵。孩子要教。养不教，父之过。教不严，师之惰。子不学，非所宜。

孩子十五岁以前，父母要负百分之百的责任。

《论语》上讲，吾十五志于学。

十五岁以后，孩子就要对自己的生命负起责任来了。

现在好动的孩子太多了，这种动不是运动的动，而是躁动、妄动。这是病态的动，可能会带来疾病，给周围的人带来麻烦和伤害。

真正有益的动，叫动则万善相随。为什么会这样呢？

一是因为现在是网络信息时代，气场有些乱。

第二是现在的孩子普遍喜欢吃肉。肉食多，而菜食少；动物吃得多，植物吃得少，身体就容易焦躁。在饮食上要少荤多素，才能加强定静功夫。

第三是父母没有学习传统文化，父母不安，孩子是很难安住的。现在很多父母一坐在那里，跷起二郎腿，脚就在抖，这种抖脚的习惯相当不好，是非常轻飘、性情不稳定的表现。

老百姓把抖脚称为“抖福”，就像你担水一样，晃来晃去，担到最后就没水了。

男子汉大丈夫，应当沉稳持重，君子不重不威。如果双脚很容易晃来晃去，不停抖动，这说明什么？说明他的心不安。

人心若不安，状态也会不好。他的身子坐在那里，他的神早就飘走了，这就是神不安于当下，才会抖脚。

如果心清静安定，自动就会露出沉稳的表情，安详的颜容，平静的举止。

这就是平静者多寿，宁静以致远的道理。

小孩子平时为什么容易摔碎杯子？因为没有去修习静定的功夫。与其能动，不如能静，世间的学问，都是在静定下完成的。

《大学》上面讲，止定静安虑，这方面功夫做足，才能有所得。

所以现在教育孩子的燃眉之急在哪里呢？在孩子的威仪啊！孩子若没有威仪，就是在消耗“福报”。

如果孩子的心是躁动的，身体就像地震一样，没有哪个脏腑会安宁。《黄帝内经》上讲，心动则五脏六腑皆摇，四肢百脉动荡不安。

那该怎么办？父母要带头教孩子坐如钟，吃饭时端坐，安静止语。晚上睡前，大家一起静坐一炷香，谁坐得久有奖赏。慢慢地孩子躁动的习气，扭来扭去的坐姿就会收下来，会渐渐地稳定起来。

古人讲，“坐如钟”，就是强调坐姿要像金钟那样稳定，又叫“金钟坐”。

这一习惯一旦养成，孩子的状态就会越来越好，根本就不会那么轻易打坏杯，摔破碗。这是为什么呢？

人能常清静，天地悉皆归。

当心慢慢清静下来，天地都在帮你，天地自然的能量，都往你身边靠。所以那些真正能定静下来的人，气场非常好，好像他身边就有一团祥云围绕。他到哪里小动物都喜欢他，他住的地方都不容易损坏，他用的什么东西寿命都很长、耐用。

这些安好的表现，都是从静定功夫里头修出来的。这样的人做什么事情都很容易有成就，所以大学问都必须建立在普通的小威仪上。

现在很多家长意识不到这些，如果能意识到，家长只要做出一点点修改调整，将来孩子的发展就会非常好，家长根本不用太去操心孩子，孩子反而会来关心你。

105 行如风，卧如弓

问：老师，什么是行如风，卧如弓？

答：养生有八字诀：童心龟欲蚁食猴步。这猴步就是行如风。行如风，不是行走得像疾风骤雨那样快速，而是行得像风那样轻盈。

现在不要说是老人了，就是很多年轻人，走路都拖泥带水，腿脚很沉重，甚至孩子上楼梯都气喘，巴不得坐电梯代劳。

为什么现在的人普遍腿脚容易沉重呢？

有人说是湿气重。这是表象，真正的原因是心脏阳气不够了，为什么呢?

阳主动，阳气不够就会沉重懒惰不想动，特别是人的双脚，离心脏最远。

你看心脏阳气耗得越厉害，人越不想走路。两条腿的动力之源是心脏。我们继续挖掘问一下，为什么现在很多人心脏阳气不足了呢?

营养那么好，心脏能量应该不会缺少。一个人之所以穷，不是因为他赚得少，而是因为他用得多。

当入不敷出时，他就会处于穷困状态，所以不怕你吃进的营养少，就怕你消耗掉的更多。

打游戏是暗耗心力最快的方式，因为里面有些打斗，而且剧烈交争。现在孩子的心力若消耗在打游戏上，一下子一整天吃的营养、睡的觉、储备的能量就被消耗完了，身体就开始盗用孩子发育的能量。所以孩子沉迷游戏玩物丧志后，连自身发育都会出问题。

从一个小小的腿脚沉重现象看，我们就可以看出，孩子心力消耗太厉害了；从孩子不能够行如风现象看，我们就可以看出，孩子内心很沉重。

当你内心沉重、压力大时，你走路都会很沉重，拖泥带水，好像肩负重担一样，轻快不起来。无形的压力，远远比有形的担子对人伤害大。

所以聪明的父母看到孩子走路沉重时，立马就知道孩子要么纵情伤精了，要么邪思妄想多，比如消耗在打游戏上了。一旦人内心自在、清静、专一，腿脚会很轻灵，走路会像风那样轻盈。

这就是行如风。所以，行如风的功夫不是靠跑步练出来的，而是靠清静自在的心。你要放下沉重的负担，放下各种妄为的行为举止，那么你的双腿会越来越轻快。

腿脚有力，行如风。不是看有多少营养补充，睡了多少觉，而是看你放下多少贪嗔痴慢，放下的越多，内心越自在，脚步越轻灵。你的脚就是你的心。

至于卧如弓，讲的是睡卧的状态。中医认为人体睡卧时，就处于冬眠状态。大家要得到睡功的精髓，就要去观察一下小孩子是怎么睡觉的，再观察一下冬眠的青蛙、蛇，这些动物是如何抱成团的。

你身形处于收藏状态，睡眠质量就提高了。现在很多人抱怨睡眠质量不高，为什么呢？因为他在身体该收藏的时候，还在干发散的事。

晚上应该静养时，人却还在躁动；应该入定了，却还在耗散。古人把入暮的时候称为入定，就是提醒我们日落当息。

人一切的行为都要为晚上睡好觉服务。如果你还暴饮暴食，激情四射，那麻烦了，你身体会渐渐憔悴下去。

卧如弓就是一个封藏的象。现在很多人封藏不起来了，为什么？

晚上吃撑了，想要卧如弓都卧不了，反而处于瘫睡状态，像四脚朝天那样散开来，这样很难真正进入深度睡眠。

睡觉看似是床上的事情，其实跟你白天的运动，傍晚的吃饭，睡前的行为，都息息相关。

该动时你没好好动，该静时你就静不了；白天你没有好好地运动养阳，晚上你就很难好好地静卧养阴。

养生书籍上讲，晚上睡觉的功夫在白天，白天你就已经在做晚上睡觉的功夫了。

这句话很多人听不懂。你从四季转变来看就明白了。只有春生夏长，疏散得痛快淋漓，才有秋收冬藏丰硕的成果。有秋收冬藏丰硕的成果，才有第二年春生夏长痛快的发散。

现在很多人白天不发发汗，晚上就会翻来覆去睡不沉，汗酸留在身体里，就像闭门留寇。家里有贼，你能够安枕卧如弓吗？

106 脚底长鸡眼

问：老师，您好！请问《答各位同学问》是哪本书的内容？

老师，我脚底板靠近食趾的地方长了个鸡眼，已经快半年了，用鸡眼膏贴过就是不起效。每次都把那些死皮去掉，有几次都出血了，一直都没见好，老师有什么好办法可以提供吗？

答：《答各位同学问》又叫《医门问对》，问者诚恳迫切，回者通情达理，对答如流，是答疑解惑的汇集，现在还没有集结成书，将来做一次大的整理编辑后，到时再通知大家，这文档都是共享的。

鸡眼的治法很多，最常用的，类似于用鸦胆子，或乌梅外敷，都是取它蚀恶肉的作用，这是从攻邪角度下手。

如果攻邪老攻不下，就要考虑到扶正了。大家看鸡眼长在脚下，什么伤于下？湿伤于下。湿邪盛的地方，容易长这些赘生物，就像湿盛的大森林脚下长香菇、木耳一样。

这时该怎么办？有两个办法：一是除湿，服用薏苡仁粥，或相关健脾渗湿之品；二是制阳光消水湿，把阳光引进来，水湿就蒸化掉了。

大凡身体的包块积聚，都是阴成形的产物，加强阳化气，就有助于它消散。

所以可以参看前面提到的养阳五点：阳光的心态，有规律的运动，多晒太阳，少吃生冷瓜果伤阳之物，同时服用相关阳化气的药物或食品。

阳化气很重要，而赤脚走路，徒步穿越，对于提升阳化气功能非常有好处。对于各种脚气病、皮肤病、体臭，我们都有很好的治愈的例子，就这鸡眼还没有遇到过，但我们相信，慢性持久的耐力运动，也有助于软化、消散鸡眼。

为什么呢？《黄帝内经》讲，阳气者，能够令坚块变柔软。就像硬梆梆的馒头，一经过阳气蒸化，就会变得柔软，容易消化。大家看那些经常运动的人，筋骨会很柔软，不会硬梆梆；而缺乏运动后，经脉就会粘连，关节硬梆梆的，好像被什么东西捆绑住一样，这都是阳气不足的表现。

所以常运动，使身心常柔软，便有助于硬块消化，代谢产物排去。

107 肛门肿胀

问：老师，从今年过年开始，我就感觉肛门处肿胀，有时尿频，小便时还要挤出点大便，而且晚上阴茎长时间勃起，休息不好，感觉是前列腺炎。陆续吃了前列康，病情有好转，但还是感觉肛门肿胀。最近症状挺轻了，但有两次夜尿，是过去没有的。舌根有舌苔，不爱放屁，感觉肚子胀，坐会再起来臀部肌肉总是酸痛，活动一会就好了。胳膊腿爱麻，您看我该怎么调理。

答：争名如逐鹿，谋利似趋蝇。世人多崇饰其末，忽弃其本，因而华其外而悴其内，心中炽烈炎症多发。患尿道炎、前列腺炎的要少吃蒜，还有各种调料，少吃煎炸烧烤食品。患肛门肿胀，患痔疮、肛周炎的病人，要少吃辣椒，少用酒、肉类食物。

别小看肛门，它又叫魄门，五脏六腑的糟粕都要靠它来排，属于排浊的关要。

《黄帝内经》认为，魄门亦为五脏使。

这肛门是五脏作为排浊使用的地方。当五脏浊垢增多，排泄不利时，魄门就出问题了。

哪种情况下五脏浊垢增多，排泄不利？

第一是长期饮食过于丰富油腻，应酬比较多。

第二是久坐不动。老是开车或者坐办公室电脑旁，一坐就是几个小时，气机都瘀滞在腑肠，所以不通则胀。

第三是运动少。人若很少迈开双腿，气机就很难降下来。

第四是便秘。本来食物在肠道，停留的时间不宜过长，每天都要排泄干净。如果停留时间过长，那肠子就不是在吸收营养水分，而是在吸收各种毒素。

现在为什么那么多胃肠癌症，特别是大肠癌是高发癌症，因为吃得太好了，人又久坐不动，食物经消化后，在肚子里停留时间太长，肠子吸收的都是毒素，它非常辛苦。

所以你看病人脸色晦暗，或者面目扭曲，板结呆滞的，一般大便都不太通畅。

没有通畅的大便，人天天都是在“吸毒”，吸大小便的“毒”，所谓的生病可能是大小便“中毒”。

古人看到这里，可能会感慨地说，想要长命百岁，要保持二便通调；想要健康少病，要保持肠道没有积滞。

所以少吃荤多吃素太重要了，而且吃素也要七分饱，不要搞得肠肥肚满，这样大小便通调，何病不消？

胱肠浊阴得降，就少有肿胀。

108 斗鸡眼

问：老师，早起忽然发现我的左眼内斜视了，就是斗鸡眼，右眼还正常，为什么会忽然这样了？除了少看手机，还应该做些什么啊？太丑了，都没法见人了。

答：不欺形乃正，无私心自宽，要远离傲慢与偏见。偏见者，所见偏也。《黄帝内经》讲，五脏六腑的精华都上注到眼目上，所以眼目的问题要寻到五脏去。

人眼目功能其实很强大，现在除了极少数先天性的疾病，大部分眼目疾患可能都是源于过度用眼，把眼睛用坏了。

特别是电脑、手机的出现，人们用眼的频率强度是古人的数百倍，所以小学生不戴眼镜的也越来越少了。

《黄帝内经》讲："主起病于过用"。在高科技产品越来越普及和带来便利的时代，我们越要小心，要明白使用身体的规律。若你使用过度了，身体会得病的。

过用身体，身体很快会以疾病的形式来警醒你。

所以第一要少用眼。

第二要同时加强睡眠。早睡很重要，睡养眼，没有哪种眼药水、治眼的药能够代替睡眠。

第三少生气。肝开窍于目，生闷气，肝气内郁、错乱，会导致眼目出问题。

经常愤怒的人，他的眼光都带有一股毒杀之气；经常忧郁的人，眼目都带有一团悲凉之气。五脏情绪都通过眼目这扇窗户反映出来。

不跟别人斗气，就是最好的养眼。为什么叫“斗鸡眼”，你看斗鸡就知道了。跟人斗气，吃亏的不是别人，是自己，越斗肝气就越乱。

所以养眼的秘方很简单，以恕己之心恕人则全交，以责人之心责己则寡过。

人在发脾气、斗气时，想到这句话很快情绪就淡化下来了，一淡化下来细细思量，发现没什么好斗气的，不愉快马上烟消云散。

其实很多疾病都是自己跟别人结怨气，结梁子结下来的，这念头一转过来，身体好起来就像射箭一样快。

所以找到自己跟别人较量、斗气的地方，去宽恕那个最让你气愤的人，那么你的身体会恢复得很快。

109 红参片可以常吃吗？

问： 老师，我想调理好点，每天早上吃过早餐再吃几片红参片，可以吗？给您添麻烦了，盼复。

答： 心无俗虑精神爽，室有高论气血足。去俗虑，长高论，有益于服参。万物要观察其能量的来源，同时更要观察其能量的去处，这是佛门常讲的“秒观察智”，也是古人常讲的“来龙去脉”。

去脉没有理顺，来源越多，就越容易堵塞败坏。这就像一个商场，东西没有卖出去，都囤积在那里，却不断地进货，这个商场可能很快就会垮一样。

对于人而言，也是这样。身体的物质不能“滞销”，一旦“滞销”，人就会生病。所以进补很重要，但你补到哪里去，补来用于做什么也很重要。如果进补是为了纵欲，这补就是在加强暗耗较量，那么宁可不补。如果补是为了利他，这就是提升补力最好的办法。现在很多人不受补，虚不受补，为什么？没福消受。同时是补进来，就看有没有个正当的用途。如果为了利他，你就消受得下；如果为了增加争贪搅扰，你就消受不了。

有些老年人稍微补点红参，眼目就红赤，严重的还因为过补而导致失明。

为何呢？因为他气机是上亢的，人是争斗搅扰的，这些补力进来，不过就是加大身体的“硝烟”而已。

饮食之道的最高境界是为什么而食，而不是吃什么。

这样你豌米也赛过红参，面条胜过北芪。

110 肌瘤快速长的诱因

问：老师，这个夏天我吃了很多的龙眼和荔枝（几乎天天吃），不知是不是肌瘤快速长的诱因。

答：柳絮体媚无骨，梅花影瘦有神。不要怕饿怕瘦，只要有精神骨气，便可耐春秋寒暑，益寿延年。这是欲望在快速成长，身体的疾病跟欲望是成正比的。欲望越强，疾病就长得越凶猛。个人私欲越少，疾病就越轻，这在古医典上叫作“情轻病亦轻”。

喜欢吃一样东西，是身体需要。如果源源不断地吃，那就是欲望在引导。

身体需要时去吃，身体会很舒服；欲望引导吃，你吃完后会觉得挺辛苦的。

不是胀闷，就是身体沉重懒动。有个成语叫作“好吃懒做”，这好吃是因，懒做是果啊！

一个人越贪吃，就会越懒惰。古代的老师深明这道理，教孩子饮食一定要勿拣择，勿过饱，为什么呢？

这样你才能勤劳，思维才敏捷，不会脑缺血，不容易昏沉。

自古以来，才子、伟人大都是在清苦的菜根生活中成就的。有句俗话叫作：咬得住菜根，则百事可成。

现在这个道统渐渐丢失了，所以人们在某些时候，会离健康、离成才越来越远。

你看一条蛇，它吃得七分饱，不仅寿命长，而且非常灵活。若让它一下子吞个十二分饱，它就躺在那里，三天都动不了。

现在社会上为什么那么多懒人，家里孩子为什么不爱运动，没耐力，不勤劳，这多是饮食方面没有处理好。

天天给孩子吃饱，结果呢？存心是好的，却坏了事。

饱暖会出现两种结果：一种是好吃懒做，饱则懒，吃太饱了，人就想卧在沙发上不动。

第二种情况可能会是纵欲，饱暖可能思淫欲。

所以要让孩子还有自己勤劳起来，不邪淫。可以通过控制饮食来达到这目标。

保持七分饱，不过度服食各种补品，比如龙眼、荔枝、榴莲，偶尔吃吃可以，如果天天吃个肠肥肚满，那不过把人养得更懒，把人的欲望养得更大。

明白道理的老师，都知道“秀才文显半饥驱”。适当的饥饿感，人才能写得成文章，做得成事业。

怎么保持适当的饥饿感？在佛门里有个非常好的修行之法：一是一钵饭不二碗；二是过午不食。

古代的钵叫应量器，是有表法的，量好自己的功德福报去吃东西，只装一次，不装第二次。这样再好吃，人也不贪，再不好吃，人也会习惯，这样人的平常心就练出来了。

而过午不食更是断邪淫很妙的一招方法，它可以让人杂念变少，容易早睡。上天是公平的，当你吃不饱时，就会通过睡觉睡回来。

现在很多人吃得饱饱的，睡觉就不好了。即使勉强昏睡过去，身体也很容易长胖，这都是精华不能被很好地封藏到脏腑骨髓里去的表现。

所以，即使不能做到过午不食，人晚上也应该吃少。这在养生学上，也是讲得通的，古人称之“暮不可实”，晚上千万别吃得肠肥肚满，最好是吃七分饱的素食，那么你会少生很多病，多活很多年。

111 姜半夏有什么功效？

问：老师，姜半夏有什么功效？

答：苏东坡曾讲，束书不观，游谈无根。如若不认真读书，谈吐就不会信达雅。加姜炮制的半夏，一是姜能制半夏之毒；二是加强降逆止呕的力量。食半夏有戟喉感，得姜可解。同时姜壮大睡有下气食之功，《金匮要略》讲，诸呕吐，谷不得下，小半夏汤主之，即半夏加生姜。此二药是下气食梗咽之神组合。

112 手指反复湿疹

问：老师，手指反反复复湿疹怎么治呀？

答：望远能知风浪小，凌空始觉海波平。连海波风浪都不当一回事，对小小湿疹不能焦虑介怀。一个病要先辨脏腑阴阳，然后再辨部位。

第一，手指湿疹，首先它告诉我们是脾出了问题。诸湿皆属于脾，《黄帝内经》这样讲。我们就明白一定要注意保护脾，所以要注意养脾胃五点（养胃五点：少点、慢点、软点、淡点、暖点）。

只要脾胃不吃伤，四肢都不容易有湿疹，脾主四肢功能加强，湿疹很快就缓解。

第二，长在手上的湿疹跟脚下的不同。脚下的一般是湿浊下流，可以用升阳除湿，或利水渗湿。手上的是湿浊上越不降，不能够浊阴归六腑，是发散得太厉害，收不下来。所以要把觉睡好，以顺天地收藏，把心态放谦卑平和，以助水湿归下。一个很刚强的人，一般听不进别人的话，湿气很容易发到头面、手上。女的脸上长黑斑，手上出水疱，这都是浊阴占据清阳位置，心意识静不下来。

该怎么静下来呢？但行好事，莫问前程，与人方便，自己方便。人只要脚踏实地地去做些好事，做对大家都有利的事，马上心意识就静下来了。

比如，去做义工扫地，打扫公共场合的卫生，凡举手投足，力所能及，有利于大众的事情就去做，多多益善，越做身体正气越足，越做身体湿邪越少。

此中有大妙，言语不能尽说，唯力行者能得而知之。

113 保咽五点

问： 老师，我4岁小儿在幼儿园卡了鱼刺，医院下班了，急诊看不出说要照喉镜。孩子喊喉咙有点疼，肯定还卡着。请问，有中药方化刺吗？

答： 铁脚威灵仙，砂糖加醋煎，一口咽入喉，哽骨软如绵。

谈到咽喉有几点要注意，如果没注意到，将来可能还会再哽到，连喝水都会呛到。

小孩子你若从小不教，大了问题可能就没完没了。你看有些家庭很少被食物哽到，有些家庭则经常被食物哽到，你去观察，这家风不一样。

家风好的，家中灾难疾病问题就少；家风不好的，问题总是没完没了。

所以建立良好家风，可以在根源上让很多疾病问题不发生，这就像是高明的中医从源头上堵住疾病。

如何建立良好的家风呢？

第一，吃饭时不说话，不看电视。你看很多孩子哽到喉咙，多是吃饭时没有安心，边吃边想开口讲话，这样不是被呛到就是被哽到。

吃饭就好好地往下吞饭，不要讲话，你究竟是想咽喉往下面做吞咽动作，还是想让它往上面讲话呢？你都没个主见，它就乱了。

现在很多咽炎、梅核气，都是因为不懂得吃饭的规矩，餐桌上就可以看出健康来。

你看那些吃饭安安静静的家庭，那真叫有文化。吃饭还把电视打开，搞得吵吵闹闹的，这家庭很可能会得胃病，吃胃药。

第二，现在很多孩子咽喉变狭窄，这很麻烦。人的咽喉如果不打开，生命都会受影响。为何孩子出生后哭得嘹亮，生命力强，哭得短促，生命力弱，这里头有大道理。

在修炼身体时，功夫用足后，咽喉打开，天地之气能更迅速地灌进来，吐纳量都不同，整个脏腑格局都变了。若咽喉不打开，身体功夫则很难上来。

在咽喉周围有一个喉轮，很关键。这喉轮不够开阔，你脑中总容易缺氧，昏昏沉沉不精神，打哈欠；喉轮打开后，你小睡片刻都精力饱满。

你看很多人年纪大了，喝一口水都呛到，吃一口饭哽在那里，就可能会发生意外，为何？民间老话讲：七十不留餐，八十不留宿，就怕你在人家里发生意外。

有很多人都害怕心肌梗死，心肌梗死不可怕，它的前因是咽喉先哽塞。

人越衰老，咽喉越紧越窄。民间老人都知道人老就“缩了”，叫“筋缩”，会变矮，筋脉会变瘪，管道会缩窄。越缩越窄，你气越不够，越短，最后会被堵住了。

明白这个道理后，我们就知道打开咽喉很重要，但怎么打开咽喉，这功夫要在小孩子时就开始练。

第一需要充足的运动。

人吐纳量够，排气好，咽喉就更容易打开。

第二要少吃荤，多吃素。

鱼生痰，肉生火，痰火多了，堵在咽喉里，那周围粘连，久而久之，老容易发炎。

第三要常读经典，用洪亮的声音和浩然正气去读书。

大家看，古代的孩子读书时，讲究声音要嘹亮，跟百灵鸟比。现在都不叫读书了，叫学习。如果你早年不把咽喉读开、打开，以后要吃大亏。

人体最宝贵的就是那口气。人活一口气，你积极，生硬嘹亮，自己身体会更好。

有些人吝啬自己的声音，结果咽喉紧缩，吃大亏了都不知道。要敢于喊出来，你的勇猛果敢之气就会贯通喉轮，使这地方畅通无阻。

第四食不言。

吃饭不讲话，这是在保护咽喉。你既要让咽喉吞下去，又要让咽喉讲出来，叫它同时做两件事，它就很郁闷，干脆就罢工不做，这叫功能减退。

第五讲善言，善言不离口。

多讲好话，咽喉就处于一种打开的状态；讲恶语是非话，咽喉就处于闭紧状态。多讲对大家有利的话，咽喉就会处于扩大状态；多讲自私自利的话，这咽喉就会缩窄。

心量大的人喉门大，心量小的人喉门就会变小。大家看古人造字教我们读音时就知道了，你看一个大字，它的音是不断扩大的。你再看一个小字，一读声音就没了。一方面看出古人造字创音之妙；另一方面也让我们从中觉悟到，人要想自己喉管不变得狭小，就要多说大气的话，少说小气的话。

多发广大的心，少存狭小的心。多读大公无私的经典，少看狭小自私的文章。

这样人就会心大、脉大、管道大，喉轮就不会那么紧窄。

这就是善言，大心量之言，能扩大咽喉之妙。

114 养筋护膝五点

问：老师好，我的膝周边疼痛（可能是篮球运动和体质双重原因），近日中指又得腱鞘炎，请问，怎么健筋？打扰了，谢谢。

答：视名利淡如水，看事业重如山，一心不作二用，勇行自无纠结。筋伤是一个大问题。前几天有个老爷子，一辈子干农活，这几年不干了，有一次拿起锄头来，想种块地，还没干两分钟，腕关节就拉伤了，痛了两三天，把地一丢不种了。

为什么干一辈子农活，身体还这么脆弱？以前都不见得会拉伤，干再重的活也能受得了，现在怎么不行了？

不是不行了，是因没有把干活当成家常便饭，闲太久了，你身体的肌腱没力量了。一个不顺当就拉伤或岔气了，所以小活要天天干，功夫要日日练，人活一辈子就要有练一辈子功夫的意识。

山里的师父讲，你只要睡一个觉，精神是足了，但血脉也沉回去，筋也缩回去了。你白天如果不再运动，把它变柔软，久而久之，它就会粘连得更厉害，以后稍微干点活，就容易拉伤。

筋伤不是不可以干活，而是不要一下子剧烈干活，小活却要不间断，这样身体就会越来越柔软。

那么如何养精护膝呢?

这里有五点，可以作为养筋护膝五点。

第一要少看电视、网络、手机。

中医讲肝开窍于目，过度用眼，它消耗的是肝血。肝血耗掉了，就会出现筋失所养，因为肝主筋。筋失所养，膝关节最容易退化，因为膝为筋之府。

各种韧带、筋膜，在膝关节这里是最复杂、最丰富的。而中医的养筋汤，就有枣仁、白芍、麦冬、巴戟天、熟地这一派养肝肾精血的。肝肾精血充足，筋就会很柔软条达，肝肾精血被电脑手机或熬夜榨干后，筋就会变得僵硬短缩，好像被晒干的枝条，容易断脆，变得缩窄。

第二少吃饱饭。

吃饱饭有什么不好? 太多不好了。老话说："饱食一顿，损三日之寿命。"吃饱、吃撑，人发胖后，体重增加，对膝关节直接压迫。当车子运力不行时，就不要再超载，当老年人身体退化时，就不要再吃撑。

所以逢年过节，很多老年人被折腾惨了，控制不住欲望，美食就是陷阱。人若管不住嘴巴，节日就可能会成为人的受苦日。

古人曾说，"痰生百病食生灾"，饮食过度是会有灾难跟疾苦的。

第三不要剧烈运动。

慢性持久的耐力运动，对身体最好。剧烈的运动，不仅容易拉伤筋骨，还会影响人的寿命。

美国一家保险公司做过一个统计，五千个运动员，平均寿命居然不如正常人的。不是说运动能带来健康吗？这让他们反思。剧烈的运动、过度的运动影响生命。所以凡事都不宜过度，过犹不及。

第四筋伤的人要严禁纵欲。

频繁的纵欲会加速筋伤，曾有个同学有手淫的习惯，并习以为常。有一次他上楼梯绊倒了，就骨折了。

为何年轻人在最应该年富力强的时候，骨头却松脆得像老人，难道是骨质疏松吗？

不是，那是因为纵欲漏底了。对于纵欲的人来说，不要说去纵欲，你连上下楼梯都会伤筋，因为精血漏失掉后，筋骨缺乏滋养，都是在摩擦拉伤。

很多运动员，老容易伤到。所以，在运动比赛前一两个月，明白的教练都会把他们的手机收起来，远离目视色欲，在运动场上，他们就容易取得惊人的成绩。

要想不伤筋，必须远离漏底伤精的习惯。否则精血不充满，筋骨不柔软，很容易就伤到，而且很难恢复。

那些明白道理的骨伤科医生，都会在你骨伤时，郑重地告诫你，伤筋动骨一百天，这一百天内要远离色欲，将来刮风下雨，你就不会遭那么多罪。

这色欲不仅指身体的房劳伤精，也指五色令人目盲，久视伤血，也包括看太多五颜六色，花花巧巧，扰人心神，乱人心志的东西。

第五不要乱发脾气。

乱发脾气没药医，肝为五脏六腑之贼。这身体里头如果将军之官造反，整个国家就危险了，所以脾气大的人往往身体差。

怒伤肝，脾气首先让肝部筋脉扭曲。你看很多人一发脾气手就抖，脸就红，甚至变黑，脚就软很累，老想找个地方坐坐歇歇。

发一次脾气就像发生一次地震，就好像一个国家的铁路、公路，一下子被震断，营养不能南北东西、上下内外沟通对流，这脚部失去濡养，就容易抽筋，腿脚不利索，不好使。

老爱发脾气的人往往腿脚不利。《黄帝内经》叫怒则气上，一发脾气，手脚的所有营养气血就都往脑上供。

发脾气时，手脚冰凉，心脑充血烦躁，这叫犯上作乱，严重的甚至会中风。手足都偏瘫废用，是最厉害的筋伤。

最后要养好筋，必须要养好心，不养心，空养筋。

115 手脚心冒汗，利他菩萨行

问：请问老师，手心、脚心冒大汗，而且手心有点发热是什么原因？应该怎样治疗？

答：静坐心不躁，清闲神自安，无用事不为，有益书常观。汗为心之液，如果伴随着舌红，心烦，脉数，或尿赤，则是心经热盛，导心火下行，从膀胱小便而出，汗热自止，常用到导赤散。

明白是心的问题，就要懂得宁心安神了。前面讲到，养心安神四法：慎独则心安；主敬则身强；求仁则人悦；习劳则神钦。

想要你的心神安静下来，需要多做好事、利他的事。那天一个患者心烦而汗如豆，口舌溃烂，焦虑得很。我们问他，做了哪些好事，他答了半天答不上来。

我们说，试一试去扫扫公园，或者到老人活动中心，还有广场去扫地，不为己身谋安乐，但愿大众皆开心，尝试过一种放下自我的生活。

然后随手给他开了导赤散。

三天后他就安静地露出笑脸来了。有人认为导赤散太妙了，可如果没有到老人活动中心去扫地，到广场去劳作，导赤散再厉害，你也没法将神导下来，静下来。

一个人在利他为大众服务时，心神是安宁的，也是最有力量的，为何？助人为乐，你越助人，心神就越安。

这人就问，怎么来你这里看病，你老出这些怪招？

我们笑笑说，这不是怪招，捡捡垃圾，扫扫庙，清清广场，扫扫大街，这都是利他菩萨行。

在《华严经》上净行品里，智首菩萨就问文殊师利菩萨，如何让自己的心神清静安定下来？

文殊菩萨说，善用其心。

智首菩萨又问，怎么善用其心？

文殊菩萨很肯定地说，发一百四十大愿，利益众生就可以了。

然后净行品里就教大家如何发愿。

比如你扫大街时，就当愿众生，扫除身心，无有污垢。

清理大小便时，就当愿众生，把贪嗔痴丢掉，脱离各种罪法。

捡垃圾时，就当愿众生，身体里那些血糖、血脂，废物利用，身心健康。

扫寺庙时，就当愿众生，信愿坚固，心不动摇。

……

这就是善用其心的养生法门，养生的最高境界就是养心，养什么心呢？就是养这颗善心、利他的心。做什么事情，如果不是利他的，就不要轻易去做；讲什么话，如果不是让人喜乐的，就不轻易讲，这样你的心会日渐安详，你的神会日渐清静，你的身体会日渐健康。

这样的话，即使是普通的药，也可以发挥出神奇的效果，一方面是药物之功，另一方面是你善用其心了。

116 不恼害、不计较是最大的内壮功

问：医生您好，想请教下，我经常咳嗽，有时咳，有时不咳，都两个多月了，经常吃甘草片会缓解吗？

答：取富贵青蝇竞血，进功名白蚁争穴。不纠结何来较劲，无较劲胸气自平。深圳有个老爷子，六十多岁做生意，咳嗽咳了一年多，遍尝咳嗽药，都没有治好，因为病根不在肺，咳嗽只是表象。

吃药吃到后来，他都短气乏力。以前是跑着上五楼的，现在扶着楼梯上去都喘，明显中气不足，这叫久咳必虚。

我们让这老爷子先吃十剂补中益气的药看看，不管他咳不咳嗽，先把气补足再说。

十剂药下来，他明显感到呼吸有力，咳嗽减少，晚上也不咳了。他自己自作主张，效不更方，又抓了三十剂来吃，吃了后不单咳嗽好了，连讲话底气都足了，比以前身体更强了。他不解地问，这是什么药，我怎么没有吃过这种咳嗽药？

我们笑着说，这是强壮你体质的药。人要是体质不行，再好的药也转不动。人要是体质好，不用刻意去攻邪治病，疾病

自动就会减轻。

正气存内，邪不可干。

很多老中医到后来都看到这个正气的重要。

没有正气，小病都难治。一个咳嗽都急坏老郎中，所以素有名医不治咳，治咳丢脸面之说。

但是正气要养起来，不是那么容易的，人体的正气总是容易受伤，不容易养护，那怎么存养胸中这口正气呢？

守口摄意身莫犯，莫恼一切诸有情。

人能够做到不恼害周围人，不跟周围人较量，个人的正气慢慢就内壮。

现在很多人都在寻求内壮之术，练各种功夫，其实不如先练好心地功夫，练好心地功夫就四个字——善用其心。

我们这颗心要充满善，而不是充满恶，充满利他心，而不是充满自私。

在寺庙里，一入山门，你就可以看到一个弥勒佛，笑容满面，弥勒佛又叫布袋和尚。

当人家问他是如何修行真谛的。

布袋和尚把布袋一放下，两只手往下一垂，笑嘻嘻地站在那里一言不发，这样大家就有所领悟。

放下布袋，何其自在。

前面我们讲到开心五点时，分别为松开、让开、放开、打开、想开。

其中放开就是我们放下身心世界，心胸就打开来了，开心就是这么来的。

自在开心，就从这五点做起。所以弥勒菩萨放下布袋后，马上笑容满面。

原来是教人要放下。不是叫大家放下手中的事，什么都别干。放下是心在放下，放下自私，放下贪嗔痴慢，放下名闻利养，而不是事相上放下。事相上照干，该怎么办就怎么办，只是做事时不乱我们方寸之心，不恼害我们的身心世界。

别人又问他，放下后该怎么办？

布袋和尚又笑嘻嘻，卷起布袋，背在肩上，遂扬长而去。

这样大家就明白，提起利乐众生的事业。

这样的人是快乐而正气的，是健康而长寿的。

除了放下自我，提起利他事业这条路子，没有第二条长寿健康之道。

117 支原体肺炎

问：老师们辛苦了！向你们问好。我4岁的儿子8月初患支原体肺炎打针住院。现在幼儿园开学上了一周多，又开始发烧，怕是支原体复发！请问，这个中医怎么治疗？我可不想又让孩子受罪吊针打抗生素了！

他8月份出院以来，基本素食。在幼儿园没办法吃了肉。每天吃少量水果和奶。没办法的事！我现在只想中医治疗支原体，求教啊！我看了你们的书，用了三根汤，退热不明显。还是发热啊！用的是白茅根、芦根和葛根。

8月份我有缘认识你们中医普及学堂，开始给小儿素食，但是之前病上身了，不是靠素食一下子就能治病的。加上儿年幼，长途奔波太辛苦。我想，你们四处交流中医，能否推荐在长沙的名中医？寻真正好中医真的难啊!太谢谢你们了，感激不尽!

答：操心儿女多无益，致力书山方有功。应舍浮萍不定心，须立磐石坚固志。气血郁而不流，沤在局部会发热、发炎，那些痰湿其实不过是营养过剩没有流通的产物而已，一味地消炎、清火、退热只能治标，流通气血方是治本。流通气血，以先保持肠胃通畅不留积为捷径。

所以孩子这种情况，往往用一些鸡矢藤，消积通肠，保持脉道畅，热就容易有个出路。

现在有不少孩子已经少吃荤多吃素了，身体健康状态好转，但也只好转一部分，为何没能达到理想效果，其中有一条就是没习劳。

没习劳水都不消，小儿有病，父母心别焦，快快反观自照，自己有没有勤习劳。习劳是每日的必修课，劳动是健康最有利的保障。

现在人们普遍忽略了这点。许多城市的父母，稍微生活条件好一点，就看不起农村，看不起这些粗活、笨活，看不起这些苦力之事。这种价值观没转变过来，拼命地吃药求医，都很难有理想的效果。

同时价值观没慢慢转过来，讲再多良言善语，也会被他过滤掉，听不进去话，只看到药物，没看到习劳苦。

山上的师父常讲，要身体好，就两句话，有钱的时候要懂得过没钱的日子；富裕起来后，要多做做粗贱的活。

为什么呢？师父他自己健康有道，这两句话就是健康的两个“轮子”，现在很多人有钱了，条件好了，就吃不惯粗茶淡饭。

要知道身体要贱养，不能够太精养。

张仲景讲过，精养过头了，就叫尊荣人。尊荣人看起来很丰满、丰腴，但里面骨头都很弱，没走多远就气喘吁吁。

同时富贵了要干粗活，不能干闲活，吃闲饭。粗活可以很快速地让一个人彪悍起来，阳刚之气十足；不干粗活，身体就会越来越弱。

你看那些干惯粗活的人，一下子叫他别干活，这比打他骂他还难受。现在很多人颠倒本末，给人讲几句就受不了，不知道身体离开了粗贱活，连水谷都消受不了。你不勤习劳苦，不要说是肉食，连素食吃下去都未必消受得了。

所以功夫在饮食，但又不全在饮食，更在于劳动炼化。没有劳动炼化，水谷之精微变不了精气神。

这些好像跟四岁的孩子关系不大，但父母这样做，孩子这样跟随着，却是影响一辈子的。治病要从高处入手，要从长远看。

不论现行，而论流弊。

不论一时，而论长远。

保健养生到最高境界，不仅仅是养自己心，而是养一个好家风。耕读传家，是个久长之计。如果不习劳苦，不读圣贤书，不要说孩子教不好，大人自己的问题都让自己头大。

最好的医生就是好家风，最好的药物就是好的生活习惯。当地当时周围就有很多能够解决问题的好医生，如果很多医生都解决不了，就要反观自照，从自己身上找原因。

118 帮母亲减轻些痛苦

问： 两位老师再次打扰，今天看到中医普及学堂里《小郎中学医记》里的老奶奶腿软的案例，想到我自己的母亲。我的母亲今年55岁，患双侧肾结石有30年左右，后来在2008年开刀取石，但结石还是越来越大。后来又有颈椎骨质增生，近两年又患上甲状腺炎，吃激素药结果又高血压，可谓全身是病。现在每天全身无力，头晕关节痛，早晨起来双脚僵硬，而且经常口苦似黄连，怕吃上火的东西。但凉的吃多也受不了。因为母亲性格是遇到一点小事就爱生闷气。她自己回忆年轻时被二伯母骂，气得胃都起结节；后来生孩子3个月后，不注意，用冷水洗了，从此身体就开始不好。我在想我母亲是不是也是因为肝郁不疏，寒滞导致亏虚。因为身边没有靠谱的中医，看了几次都没有说出所以然，也没有效果。请教老师，我该如何帮我母亲减轻些痛苦呢?

答：立身有坎坷，处世宜屈伸。临事有商量，与人不邀随。世上没有真正可依靠的人，只有可仰仗的经典和不断努力。

世上没有保命的灵丹，只有能改造命运的心。烦恼不如治病，治病不如改命，改造命运谈何容易，但古圣先贤给我们留下大量经典，都是教我们如何改造命运，主宰人生的。

改造命运最快速的办法，就是直接为大众服务，这比吃素的效果来得还快。

把众生的事情当作自己的事情，自己的事情最后反倒都没有事情了。

家里人的烦恼病苦出现了，是提醒我们要去修行，修正自己的言行。自己言行不够正气，家中就会有各种邪象。自己言行慢慢正气了，家中邪象就会日渐减少。

善于解决问题的人，都是善于修正自己修改自己的。

上次有一个生意人，他母亲眼花腿脚不利，他好心买补药给母亲吃，母亲吃了就头晕，耳都听不见，用了好多方法都没有改变，他很焦虑。

他病急投医，当问到我们时，我们说，有一种方法，你可以试一试。

我们就说，全家吃素，为老人家祈福，老人家也吃素。

刚开始大家吃不惯，吃了一个月，老人家眼睛就恢复了，头痛也减轻了，不晕了，本来要人扶着走的，也能自己走了。

大家都说很神奇，是祖宗保佑，祖上有德，子孙有福。

这家人能听得进良言善语，本身就是有福之家。没有福气的家庭，不要说是听不到良言善语，就是听到了，他也自动过滤掉，甚至怀疑、诽谤、排斥，以为素食没有营养。

结果就靠这没有营养的饮食，把整个家庭的气场烦恼都改变过来。

一个人的力量很强大，更何况是一个家庭。一个家庭一旦素食，整个家的风气都非常清静。《道德经》上说，清静为天下正啊！

清静就是天底下最强大的正气。

老师把《清静经》作为养心山庄的宗旨核心，也是这个道理。一个家庭，饮食不清静，思想不清静，就会有没完没了的疾病，饮食思想渐渐清静了，疾病就渐渐少了。

我们的正气要从哪里来？从清静的场中来。

在外面舟车劳顿时，跟人辩论争执时，你会很累很困。一旦回归这清静的山里来，马上就感受到正气充足，行走都特别有劲。

可见人不是最需要营养药物的，人需要的是心头上的那份清静。

故而我们每天晚上都要做定课，目的是长养这颗清静之心。通过听经闻法来深入经典，定静的功夫，日日都会长起来。烦恼的念头天天都会消下去。

古代有很多例子，为母求法，为父修学。当家人出现问题时，我们其实可以尽到很好的帮助作用，只是看我们愿不愿意去做而已，能不能深信不疑去修。

能的话，一定会有效果成就的。

119 身体不安、不和谐

问：两位老师好，最近感觉心定不下来，身体不安、不和谐，在读《清静经》《道德经》，自己感觉脉象有点乱，还不合群。

答：不与世人争得失，自有一团春在胸。读经是入门，主动拿经典来对治自己习气是真的提升。为什么心会浮躁烦乱不安？因为有分别、有高下，有控制、有占有，说白了就是私心当家。

私心当家，就会处处拿自己的标准去框别人，量别人，这样会把菩萨量成凡夫。

你去量别人，照别人，照到哪里哪里就闹。

你拿来量自己，照自己，就能不断根除坏习气，提升自己。

为人服务利他要挂在哪里？

要挂在家里，挂在心里，不是挂在外面。

一旦挂到外面去，你就会看到很多是非人我，这就麻烦了。挂在自己心里头，就会把身上的很多坏习气修正掉。

经典是自修的，不是用来修别人的。用来修别人，别人听了都会不快乐。我们要恒顺众生，把自己修好了，别人看到你的改变就会很欢喜，会找上你，这时你再跟他讲，他就很乐意接受。

现在很多人学经典后，就去推销经典，好为人师就麻烦了。

在自己气质没有完全改变前，千万别轻易去推广各种知见，在你气质改变后，不用去推广，周围人都会来向你请教。

就像我们在山里，一住几个月，吃粗茶淡饭，按时作息，身体立马强壮，干粗重的体力活，视如等闲。

那些山民看了，都很羡慕，问不知道你是怎么练成这样子的，怎么能够让学生进来，住上一个月、半个月就长好几斤。他们都很想知道这强壮之术。

这时我们再跟他们讲，他们就很欢喜信受，为什么？因为有成果。

好比人落水了，你跳下去救，是把他拉起来了，可是你还没有游到一半，就游不动了，最后大家都沉下去。

有句偈叫，“慎勿信汝意，汝意不可信，及至阿罗汉，乃可信汝意。”

这是说，不要轻易相信我们的知见，一定要等到修出些成果后，再来传播，修到别人都主动向你请法时，你再讲。如果还没有这种状态，就说明自己福慧还不够，要继续修，而不是急着去教别人怎么做。

向来圣贤事业都是先教自己，先管好自己，管好了自己，也就管好了天地，还是要多修经典，一心在经上。

长时间不退转，不夹杂，才会改变得彻底快速。

120 脱离了和谐共存的方向

问： 老师，我现在在湖南郴州做一个中医院的工程，我们是施工单位。我是负责算钱回来的，岗位叫预结算，我业余一直在学传统文化和中医，但是最近好像遇到了瓶颈，有很大的阻力。

中医院这边的环境感觉还是以科技手段的西医为主，感觉我学传统文化与周围人的关系就有矛盾，但我还是想学的。

用自然农法的概念说，我自己把自己孤立了，脱离了和谐共存的方向。

答： 才高自觉风云阔，情重反疑华岳轻。文能换骨无余法，学到寻源自不疑。我们看病到现在，才感受到和病人那种对立分别的心态慢慢没有了。

像去年还会经常抱怨病人太多，抱怨病人不听话，控制病人的数量，警告病人千万别带太多人进来，以免扰乱我们清修，因为要将大量的心力放在创作上。

如果早上看十个八个还可以，看了几十个后就根本创作不了了。

所以如果人心没真清静，你在山里头照样会闹的，在没人的时候，你一样定不下来。

后来我们想通了，众生的问题就是我们自己的问题，众生问题没解决，自己的问题也解决不了。

经典上讲，一真一切真，一妄一切妄。

当你对一个人不真心时，你其他的心都在退步。

想到这里，才明白古代那些医圣药王，明医贤能，他们为什么诲人不倦，为什么看病无分别，因为除了走这条路子，没有第二条路子可以让自己烦恼减轻，身心轻安的。

这样才准备办班，准备真正跟更多同修同道相互学习，相互交流。

如果换作去年的心态，在这个小山村，病人一多，我们立马又会找另外一个小山村躲起来。可躲来躲去，你也躲不了烦恼，只是暂时不去面对而已。

历事练心的时候，它还会出现，不直面解决，它永远在那里。

所以今年干脆就放开来，把手头写作的事放放，也不赶病人，不跟病人急了。问多少，答多少，答不好，不是病人不好，是我们自己做得不好。

既然立志做一个能够回答所有病人、所有问题的一个中医文化普及者，那么，只要有一个问题回答不了，我们的努力一天就不能停止。

所以当我们看到有是非、有对立的时候，是我们的境界不够，圆人听法，无法不圆。

现在很多人听了很多法，为什么受用不大?

因为他用的是私心在听法，都想学为私用。正法这东西，本来就是天地正气作为公用的，你把它变为私用，怎么用得了。

所以不转私心为公心，徒听法，无大用。

每天要真正做出一些能利益大众的事，慢慢地就会得大利益了。为何要把《了凡四训》反复地看？为何要准备一个功过本？事相上修业很重要，你究竟每天真正帮到多少人，帮得越多烦恼就越少，帮得越少，烦恼就越多。

如果到了晚上睡觉时，一回想，还想不起今天帮了谁，每一个起心动念，行为举止，都是在为私欲服务，那么你就会带着烦恼痛苦进入梦中，第二天自然没有好精神。

121 甲状腺机能减退

问： 老师，看您的书本和平时去医院发现，医生也很忙，打扰您了，我想问下，甲减在中医方面要怎么调理？

答： 五味清淡精神爽，处世从容日月长。世间万理，亢奋后必衰减，唯从容可长年。甲状腺机能为什么会减退？阳主动的功能不足，相对于甲亢而言，甲亢是阴主静功能不足。

大家看一年四季就知道，春夏天，万物代谢很旺盛，秋冬天，代谢就降低，树木都落叶，蛇虫都冬眠不肯动了。大家再看，温带、热带地方，物种繁多，代谢旺盛，寒带地方冰冷，代谢缓慢。

对于甲减的病人来说，他是秋冬寒凉肃杀太厉害，所以要制造一个春夏生发的场。

春夏生发的场有五个特点，也就是我们要注意的养阳五点，正是《黄帝内经》讲的春夏养阳。

第一，春夏养阳。春夏天日照量足，对于功能代谢率低的或老人来说要多晒太阳，使身体处于阳主动、阳化气的状态，使人处于春夏状态。

第二，春夏天是个播种耕耘的日子，叫春耕秋收。农民们春天劳作，秋天才有收成。正常人白天劳动，晚上才能不断产生精神精子。白天阳化气要够足，晚上阴成形才够多。天气不热，不产粮食。人如果不习劳苦，蒸蒸发热，就不产精子，没有精神。

甲减的病人大都表现为疲倦乏力，没有激情，不爱劳动，行动迟缓，这时要通过适当的勤习劳苦，锻炼身体来增加阳气。

研究发现，人在劳作运动过后，肌肉里会产生各种身体需要的激素，可以提升身体的动力。

所以热爱劳动的人，普遍看起来比常人要年轻十岁八岁，而且精力充沛。

也就是说，劳动是延缓衰老最有效的武器之一。

《黄帝内经》讲到，运动养阳，静卧养阴。人的阳气寿命是在勤习劳苦里头赚回来的。

第三，《黄帝内经》讲春夏天物也处于布施状态。若所爱在外，把爱放在身体外面，爱父母，爱朋友，爱领导，爱学生，就是最好的爱自己。

如果春夏天不利他，秋冬天就没有收获。人的心不处于春夏阳光状态，身体就很容易懒惰疲倦。

所以要养一颗阳光的心态，阳光的心态是积极的心态。积极的心态像阳光，照到哪里哪里亮；消积的心态像月亮，初一十五不一样。

我们看阳光有什么特点？古诗叫阳春布德泽，万物生光辉。

阳光最大的特点就是布施，把光和热奉献出去，所以那些常处于布施奉献状态的人，最养心阳。那些有心脏病，短气乏力，懒惰，功能减退的人，大都是不爱奉献的人。

我们要明白奉献不是做给别人的，是我们身体的需要。有智慧的人，才能体证到这一点，因为他们是奉献付出的受益者。没智慧的话，听了你都不会相信，但你真正去做了，肯定有大受用啊！

第四，饮食要远寒凉，近温暖。许多甲减的病人，大都有吃生冷、吹空调的习惯，你越是让身体形寒饮冷，代谢率就越低。形寒饮冷就像给身体制造了一个秋冬天的场，每个细胞都不想动，都很懒，都没劲。

现在有很多懒人，为何呢？长期形寒饮冷，阳气亏损后，你想勤奋都勤奋不起来，一动就累，因为阳气让阴寒之物给抵消了。

阳主动，阳气消减后，人就不好动。你看为什么小孩子好动，中老年人就懒得动，因为孩子乃纯阳之体，中老年人就像夕阳西下，阳气日渐减少，就不想动了。

现在很多人拿钱买最贵的瓜果饮料，还美滋滋地吃喝起来，看那脸色煞白，手脚冰凉，疲倦懒言，就知道他是在拿钱买病。

表面上你吃了一口生冷瓜果，喝了一杯凉饮，实际上是那杯凉饮，那块生冷瓜果，倒吃了你一口阳气。所以越吃凉的东西，人越没劲。你自己还发现不了原因，不知道为何越来越懒得动了，越来越不喜欢动。

第五，适当服用些补中益气汤或者姜桂附之类温阳化气之品。提高脾肾阳主气化功能，但要根据脉证而做补泻剂量调整。

古医籍上讲，像这些姜桂附温阳化气之品，吃了后人能善足，善逐。也就是说，服用后，人腿脚利索，善于奔跑，这是阳主动功能在加强。

当腿脚阳气鼓足后，湿气就减少，所以腿脚越走越轻快，越走越会走。

我们徒步穿越之前，会喝点姜枣茶，或者几片姜糖配合点龙眼干，或者荔枝干，再喝下一杯温开水，走半天你都不累，而且越走越觉得有力从脚底涌出。

所以说，善于锻炼的人，他不需要去搞那些昂贵的补养品，只需要养好身体这股阳气，不要使身体阳气受到减损，那么，他就会越活越有乐趣，越活越有劲。

一个人如果阳气不足，想帮别人都帮不了，一个人经常帮助别人时，阳气会不断地充足。

手机要靠充电才能用，人体的阳气要不断地利他助人，讲好话，行好事，才能不断得到补充。

122 教好孩子的五点

问： 您好，小郎中，我儿子今年4周岁。他经常吐唾沫，看着电视不由自主地就晃几下脑袋，是否可以喝点半夏白术汤？谢谢，儿子肤色有点干黑。

答： 吐唾沫，身体不由自主地晃，而且肤色偏于干黑，这是身体有水气，可以喝一些健脾除水的药，或者薏苡仁山药粥等食疗之品。但药医三分病，另外七分要靠教育来管。

现在孩子太早接触电视、手机、网络了，他的宁静被破坏，很容易变躁动，电视、网络变化太快，孩子的精神被调动起来了。万事皆从忙里错，一心须向静中安。

现在为什么小孩子普遍都焦躁？除了饮食里面的肉类多，激素多外，还有一个重要原因，就是看的电视节目多。

电视节目，大都是快节奏的生活，快得让你喘不过气来。

我们曾经做过一个实验，一个孩子拿着遥控器坐在电视旁，看得入神，像丢了魂一样。你叫他，他居然不知道；然后用手去探一下他鼻子，他居然傻愣地在坐那里，出气多而进气少，这是怎么回事？原来孩子的心神全被电视吸引过去了。

现在，高科技的产品到处都是，过度透支人体的心神，吸引着人体的精神，让人欲罢不能。孩子完全像被电视“吞”了一样，他的心神好像都在电视上。

这种情况，让人很心酸，难道孩子就这样被破坏了心神吗？为什么家长没这个觉悟呢？

我们的见识、见闻很多时候是电视带来的，但是我们的灾难、疾病很多也是电视带来的副作用。在古代，如果孩子未成年，那些有远见的父母都不让孩子学诗词歌赋，不让孩子轻易看各种娱乐节目，为什么？怕孩子清静的心，被不好的信息占据了。

人体的思想精神是遵循先入为主的方式，当心灵都是贪嗔痴、争斗搅扰时，你九头牛也拉不回孩子的心神啊！

所以病痛的孩子，不孝的孩子，就是这样制造出来的。

那么如何养一个好孩子。

第一，尽量远离电视、电脑、手机，远离一切污染心神之品。

第二，多亲近圣贤经典，读圣贤书。这种读圣贤书，不是逼迫孩子读，而是全家总动员，父母带头学习，全家学习动力大。

每天全家一起学习半小时或一小时，三个月下来，孩子的心就静下来了，心静了，形体就不躁了。

第三，如果孩子真的要看电视，父母也很难杜绝，就得约法三章。看一些国学动画片，比如有关《二十四孝》的和《传统经典故事》，这些节目都有相关的光碟可以购买，可以反复地看，然后让孩子讲出来，从小培养孩子讲故事的能力。

孩子表达能力一上来，进步就更快。

第四，强身健体，从做利他的劳动开始。

我们现在的孩子，大都是长得像豆芽菜一样，从营养水里头长出来，但又娇嫩得很，顶不住压力。身体这东西，不是你吃得越好，它就越好。

小孩身体差，大都是粗活干得少。现在很多孩子容易感冒，男孩子也没有朝气和阳光，为什么？不干粗活、重活，不做利他的活了。

父母要以身作则，带孩子一起干活，从扫地、洗碗开始，给孩子增进健康和福报的机会，这就是像培土一样在培福。

最好的培福是去做利他的劳动，这是增长福报最快的方式。

有智慧的家长亲自带孩子去打扫，街前巷后也跟孩子一起打扫，连邻居的房前顺手能扫到的，也帮忙扫了。

有些父母就自作聪明，自扫门前雪，跟孩子说，那是别人的事，我们少管。

这样教出来的孩子，就会很呆滞，社会适应能力会很差，很自私，对父母也会态度不好。

这叫“聪明反被聪明误”，孩子也是父母亲手塑造出来的。

你不塑造孩子利他向上，他将来绝对会成为自私自利的人，甚至连自利都谈不上。

自私只会自害，利他才能自利。

在中学课文里，有篇文章《触龙说赵太后》，就把自古以来最厉害的教子之道讲出来了。触龙不是用他那精巧的话术说服赵太后的，而是把天地之道讲给赵太后听。赵太后自动就做出正确的教子决定。

你让孩子从小多做有功于家庭、邻居、人民的事，将来大家都拥护他，这是真正为孩子一辈子着想的方式啊！

你想一下，如果连邻里关系都处理不好，将来孩子还有好的人际关系吗？这是不可能的。想通这点，很多父母立马过去跟邻居道歉，为的是教育好孩子，到哪里都要与人为善，助人为乐，最后整个家庭都很和谐、很幸福。

第五，人无志不立，家里要常放些名人、名著、名人传记，贴一些伟人的画像，还有在书房、书桌或者墙壁上多贴一些有性德的字画。

比如“骄傲使人落后，虚心使人进步”“天下为公”“志大则才大，志小则才小”“有志者事竟成”“业精于勤荒于嬉，行成于思而毁于随”……

这些在小学课文里头都有，老师常常一笔带过，父母如果没有提炼出来，常讲常说，孩子很容易就淡忘。

这些励志之语贴在家室里头，天天熏陶在其中，孩子会变得越来越有志气，不用你教，他自动都会上道，教育的目的就是不用教育。

教孩子的最终追求是，你不用费太多心思去教他，他自己都学会教自己了。但要达到这个目的和追求，就需要在孩子小的时候，多做些功夫，等到成年后，你就真正省心了。

如果这小时候的功夫没做好，不要说孩子十八岁你放不了心，八十岁你都放不了心。

123 爱喝水，头汗多，尿少

问： 你们好！我想问个问题，我是现在口渴，但是一喝水头上就出汗，爱喝水，尿少，全身还容易肿胀，腰痛，爱吃甜食，喝过生脉饮和麦味地黄丸，没有好转，不知道该怎样治疗。

答： 奋进千程少，闲聊半句多。不闲聊，养足中气，自然力大精神。水火者，阴阳之征兆也。中医就是阴、阳、水、火这几个字，从这里去分析人体的很多现象，你会很快把思路理顺。你看口容易渴，喝水后头汗多，但尿又少，这是怎么回事？

是压力大，心火急，把水都蒸到表皮发汗了，这肺主皮毛，肃降功能盖不住，火气就把水液逼出体外。

当心火焦急时，这叫急火攻心。它会把肾中的精油都抽上，耗炼掉，所以焦虑急躁的人很容易腰酸腿软。

肾主腰脚，特别是脚踵。你看他走路时上半身都前倾，脚跟都不点地，可见急躁是在拔肾根。

曾国藩在《冰鉴》这部书里曾讲到看相的秘诀，功名看气宇，事业观精神，穷通看指甲，寿夭观脚踵，如要看条理，尽在语言中。

为什么讲寿夭观脚踵，脚后跟跟寿命长短怎么搭上边？

《庄子》讲，真人之息在踵，那些有功夫的人，走路呼吸念念都能气沉丹田，灌到脚下，这样气长则命长，气短则命促。

大家去看，心浮气躁的人，走路时脚后跟都不点地，他的鞋子总是前脚掌那段先坏掉，这样的人容易得心脏病。

在中医看来，最接近脚后跟的两条经脉，就是肾经与膀胱经，这说明什么呢?

说明脚后跟是人体先天之根，老是拔根，这人命能不受影响吗?

现在很多女孩子喜欢穿高跟鞋，越穿越心浮气躁，越穿身体的骨骼就越容易畸形，因为结构就破坏了，老是拔脚后跟，肾主骨功能就会减退。

对于火性人有个办法，就是练八段锦里头的“背后七颠百病消”这个动作，把气收下来，身体就舒服了。

当然最好是赤脚徒步，接地气，这是在固本培元。

为什么身体容易肿胀?《黄帝内经》讲，诸湿肿满，皆属于脾。

火性人加上思虑过度，心意识静不下来。思伤脾，脾虚则水湿不利，这样喝进来的水不解渴，尿又少，代谢不出去还肿胀，这就是常人所说的喝水都长胖，这是虚胖。

要把浮躁之心收下来，少思虑，多运动。少动心脑，多动手脚，身体就会慢慢变好。

124 心衰，心律失常

问： 我是心血管专业内科医师，硕士，主任医师。因为几位老师的书结识任之堂，近年来一直在学习中医，期望能有所收获，让病人在西药受益的情况下再结合中医，增加疗效。尤其是在心衰、心律失常、高血压方面，我在学习中困惑多多，还望老师能多多指教！

答：多读古书开眼界，少管闲事养心灵。心脏像人体的引擎，肠胃就是车厢，车厢老超载，就会伤到发动机，所以很多心脏疾病，是长期饱食加重的。

这跟《黄帝内经》讲的心与小肠相表里是一致的，所以暴饮暴食表面上看是伤脾胃，实际上伤的还有心脏。

损伤的是心阳，心阳一伤，寿命就可能缩短。孙思邈在《千金方》上讲，饱食一顿，损三日之寿命。

在日常生活中也可以发现，逢年过节做大寿或红白喜事，折煞掉不少老人。所以要明白如何保护心脏，防止心衰、心梗，这里有保心五点。

第一，不能暴饮暴食，胡吃海塞。

第二，不能激动生气。老容易亢奋激动的人，都没有好命，身体很容易得病。

第三，澡别洗太久，话不可说太多。太久则卫阳耗伤，太多则中气下陷。

第四，大便不可硬结，饮食必须清淡。

第五，保心最高的秘诀，毫不利己，专门利人。这看似很不可思议，却有不可思议的效果。毫不利己，就不会有那些勾心斗角，是非计较；专门利人，很符合心脏泵血付出奉献的精神。越奉献，心脏越有力量，越攒着不放，不利人，心脏越憋屈、越烦闷。

心脏喜欢奉献的行为跟思想，你一利他，它就乐，一奉献，它就喜，所以利他不仅是他人的需要，也是心脏的需要。

利他奉献的人，很显年轻，可能看起来比普通同龄人要年轻十岁八岁，因为他的心处于快乐状态。快乐无忧，延年益寿。

像这几点，有机会贴在病房里，或者诊台上、诊室墙壁上，让病人随时都可以看到，以便反省觉照，就能够在源头上断掉疾病。

125 阴道炎怎么治？

问：老师，请问阴道炎怎么治疗？

答：阴道炎，即阴火，暗中生闷气，肝经下络阴器，火怒必伤生殖。故云为人须凭肝胆做事不负巾帼。在西医看来是炎症，在中医看来是湿浊。湿生虫，湿气下流会成为各种病菌繁衍的大本营，所以消炎杀虫而不治环境，徒劳无功。

那如何消除这个湿的环境呢？好像田地里头水汪汪，该如何干爽？

第一是健脾除湿。加强土气，土能制水。脾土气足，水湿自退。比如用苍术、白术、山药。

第二是运动升阳除湿。运动是在松土，土松则水湿易化。比如用陈皮、炒麦芽。

第三是制阳光，除阴湿。阳光照下来，水湿就会蒸化。阳光照不到的地方，阴湿就会增多。比如用桂枝、砂仁。

第四是风能胜湿。通风、透气，田地很快干爽。风气不通闷热，水湿不化。比如用荆芥、羌活。

第五是挖沟渠，淡渗利湿。沟渠通，利水湿去。比如，用薏苡仁、茯苓、泽泻。

126 头痛，脚底痒和手心痒

问：我经常头痛，经常脚底痒跟手掌心痒，是什么原因？

答：诸痛痒疮皆属于心，头痛，手脚心痒，要从心论治。我们临床可以观察，有好多痛症，在阴雨天或者情绪郁闷，心态不阳光时，往往加重。

这种情况，用制阳光消阴翳，它就减轻。天气阴云密布，跟人阴沉不开心，都是心脏缺乏一股阳光，那如何制阳光？

第一，桂枝汤是制造心阳第一方，所以在《伤寒论》里称为群方之首。

一患者头痛身痒，背心凉，这是心阳不足，经脉缺乏阳气充斥，就瘪下去了。用桂枝汤加红参、丹参、菖蒲，制阳光、强心气，畅百脉，痒痛就消掉了。

第二，助人为乐，利他为喜。人一喜乐，心阳就足，所以六度万行，以布施为首。越布施，心脏越阳光。

第三，早睡早起。健康很简单，就是跟着太阳走，白天动作养阳，晚上静卧养阴。所以日出而作，日落而息的人，是最有智慧，也是最幸福的人，与天地同步，你的心从来都不会缺乏阳光。

第四，拨云见日，郁解阳达。

有位患者，开一家超市，超市开了多少年，他就头痛了多少年，止痛药吃到十几块钱一片的，都没办法治愈。后来超市一关，人放松了，头痛就好了。

现在不少人顽固的痛症都是因为压力大，自我加压造成的，有个词语叫松开，你一松就开，人一放松百脉就开。

又有个词语叫憋紧，你一憋闷感到压力，百脉立马紧闭，所以现在越来越多紧张型头痛的病人。人一紧张，就明显感到压力，这时用小柴胡汤加白芍并且重用，把肝胆经放松，让经脉柔缓，疼痛就减轻。

这在《黄帝内经》叫，若风之吹云，明乎，若见苍天。

当那些压力乌云都吹开，放开后，你的阳气自然就照耀下来了。

第五，痛则不通。现在真正营养不足的病人太少，大部分疼痛都是因为经脉不通，营养不能对流，所以要疏通经脉。最好的疏通经脉的方式莫过于运动。

你能动了，你的脉才常通；你懒动不想走，你的血脉也懒惰闭塞。

看一个人身体经脉通畅不通畅，你看他的双脚。如果走起来很流利，他身上不通的地方很少；如果走起来很笨重，拖泥带水，他身上堵塞的地方就很多。

曾国藩在《冰鉴》这部宝典上讲到，寿夭看脚踵，你那条腿阳气足不足，走路稳不稳重，从步态就显示出来了。

所以一个人从诊室门口走进来，你大概就知道他是水性还是火性，懒动还是好动，闭塞还是开通。

古医籍上讲，百练不如一走。而且一走就要走个三五公里，越走气血越活，当一个人很会走时，疾病在他身体里就慢慢呆不住了。

在修行里行禅，我们演变为徒步穿越，每个月都需要进行一两次，有条件的人一周都可以进行一次。这是延年益寿令周身经脉通畅非常好的锻炼方式，老少咸宜，男女皆可。

127 五点观想获福寿，三条修身得自在

问：老师，请问入山要注意带些什么？你们山里的气温跟镇里的有大的差别吗？我们东莞这边气温还是挺高的。不知两位师兄要不要在公众平台说一说这些细琐的事宜。

答：良金靠冶，美玉须磨。抱磨炼心，比带任何东西强。山里平均温度比镇上市里要低5℃左右，所以夏天不显得炎热，现在在山里白天一件衣服刚刚好，晚上要盖点被单，以防着凉。

山中基本四季如春，绿意盎然。晚上睡好觉了，白天是不怕热的，白天运动量足够，晚上是不怕冷的，所以要带一颗回归田园、训练自己强大体魄的心进山来，就能排除困难有所收获。像山中一些蚊虫啊，都不足畏，清斋素饭也不为苦。

有位大德写了一首知足诗，非常好。

畏寒时欲夏，苦热复思冬。

妄想能消灭，安身处处同。

这是说，天气冷的时候就想到夏天好，天气热的时候就想到秋冬天凉快舒服，老是这样，怕冷怕热的，妄想纷飞。

假如能够打破这些妄想，那么你在哪里都会觉得很快乐。

就像众人避暑走入狂，唯有禅师不出房，为何呢？非是禅房无热到，为人心静身清凉。

大家入山是来求得身心清静的，少吃荤多吃素，阳光底下常徒步，身心清静了，寿命比彭祖。

为什么在大城市住惯的人，住不惯山村呢？接着这位大德

继续写道：

草食胜空腹，茅堂过露居。

人生解知足，烦恼一时除。

心要一下子清静，可能很多人做不到，但有个办法，对解除烦恼是非常好的，就是知足。知足常乐，知足者无烦恼，知足无忧，知止不殆，常思世上苦人多。

你看我们现在能够吃清淡的素菜，总比以前人饿着肚子要强，能够住山里的茅草房、瓦房，总比以前没房住要打露天强。

所以人有烦恼是因为不知足，人生苦能够深解知足的味道，还有什么烦恼。那怎么知足呢?

要常观想这五点。

一常思饥寒苦，温饱就是福。

二常思生病苦，健康就是福。

三常思别离苦，团聚就是福。

四常思无书苦，有学就是福。

五常思病死苦，活着就是福。

我们昨天写了修身三条。

第一，有钱时要懂得过没钱的日子，这是在饮食上讲的，饿其体肤也。

第二，富贵时要能够做粗贱的活儿，这是在劳动上讲的，劳其筋骨也。

第三，吃苦了苦，享福消福，转念自在，这是在心念观点上讲的，这叫苦其心志。

有这三条，再进到山里来，就没有克服不了的苦，没有转变不了的难。

128 脏虚生风，腹实打嗝

问：老师，您好，我婆婆感觉身体里有风窜来窜去，还整天打嗝，很长的嗝气，请问，属于什么情况？

答：人老浊阴不降，可按脚底涌泉，有助气血下收。脏虚则生风，腹实则打嗝。五脏藏精气，六腑传化物。现在人得的病基本都离不开五脏精伤，六腑实堵，只是伤的深浅不一样，堵的程度有差别而已，所以要惜精神，节饮食。俗云：百岁命，嘴会俭。又曰唯虚而能容，饱食非所宜。

如何惜精神，节饮食，大家可以看任之堂微信上面发的保生六要。

这六个要点，是养生的大根本，明白后就知道问题出现在哪里了。

129 气结在筋，血瘀在络

问：你们好，我近来无意中发现，自己脖子喉结部位，两条大筋之间起一个包，压无痛感，像按肌肉的感觉，无其他不适，不知是何原因。

答：不与世人争名利，自无物梗在胸咽。余老师讲过，如果以世俗的方式来过生活，所有的乐，终将变为苦；如果以修行的要求来修炼自身，所有的苦终将变为乐。

那这脖子究竟有什么问题呢？

有句话叫“气得脸红脖子粗”，凡一个地方出问题，总是先气结在筋，然后血瘀在络。无形的气滞，一般就是一团包块，推之可移，中医叫气聚，按之一般并没有明显痛感。

可一旦跟有形的痰瘀搏结，那就叫血积，固定在局部，按之有痛感。

要去思考这个包块长成之前是什么样子的，一般是这段时间无故生闷气的频率非常高，或者吃那些煎炸、烧烤火气大的东西太多了。

人为什么会无故生闷气呢？因为想要占有，想要控制。想要修养身心就是要修掉这个我执，修得越干净，人越自在，越快活，病痛也越少。

遇见不平事，你的心没有不平，那你的功夫就上去了。你若见了后起我执、我见，我认为该怎么样怎么样，一说起来，就真得脸红脖子粗，这就明显有些世俗，有些着邪害病的味道了。

根除疾病要在原点上下手，不能见招拆招，常从修行的角度去看世间，不单世间事你能够做得好，而且你身体也能够获得快乐。

130 财、色、名、食、睡与“戒条”

问：老师您好。我今年22年，在十六七岁的时候经常通宵上网，会偶尔手淫，那时候还得了肛瘘，后来做手术后切除。然后两年前的一次房事后，左侧腰部位开始痛。当时住的房子很阴冷，夏天都很寒凉。医院检查不出什么原因，说是腰肌劳损，后来左侧好了，又到右侧疼，躬腰感觉腰偏右的地方很紧绷，早上醒来感觉腰很酸，总想垫点东西在腰那里。现在的情况是晚上睡觉的时候大腿内侧两边有时很痒，特别是深夜，舌苔薄白，舌苔根部肾区，厚白苔，且舌头有红点，有齿痕，舌中间有一条细沟。现在很焦虑的是早泄问题，而且现在每次和女朋友在一起的时候都会不自觉地勃起，这是什么原因呢？已戒除手淫，望解答。

答：痒是闹心，痛是经脉没疏通。是什么让你闹心呢？财、色、名、食、睡。

没有一样知足的话，你会天天闹心，心里头像大闹天宫一样。《西游记》里孙悟空大闹天宫的场景，经常在我们自己身上演播。看名著如果能看自身，那真能得到名著的精髓。因为很多名著就是人生的写照，而不是简单的虚无缥缈的构想，它是源于身体，源于心性的。

房间的阴冷不足畏，过去的熬夜伤身体也不是大问题，曾经的手淫伤精已成为过去，重要的是当下。

不怕念起，只怕觉迟；不怕觉迟，只怕不做。有几个风湿关节痛的病人，住阴冷的一楼，腿上湿疹瘙痒。要改变住房环境，一时不可能，我们就叫他们改变心态与运动方式。

天天去赤脚，去帮人，身体会好得很。

一到晚上碰到床就睡觉。由于白天特阳光，白天消耗得厉害，晚上在阴冷的一楼还觉得凉快舒服，可见没有绝对的阴冷，只有你白天运动锻炼不够，阳气不足。

你阳气足的话，训练够，就算住在阴冷之所也是一派阳气充足。

在地下室里面反而能养阴，因为你白天阳动足够后，晚上需要阴静的地方，那对你不是伤害，反而是补益。

现在很多人一动不动，就抱怨周围环境不好，却从来没有仔细思量自己修炼不够。会修炼者没有恶环境，懂得习劳者不怕饭不香。

没有去锻炼，即使是好铁也会生锈；常习练，废铁也能够成为金刚。

在《竹窗随笔》里，莲池大师讲过，愚者除境不除心，智者除心不除境。

我们碰到什么境缘就要去修什么样的心地功夫，这叫境缘无美丑，美丑起于心。人在问题重重时就是解决自己问题最好的时候，怎么修改？要持一些戒。有人就讲，持戒不是束缚吗？不会让人不自在吗？

圣贤讲，持戒是为了解脱，解脱病苦烦恼障碍。戒就是把那些扰乱你身心世界的东西戒除掉，排除出去。

像中医，其实每天都会给病人开很多戒条，这些都是保护病人身心世界的，比如你皮肤瘙痒，就不要吃海鲜、鸡蛋了，还有各种调料烧烤，尽量远离，别那么嘴馋。

否则到时候晚上浑身瘙痒，又拼命把空调开到最低，这样既受寒又燥火，人怎么受得了。

又比如容易手淫或早泄的，就要在根源上下功夫，少看些五色令人目盲的东西，你的身体耗不起啊！同时不提倡婚前性行为。

心安茅屋稳，性定菜根香，现在人们住楼房心不安，吃珍品美味感觉不到香，为何呢？

这样不但不受用，还得病，长血糖血脂，长痔疮、胃病，因为心不安，性不定。还得多熏习善书，多亲近善知识，才能善化身体，安稳心性。

131 精索静脉曲张的调养

问：请问老师，精索静脉曲张中医能治疗吗？

答：能大能小是条龙，能大不能小是条虫。心主血脉，性要柔和。红尘白浪两茫茫，忍辱柔和是妙方。木曰曲直，凡经脉扭曲打结或粘连的问题，都需要找到肝上去，肝主条达，喜条达而恶抑郁。你如果抑郁了，它就打结堵塞不通，所以精索静脉曲张，主要跟劳损加上抑郁分不开。

《黄帝内经》认为肝经下达阴器，抵少腹，少腹阴器周围脉络的顺畅需要借助肝条达之气，这时就要多看看保肝五点。

第一是早睡。

第二是不讲闲话，不生闷气。

第三是多帮助人，让气顺出去，若所爱在外。

第四是少吃荤，多吃素，绿色蔬菜能让你身心轻安，管道通畅。因为蔬菜者，疏通之菜也；肉食者，壅塞之物也，从大小便里头就可以看出来。

第五，少久坐，多行走。现在很多人坐久了，把经脉都坐瘪了。坐久了，又吃太好，食物腐败在那里，屁都放不出来，各类肠炎，甚至肠癌，就悄悄生出来。

《黄帝内经》早就认识到这点，说久坐伤肉伤脾，要大步走，快意人生，不要拖泥带水，黏滞粘连。

132 贱养的道理

问：老师，您好！最近两年来身体一直不舒服。今天这里疼，明天又那里疼，而且总是嗳气打嗝，有时感觉心悸。西医检查没什么大毛病，中医说是更年期。真是要烦死了，请您指点下。还有每到夏天，右耳郭皮肤流水不愈合。

答：莫似杨柳半年绿，要学松柏四季青。形容人要有稳定的心态，不论风雨霜雪，处之泰然。客家有句俗话叫“人身尸，狗骨头”。什么意思？这是讲我们身体看似是人的身体，但骨头却是贱。俗话说贱骨头，这不是骂人，是教我们要常修理自己，你不修理它，它就给你长毛病。就像骨头不常磨，它就长骨刺。指甲你不磨掉剪掉，它就长长。老鼠晚上不磨牙，不去锻炼那咬肌，过不久它嘴都合不拢。现在我们身体出了大问题，大家都富养了，没有贱养。

越是富养身体，身体越娇滴滴，越多病；越是贱养身体，身体越有干劲。

民间的老人都知道，小孩子取个贱名好养，身体做些粗贱的活，很容易彪悍起来。

平时在养心山庄，老师带领大家浇粪、铺药渣，够粗贱吧，你看越干得起劲的，脸色越红扑扑，讲话中气十足。

所以有智慧的人看到这里，就明白培养福报最快的方式，就是多干“粗活”“贱活”，人家不要的，我们去扛起来。在一个单位、一个家庭，自己双手力所能及的，随手习劳做着，不要管别人怎么看。

同时饮食上也是，粗贱最长养身体，粗粗糙糙，反而健健康康，那些精粮、细粮，已经证明并不是最适合身体的。

看食物是不是让身体受用，就看你吃完后，大便排得怎么样，非常顺畅，不费纸，不粘厕所，这种饮食是最健康的。

如果吃完后，大便难，粘厕所冲不干净，又很费纸，这时你就要注意了。它在厕所都不容易冲刷下来，你想想它在肠壁要停留多久呢。

那肠子是在吸营养还是在吸毒啊！

如果天天让它吸毒，它就不干了，肠子不传导营养了，那身体上部下来的饮食就梗在那里，容易打饱嗝，吃饭没胃口。

好吃的东西，身体未必好受；不太好吃的东西，未必使身体不健康。

所以说粗贱的饮食，真能养人；粗贱的活，真能练人。

大家可以去观察，有个规律，一个家庭，在生活不是很富裕时，大家的健康指数都挺高的，因为没有那么多好吃的。一旦生活富裕，冰箱打开来，想吃什么就有什么时，这个家庭的健康指数可能就下降了。不是吃得打饱嗝，就是没胃口，甚至胡吃海塞，吃出心脏病来。看到食物都怕，这已经不正常了。

所以养生之道很简单，富裕时懂得过过穷日子，有钱时多像没钱时一样努力干干粗活。

这是真正自利利他的行为，自己健康受用，他人见了也欢喜，最富有智慧的养生之道，都离不开这点。

莫以为粗贱的饮食，粗贱的活是低下的行为。低处有道，人如果不常低下，最后腰都弯不好，人要是不经常干粗贱的活，最后你上哪吃都不知道饭菜的味道。

人要是不吃这些粗贱的五谷蔬菜食，晚上在五星级宾馆也难睡好。

133 喉头水肿影响呼吸，开咽喉五点

问：老师，我父亲喉头水肿，到晚上就会上不来气，脸通红缺氧，看了好多医生无解，求帮助，感激不尽！

答：气得脸红脖子粗。可见人暴戾多梗塞，宽容自通达。不可与人较劲，人体气脉如交通，争先必堵，相让则通。现在很多人的喉轮都在缩小，特别是年纪大了，喝一口水都会呛到，严重的甚至会被呛死。因为咽喉那些筋膜越缩越紧，同时咽喉壁上面的痰湿也越来越多。当这咽喉没打开时，你身体呼吸只有一半的气，这时基本只够身体勉强生存用，不要说去工作、学习了。

所以咽喉需要打开，一打开，大量的气就灌进来，脑子是清醒的，不容易萎缩，精神是振奋的，不容易昏沉。人之所以很容易昏沉、饭后就想睡、想坐卧，这是咽喉闭锁，吐纳气量不够，脑子阳气不够，就老打哈欠，记忆力减退，智慧降低。

这时你吃核桃补脑都不管用，反而用一些葛根、丹参、菖蒲、川芎才管用。特别是菖蒲开九窍，芳香行窍，令窍闭得开，纳气量自然增强，呼吸就有力，脑子供养就足，一下子就振奋清醒过来。

前面提到过开咽喉的五点：第一是少荤多素；第二是勤劳付出；第三是听经诵读；第四是戒断嗔怒；第五是善言常足。

134 脸上常出红疹，调火气调心

问：请问，如果一个人的脸上老是出现红疹，要怎么办才好？这严重干扰生活呀！今晚还好好的，明早一觉醒来脸上突然就有一块红疹，固定的，好烦恼啊！

答：小柴胡汤专治往来寒热，寒时冷静平常，热时着急火燎，性定情逸心动神疲。戒骄风清日朗，戒躁海阔天高。红疹子乃气火所化。人的气火从哪里来？从无明中来，所以常说无明气火。无明就是不光明，没有足够的智慧。智慧又叫智慧光，它的光亮就可以照掉昏沉无明，所以智慧又叫明智。现在很多人容易生气上火，喝凉茶百般无效，因为没有找到气火的原因，这次灭了下次又起了，反反复复，身体就坏了。

那该怎样用智慧来破无明呢？爱敬存心。

这可以转烦恼为快乐，转痛苦为轻松。

圣贤君子跟常人最大的不同就在这四个字——爱敬存心。

爱敬众人，就是爱敬圣贤，爱敬圣贤就能成就圣贤，圣贤就是智慧的结晶。

我们常修习圣贤之学问，亲近圣贤，智慧就能得到涵养，无明就会渐渐转为光明。

所以转迷为悟，转恶为善，转凡为圣，这三转的关键就在于常随圣贤学习，每天听经闻法至少半小时。

听久了，心开意解，气质都变化了，疾病自动就转过来，你现在所担忧的，都将不再成为令人忧虑的东西。

人之所以忧虑，是因为老在烦恼的状态，而不是处于修学的状态。处于修学状态，就会不断以学医愚，修剪掉烦恼。这样还有什么好担忧的呢？

所以会用功的人，都是把时间花在读圣贤书，听经上，不会用功的人，老把时间耗在烦恼计较上。当你烦恼很多时，赶紧调个频道吧，把节目换在读经明理上，明理则不怨人，明理则无烦恼。

就像你看到不喜欢的节目，都知道立马用遥控器把它按走，按走了就没有了。你只要不再打开它，它就伏在那里，不显露出来。

我们都知道选择好的节目来看，但却很少去选择一颗好的心来受用，这就是苦的根源。

135 小孩好动不专注的外部原因

问：老师，您好。小孩今年6周岁，3周岁起，开始发现在幼儿园不能专注听讲、好动、动手动脚的，手指甲上有白色斑点，有时有痰，偏瘦高，请问能从中医方面帮帮我们吗？

答：少年说剑气横斗，长夜读书声满天。年少时要勇于学武练功，读书要放大喉轮，雄纠纠，气昂昂，一切急躁转为正能量。

第一，肉食多而素食少。

那些豆芽打了激素后，长得瘦高不壮，现在的孩子，是激素喂养起来的一代，所以瘦高的很多，不是营养不足，而是肉类吃多了。

有人说，青菜也打激素啊。

研究发现，肉类跟青菜含的激素比例约10∶1，两害相权取其轻啊！

第二，电视多而经典少。

大凡孩子三心二意，现在看来是因为电视节目看多了，这个台看完看那个台，抱着遥控器在那里点来点去。心神都在电视上，而不在身体上，形神不合一则病，形与神俱则寿，所以电视是健康长寿的隐形杀手。

一个家庭如果不能够控制好电视，这家庭的孩子基本上是不太好教的。

电视节目有多躁动，孩子就有多躁动。孟母为什么要三迁？环境对孩子来说，影响太大了。可是我们现在无论迁到哪里，只要家里的客厅放了个电视，而不是圣贤经典经教，那孩子就不好教了。交给电视教孩子，这样孩子的心神怎么可能安下来？用再多龙骨、牡蛎也镇不住啊！

就像孙猴子，要是心念上不转过来，在五指山下被压五百年，出来后照样躁动不安，定不住，这叫心猿意马。

电视节目中由大量的多方面信息、信念构成，如果要看，父母要有选择地给孩子看，而且时间要严格限制，孩子如果沉迷于电视，就没有可教好的孩子。

第三，说得多做得少。

孩子躁动，它是身体有股戾气在那里。这股戾气用得好，可以化为功力吉祥之气。很多孩子长大后，很有出息，但他们在年轻时都是很捣蛋，很恼人的。但是这孩子虽然恼人，却不害人，到关键时候，他能够转变。

能量没有好坏，看你用在哪里。

如果用在习武读书，你再好动，再多能量都不够用，而且能量越多，你成长得越快，所以方向很重要。要引导孩子的能量，而不是去遏止孩子的能量。

多带孩子徒步穿越，多带孩子吃清斋素饭，多带孩子读经练功。你的气质变了，你孩子的气质才能真正变过来，现在教孩子不能只交给老师了。

像学习蒙书经典，最好是家长跟孩子一起学习，家长可以弥补自身传统文化修养的不足，子女又有个方向依靠，很容易就进入状态。

我们提倡，早晚课必须要做，做比说更重要，父母带着做，比老师布置作业更重要。

早上十五分钟到半小时，父母跟孩子一起读诵一段经典，然后父母稍加以讲解，晚上也是这样。

你如果把这看得比吃饭还重要，你的孩子将来一定不缺乏智慧。

你如果把吃饭看得比这还重要，你的孩子，将来很容易就在物欲里头沉迷。

要明白物质的资粮每天不可缺，智慧的资粮更不可缺。

我们不仅要教好孩子，而是要先教好我们自己。

136 胃口不好，皮肤干，心宽则体胖

问：老师，我的妻子身体较瘦，皮肤也很干燥没水分，饭量小，吃大半碗就吃不下了，肚子再饿也是那样。一喝水就尿多。现在我已经要求她早晚要运动，每天喝些五红汤。除此之外，想请问老师，还需要哪些中药的调理，才能改善她那不良的胃口和干燥的皮肤？谢谢！

答：肥和尚，瘦书生，人要宽心，粗茶淡饭养胖壮，人要揪心，锦衣玉食亦遭殃。人不长肉是因为心不宽，心宽则体胖，心里头窄了，肠管、胃管就会紧窄，心里头有消化不了的事儿，肠胃里头就有消化不了的饮食。

为什么人要去运动？人在运动过程中，很容易就忘我，最起码能做到动中静。像你在干活，在快步走，脑子想打妄想都难，反而能专注一处。

现在很多人病弱，就是吃了不专注的亏。三心二意，折腾坏身体，人每天吃进来的营养能量的百分之九十以上都是在三心二意里头消耗的。

好像拔河一样，双方都花了很大力气，由于力的方向不同，结果大家都很累，那绳子就动那么一点点。

我们现在很多人就处于这种状态，一边工作，一边想着家里的烦琐事；一边吃饭，一边怄气，身体永远扶不起。

运动加七分饱，五红汤都能很好地给他身体培补调理，但还要在心念上用功夫，才能圆满。有个成语叫宽大为怀，人的胸怀要宽，身体才会强壮，那些真正有富贵之气的人，大都有一颗宽和的心。

同时妻子也是丈夫的投影，是丈夫心量的外现。丈夫，是一个家庭的擎天柱，要顶天立地。如果做丈夫的顶不起天，立不起地，整个家庭就会很压抑。在压抑的氛围里，人的心打不开，身体就壮不起来。

所以自古壮身无他法，宽心之外更无方。平常人一碗饭量的，在山里头突然增到两碗都不觉得撑，为什么？一方面因习劳苦，另一方面因大家相处礼让为主。

很多人的心都喜欢争，越争就越窄。如果大家开车都相争，最后肯定塞车、堵车。如果都相让，肯定会很顺畅，这叫让开。

礼让是健康的灵魂核心，在经典上讲，不学礼，无以立。

人要是缺乏了礼让之心，想要在这世间立身处世很难啊，最起码你的健康就没保障。

所以整个家庭要修一个让字，先练让三个月，什么事情都让。

买菜有人急着来，你让他先；讲话别人没讲完，别打断，让他讲；在一起吃饭，别人还没放碗，你就别急着狼吞虎咽放碗，让他先吃饱。

一个让道如果做好了，身体胃口没有不开，心脉没有不畅的。

你看那些厌食堵塞的人，有几个真正能做到礼让的？古圣先贤造字用词太厉害了，让开这一个词语，意义就深无底，价值就广无边。

你稍微做到一点，就有很大的受用，这是真实不虚的。改变气质就在你念头那一点的调整，方向盘轻微一动，前程立马就不同。

我们很多时候，拼命在踩油门加油，却很少关注方向要往哪里开。

你往善道开，福报很快就来，你往俗气、脾气、恶习开，糟糕的事情接二连三来。

现在很多人养生不得力，修学多问题，是因为这个心念方向盘，没有转过来。一旦转过来，那潜力无穷无尽，你不单解决了自己的问题，将来还能解决你周围六亲眷属的问题。

137 紫草油除湿减肥与补脾

问：请问，紫草油可以给小孩涂吗？除湿减肥方子，可以分享药的剂量吗？

答：紫草油可以给小孩用。

除湿减肥方，主要是针对脾虚湿盛的，用常规剂量即可。如苍术10克，泽泻10克，泡茶可去湿。

现在很多人肥胖不是肥在肉，而是肥在水湿多，喝水都长胖，叫虚胖，人只要不虚就不容易长胖。所以补脾虚加排水湿是一个比较正统的减肥思路。

但前提是要注意这几点。

第一，熬夜的人减不了肥。越熬越累，水湿越多。

第二，控制不住嘴巴的人减不了肥。你减掉半斤，又吃回八两，等于没减。

第三，爱吃生冷、甜饮、零食、牛奶的人，减不了肥。把脾脏搞伤了，没有阳气，阳不气化，水湿会增多。

第四，爱睡懒觉的人，减不了肥。白天要早起，晚上要早睡，这叫与鸡俱兴。你看那些笼养的鸡很肥壅，没地方活动；走地的山鸡非常灵活，没有多余的赘肉。

人要多活动，多劳动，就不会多赘肉，有赘肉是因为你勤习劳苦不够，把自己这身赘肉通过勤习劳苦布施出去，你获得的会是健康长寿。

第五，爱说闲话、说脏话、说是非话、说怨气话的人，脾脏不好，吃再多补脾药也管不了。因为脾开窍于口，嘴上讲好的，脾就好；嘴上老讲不好的，再好的脾也不行。

那该怎么办？善言不离口，用好脾来讲好话，用好话来养好脾。这样脾就会很有力，运化就会很强大。

138 脾开窍于口，护脾三要

问： 老师您好！我每年的阴历七月下旬，过敏性鼻炎老犯，流鼻涕、眼痒、黑眼圈，不知道能不能帮忙看看，有没有什么好办法？谢谢！

答：《黄帝内经》讲，头痛耳鸣，肠胃不利，九窍之所生也。

在中医看来，五观的问题，不是单独五观病变，都是与脏腑相关的，五观七窍最后都统于脾。脾肠功能减退，就会出现各种慢性的五官科炎症，比如慢性鼻炎、慢性咽炎、慢性中耳炎。

中医讲，脾开窍于口，这个口不单指嘴巴的口，眼有眼口，鼻有鼻口，耳有耳口，凡窍门都有一个出入口之处。这个出入口行不行要看脾，脾强则九窍通利，脾虚则九窍不利，所以针对眼鼻的问题，要从养脾入手，可具体参看养脾胃五点。

《黄帝内经》讲，四季脾旺不受邪，之所以人容易受邪风干扰，是因为脾脏常伤。人的脾土是最容易受伤的：吃饱了它伤，撑坏了；吃着急了它伤，木克土也；吃过冷、过热了它伤，冷热偏离中性也。

这些都要注意去调理。现在很多人一饿就狼吞虎咽，一下班饥肠辘辘，就拼命吃一顿，这时正急在气头上，吃得越多，伤得越重。应该让自己先安静下来，然后再缓慢进餐。

为什么很多家庭妇女，身体反而不好？原来她做完菜后，心浮气躁，还没静下来，就急着吃东西，然后又边吃边讲话，食物把气压在那里，叫吃了压气饭，身体就经常不安。

各种五观七窍疾病，那只不过是表面现象，老调不好，是因为没有深入里面中土去调理，没有注意脾的性德是缓慢不抱怨、勤劳。

所以着急的人脾不好，爱怨天尤人的人脾不好，懒惰的人脾也不好，从这脾的性德里头我们就可以得出把脾练好的三招。

第一，缓慢。人贵语迟。

第二，不抱怨。小人有过怨他人，君子无德靠自修。

第三，勤习劳苦。一天不习劳苦，一天吃饭就不香，喝水就不甜。当饭没饭味，水没水味时，就是身体在提醒你要去运动四肢了。

你去运动锻炼后，普通的饮食都能吃得有滋有味。现在我们的社会中，很多人越吃口味越重，找不出原因。我们的父母辈更是这样，越吃越咸，越吃越油，越吃调料越多，吃得你都难以下嘴了，简直不是在吃菜，而是在吃调料。

这是什么原因？有两个原因：第一是不习劳苦后，脾懒惰，不知香臭，就要靠调料来刺激。第二是纵欲伤精后，口味会变得越来越重。《黄帝内经》讲，精不足者，补之以味。人伤精后，吃什么东西都味同嚼蜡，因为嗅觉、味觉的精华都流失了，分辨不出来，这时自动就渴求通过外在的重口味来刺激身体的味觉，长此以往，身体就会越来越差。

139 小儿风寒感冒要慎风寒和健脾土

问：小儿风寒感冒怎么办？

答：最好的预防是学打功夫，强意志，壮体魄，何病之有。慎风寒是第一步，第二步是健脾土。虚邪贼风，避之有时，慎风寒也；正气存内，邪不可干，健脾土也。

小孩子为什么老容易风寒感冒？因为免疫力下降。中医哪个管免疫力？是脾胃。脾胃好，免疫力就高，抵抗力就强。

会带孩子的父母，一看到孩子吃饭不对劲，就知道孩子很快就要病了，赶紧清淡饮食，少吃不撑，及早睡觉。

提前这样预防，疾病就消化于无形。不注意预防，疾病随着就来了。

这就是中医所谓的未病先防，有病早治，是非常先进的思想。

140 诸事不顺，皆因不孝

问：老师，看了今天的答同学问第一问，虽然您是好意规劝，但如果按您说的这样，这明明就是愚孝啊！父母不是神，乱发脾气不顾儿女感受就是对的吗？这种父母可以包容，但绝对不能纵容助长他这个脾气，与父母和解是好的，但是以后要敬而远之，不过多参与干涉他们的生活，这也是人与人之间一种远香近臭的普遍规律。

答：有相处不好的父母，就有会有管教不好的孩子。有解决不了的家庭问题，就有理顺不了的事业关系。

我们很多时候在烦躁工作上面的困难烦恼，这些困难烦恼，解决的出路，很多时候就在我们家里。

几千年前，中国古人认识到修齐治平的道理。家齐了，在社会中才能充分扮演好自己的角色，所以古人讲，诸事不顺，皆因不孝。

这个“孝”字很不容易做到，但正因为不容易，很多人做到了，他就得到了人生的幸福。

再进一步讲，孝悌忠信、礼义廉耻，跟身心健康也息息相关，这个以后慢慢要跟大家分享讨论。

孝顺的人，气是很和顺的；不孝的人，气是很忤逆的。气和顺了，身体的病就少；气常处于忤逆状态，身体就容易不是这病，就是那病，不是这出问题，就是那出问题。

所以很多时候孝顺父母，第一个受益的还不是父母，而是我们自身。上次一个阿姨的婆婆腿都弯不了坐轮椅，她自己也腰痛。

然后她听从医生的话，帮她婆婆按脚，她婆婆的脚还没有好，她的腰痛就先好了。《孝经》上讲，孝悌做得很足的时候，通于神明，光于四海，无所不通。

人身体有病痛，就是不通嘛！在行孝之中，心是很温暖的，这叫心主神明，通于神明啊！光于四海，这心出来的气血，光亮能普及到四肢五脏九窍中去。

脑为髓海，脾胃为水谷之海，冲为血海，膻中为气海，这些人体重要的精华所聚之处没有不通畅的，那么人还有什么病痛呢?

孝顺的人得大利益，不孝的人吃了大亏都不知道。那些有智慧的人，都会选择一种孝悌的活法，这里面不存在贤愚之别，只存在有没有用心去做。

141 脾胃日衰与敬老利他

问：老师，我外婆86岁了，吃东西老是肚子胀，胃疼，吃东西越来越少。

答：年轻调之在肝，年老治之在脾。年轻人像幼苗一样，很富有生机，不要轻易摧折断它。年老了，气血已衰，而脾胃为气血生化之源，这时就要保脾土，以资化源。

我们最常用的方子，比如补中益气汤、六君子汤、八珍汤，这些汤方，平平常常，但医嘱配合得好，效果却相当神奇。

像你外婆这种情况，是脾胃日衰的表现，调脾胃的思路没有错，同时要配合上好的医嘱。

第一，多帮老人按摩，运动四肢，带动脾运化功能。

第二，多跟老人讲好话，回忆当年一步一步走过来不容易，世间好语皆养脾。特别是老人家经多年沧桑走过来后，我们去听他讲，去感恩他们，就把老人的脾胃理顺了。

脾胃喜欢恩，不喜欢怨。现在很多人恩怨分明，以为很有性格，这只是半善，半善只有一半的效果。那什么是全善？全善是有恩没有怨，看一切人都是恩人，心中想的都是别人的恩。人活在知恩、感恩的世界里头，从头到脚没有一个细胞不欢喜的，没有一个细胞不努力地运化推陈出新的。就像一个将军，如果他带的是一群子弟兵，都是想报将军恩，想为将军两肋插刀的兵，那这将军带兵就攻无不克，战无不胜。

我们现在就很需要把那股恩义之气带出来，怎么带出来呢？恩则孝养父母，义则上下相连，孝则尊卑和睦，忍则众恶勿宣。将这句话常挂在心头，就是最好的尽孝，最好的圆满自己。中国文化的智慧巧妙之处，就在于你在帮助别人的时候，你自己得到更多。

你如果不立足于帮人，你所谓的得到终将失去，即使得到再多，那都是极有限的。

142 腿脚怕凉与调动自身能量

问： 老师，您好。我最近每天晚上都用温热开水泡脚，坚持了一个月。发现泡完后手脚暖背部微汗，但是小腿往上、膝盖大腿都温度不高，请问，这是怎么回事呢？

答： 泡脚只是外界来的热量，前面我们讲过运动比泡脚按摩更重要，人如果能够自己制造，千万别轻易从外面借。

有句俗话叫，外借不如自生。什么意思？就是说从外借来的东西都不能长久，不如自力更生，而且从外借的迟早要还的。

像请人按摩、泡脚、理疗都是暂时外借能量热量，不是长久的。只有自己能动起来，跑起来，身体持续发热，脏腑能自力更生，这才是根本之计。

要腿脚不怕凉，持续发热不难。

第一，你不要吃撑、吃伤脾胃，这样脾胃主四肢功能才加强。

第二，四肢要勤动，不勤动它就很容易凉了或烦了。

现在人就是眼、耳、嘴巴、脑子动得多，手脚动得少，阳气都在孔窍里暗耗，又没有通过手脚来制造，所以身体很容易虚掉。

要反过来，少动心、脑、眼、口与耳窍，多动身体四肢与手脚。

我们下午把一担肥挑到半山去，浑身就蒸蒸发热，往来两三次，整个晚上手脚都暖洋洋的，根本没有凉冷的感觉。

可见阳气卫气是练出来的，你练一次比吃一斤姜还管用。

143 姜茶治痢辨证

问：师兄，刚看到姜茶治痢，是不是寒痢应该用红茶这些偏温的，热痢用绿茶这些偏凉的，不是随便用什么茶叶都行？

答：肠胃病，多是病从口入，胡吃海塞。理上是这么讲的，分清寒热阴阳就无大过了。但要明白大凡痢者，又名滞下，所以古人讲痢无止法，通因通用，不是寒下就是温通。所以香连丸用到木香，也取它行气之功；芍药汤用到大黄、芍药、当归，也取它活血导下，推陈出新之效。

144 孩子夏天四肢冷、流涕、多汗、打鼾、磨牙怎么办?

问: 老师您好!可能人太多了你们回复不过来。没关系,有时间再回复。我想问问,孩子夏天也是四肢冰冷,但是动起来背心很多汗(手脚四肢凉),这是怎么回事啊?他睡觉有时候打鼾(刚4岁),磨牙。看了老师们的书,他已经几乎素食一个月了。改善是明显的,从以前两三天一次大便变成一天至少一次,一般一天两次,不过还有点不成形。最近鼻涕没有断,白色里面又带黄色鼻涕。八月份因为肺炎打了五天针,吃阿奇霉素药三周后,我看了老师的方子,一直每天给他喝四君子汤,都是每味3~4克的量。我想问问,四君子汤,我可以用炒白术和炙甘草吗?谢谢!

他一直喝四君子汤,我给的用量是三四克。但是出院后最近鼻涕还是一直未断。我摸起来感觉鼻涕凉冷的,是一般清的黏稠的鼻涕,但是出来很多,里面又有黄色鼻涕。我都不好判断到底是热感冒还是冷感冒了。

答: 现在很多孩子不是纯寒纯热。他形寒饮冷后,伤了肺脾阳气,呈现一种里虚之象;但是又吃零食煎炸烧烤,或炒菜,过于爆火,以及食肉过多,马上又呈现出黄浊的痰。

这是本虚标热,用消炎药治其标热,过则伤本,用理中四君子扶其脾虚,过则容易助热,那该怎么办?

一方面继续健脾补虚,另一方面要严格清淡饮食,鱼生痰肉生火，青菜豆腐保平安。

远离鱼肉，就是远离痰火。

亲近淡泊，就是亲近健康。

靠清淡饮食来降伏其标，靠健脾益气，运动锻炼，读诵经典来强健其本。

这是标本并行，万举万当。

一个家庭能不能带出健康的孩子，你在厨房里一听就知道了。如果这厨房都是煎炸爆炒的声音，这家里可能就老容易得感冒、咽炎、胃炎，经常要去打消炎针，吃消炎药。

健康的厨房你是听不到爆炒的声音的，只有小炒或者清蒸炖煮的声音。为什么呢？因为爆炒就是阳亢，阳亢的厨房必然制造阳亢的气场，为何现在很多人心浮气躁？饮食不退火，性格就很容易冒火。

所以要警惕，厨房尽量别听到强大爆炒的声音，小炒可以。

健康的饮食是三炒七煮。如果你在一个饭桌上，看到大部分都是爆炒之物，尝起来虽然很香，但对身体却不健康。

相反以蒸煮为主，不刺激人的欲望，尝起来虽然平淡，却能养出健康。

在养心山庄里，灵素不是常说，一个好的医生，同时要是一个好的厨师。

用健康理念指导的厨房，端出菜来就是端出健康来。所以在普及学堂里头，不是让别人点菜，是我们替别人点菜，做什么菜，就吃什么菜。

会吃的话，一盘地瓜叶吃得你肠通腑畅；不会吃的话，最好的豆腐豆干，炸得酥黄，吃得你大便艰难，痔疮复发，痰浊满口，咳唾不尽，咽喉不爽，口苦口臭。

145 身上长包块

问：老师好，我手指上突然长出了很多干硬的小疙瘩，不疼不痒，用了一些偏方不管用。现已有两三个月了，差不多十个手指头上全有，左手比右手多，请问，是什么原因引起的？该怎么治疗呢？谢谢！

答：无虚不生积，积之所生，因寒而生。虚与寒乃包块之狼狈。去年龙眼丰收的季节，南方有人熬夜劳累后又天天吃龙眼，以为这是大补，却不知大虚后不能大补。可又有吃不完的龙眼，丢了可惜，实在太便宜了，一两块钱一斤，他每天都吃好几斤，吃到十来天时，身上就长包块，像一个鸡蛋那么大。

他就很担忧不知道该怎么办。会不会是肿瘤包块，要动手术啊？

这时该怎么办？首先得病了要先查原因，查出最近有什么特异的行为，做得过火的行为。中医为什么叫中医？不单指中华医学，更指无过火的医学，无过极的医学，因为过则为病，折中调和即是健康。

任何东西都是这样，《黄帝内经》讲，勿使过之，伤其正也。不要使饮食房劳过度，只会伤人的正气啊！

正气一伤，你吃什么堵什么，吃越多堵得越厉害，因为它运化、炼化不过来。

很多人身上长包块，或疙瘩，只要不是明显红肿热痛的，都是先亏虚在前。明显红肿热痛的，要先消其气火，不是明显红肿热痛的，就要先扶其元气。

正如古医典上讲，养正积自化，正虚邪自生。

我们一得知这人每天服用几斤龙眼时，赶紧叫他停住，这就是身体营养过剩，累积在那里。先别急着吃药，跟我们去赤脚跑跑，五天包块就消掉了。他觉得很惊奇。

现在我们明白，许多病都是自己先折腾坏自己身体。《黄帝内经》讲亢为害，每一种疾病都对应一种亢盛的行为，说白了，就是做过火了，不是情绪上亢盛，就是饮食或欲望上亢盛，或者说话太过分了。

现在很多人都不懂得听话了，圆人听法，无法不圆。

我们常听到别人说，你讲话太过分了，好像在责怪你，其实这句话是在帮你，叫你别把身体折腾坏了。

不会听话的人，就反唇相讥；会听话的人，马上反观自照，反求诸己，所以越来越有福气，这叫福在受谏。

为什么很多水疱、湿气或小疙瘩，是先长在四肢末梢呢？因为末梢离心脏最远，是气血力量比较弱的地方。

就像大海里，游轮泄油，或者垃圾悬浮，最后都会飘在海岸线周边，这时该怎么办？第一，清理它；第二，活动它。

没有过度的饮食，就不会有过多的积聚；没有过懒的行为，就不会有堵塞的气机。所以还是那句老话，少吃荤多吃素，阳光底下常散步。利他习劳苦，寿命赛彭祖。

146 皮里膜外，三子养亲汤祛痰

问：师长，我们经常说的皮里膜外，这个术语指的是哪个地方？谢谢师长。

答：好句如仙可换骨，慧词若镜能察徵。中医有个汤方叫三子养亲汤，苏子、白芥子、莱菔子。为什么用此方来孝养双亲呢？原来父母亲年老后，最容易得各种哮喘痰多，而且怪病都由痰作祟。

痰生于脾，聚于肺，排于肠。苏子能降肺中痰浊，莱菔子扫六腑通道，白芥子最善于搜剔皮里膜外痰浊，以及胸膈寒痰，是治疗痰浊寒痰之妙品，解除痰阻气道，气机不畅之妙药。

皮里膜外指哪里呢？一般指皮肤以内，脏腑包膜外面，范围广泛，既包括四肢，肌肉组织间的地方，也包括胸腹，五脏六腑那些间隙。

这些地方的痰浊一般药物比较难到达，必须要选择一些气锐，能过关斩将之物，其中白芥子气就非常锐利冲鼻，善于钻入皮里膜外间隙中行气导痰，将痰浊推宕化解开。

所以哮喘之中，寒痰黏阻肺中，脂肪瘤里头痰浊黏滞肢节，常常都少不了白芥子。

这三子养亲汤用得好，不单治疗老人哮喘痰多，还可以治疗很多怪病。因为肺朝百脉，身体老化后，或有很多黏液，不消化之食物，就像工具老了后生锈一样。这些锈垢会成为损坏工具之源，那些黏液痰浊会成为危害健康之根，用白芥子能够搜利除根，是治疗顽痰黏液久消不去的重要药物。

147 外伤瘀血，三七粉活血化瘀

问：老师您好，我叔叔掉进海里，肺里吸入大量海水，有什么中药能够促进恢复的？比如虫草可以吗？

答：雨过便是清凉地，心闲真乃安乐天。古人言祸难不死有余福，须有知足心态庆幸情怀。在南方一些乡镇里头，有个很好的习惯，人在跌仆落水，或者发生车祸后，不管伤损如何，都要服用一些活血化瘀匀气脉的药物。比如，用三七粉来煲汤，或者用三七粉来炖煮，三七乃金疮圣药，跌仆妙品。大凡人外伤后，都有一些气脉闭塞，瘀血留滞，行气活血就显得相当重要。

还有些常开车的人，他们隔一段时间就会吃一点三七粉，特别是嘴唇乌暗的。这一方面令瘀血得化；另一方面即使伤损后也容易修复。但唇暗不全是瘀血，有时是元气不足，瘀血只是表象，长期熬夜，疲劳过度，气虚血停，身体一气周流也会憋下来。这时就需要养好精气神。

148 改善生活习惯不依赖药物

问：两位老师好，我父亲68岁了，身体微胖，应该是痰湿体质。他心态非常好，从不管闲事，也不操闲心，平时也没什么毛病。可是前几天突然出现胸痛，气短，到医院做了全面检查，只有点心肌供血不足，然后输了七天香丹和血塞通，现在症状好了。父亲平时喜欢喝茶，老爱喝菊花茶，而且每天晚上都要喝一口酒。我想问一下老师，怎么能配一些可以长期喝的药茶或者是药酒，来预防心肌缺血、心肌梗死等疾病呢？在这里感谢老师了。

答：无求便是安心法，不饱真为祛病方。老年最常见的心脏问题是气虚血瘀，心脏动力不够，瘀血推宕不出去，心主血脉功能减退，血行不畅，加重心脏负担。所以，平时保健注意补气行血，常用黄芪或西洋参补气，三七来行血。

而生活上，早睡是最好的补气方法；徒步穿越是最好的行血脉方式；劳作是最好的生养元气方法；吃素食是最好的通肠通百脉方法。

人不能依赖药物，要靠自己的生活习惯调整。长期依赖药物，就像小孩子长期依赖父母，这都不是好现象。

服药的目的是要最终丢掉药物，所以只要一时还服用药物，就要十分警惕。现在人很多观念都出问题了，好像不服药就不行，服药了才心安，恨不得一辈子都有药吃。

为何会造成这种现象？因果要以明白为无过。人往昔所造的各种不良生活习惯是因，现在所受的病苦是果，没有拔病因，服药都只是摘花取叶，暂时安慰安慰而已。

149 妇人怀孕，修定静功夫

问：老师，前几天看不见你们在微信上的更新，心里还感觉挺空落落的，有点浮躁呢，已经把你们的日课分享当成我的日课来学习了，谢谢！

近日遇到个棘手的事，刚得知怀孕了，才一个月不到。前几天有一点见红，已经好了，要命的是延绵了很久的脚底湿疹突然又很严重地流水，发烂，现在已经感染。中西医妇科、皮肤科都不敢给打消炎药，只能外敷外洗。我自己分析着因为自己本来就气血不足，运化不到脚上去，现在一怀孕，更是消耗了大把的气血在肚子里，所以脚上才泛滥成灾的。目前我已经养成早睡早起的习惯了，而且开始素食，心性上的锻炼还得加紧，但是胎不稳，现在不能锻炼身体。我想听听您的建议，一是既要保孩子又要治湿疹的方法，二是怀孕素食的建议。另外，近期偶尔喝喝你们推荐的五红汤，发现右手拇指的月牙略大点了，说明气血有回升，说不定这次怀孕也多亏了它的作用呢，分享给大家。谢谢你们！！！

答：有志蓬莱即眼前，无志咫尺远天边。在山里那几天，网卡刚好用完了，所以又跑到镇上去，重买网卡，才把微信接上，很高兴大家能把这微信上的善知识当成定课来修。

有定课，才有定心；有定心，才有定慧。人心定不下来，是很难长智慧的。能怀上孩子，而且能够安胎固元，这心性很关键。

《黄帝内经》讲，心动则五脏六腑皆摇。

人要是心不动乱，五脏六腑就不会摇，肌肤九窍都很固密，邪风不敢来扰。

《黄帝内经》讲，清静则肉腠闭拒，虽有大风疴毒，不能害也。

《千字文》上说，性静情逸，心动神疲，守真志满，逐物意移。

这启蒙的书，却有高深的心地功夫。中华传统启蒙经典三百千，不仅仅是教孩子识字，还有很多高深的义理和心地功夫融在其间。

单《千字文》上这两句话修心就有余了。古代的保胎是从言行举止下手，药物只是辅助，你可以看看《家庭六步教育》，这言行举止太重要了，胎儿成长是缓慢安详的。

可以看看《小儿语》《安详集》，所以妇人怀子，要语迟行迟，大成持重。有大成就的智者，就像古代所说的贵人一样，非常厚重，言语祥和缓慢，这叫人贵语迟。

所以说，妇人怀子，要像玉蚌含珠，视必垂帘，息必归田，食必淡节，卧必虚恬。多去观察一下母鸡顾子，多去看一下这母鸡孵蛋，那就是一个静定的修持者，静定才能孕育出强大的生命。

所以怀孕是天造地设，给妇人修定静功夫。

生命的诞生，都是源自于封藏的静定。现在好多妇女，好辛苦，心气不定，怀子不上，即使怀上了，孩子也焦躁难调。为何呢？降不住浮躁之气啊！

降得浮躁之气定，不仅是修学第一要领，更是妇人孕子第一功夫。

为什么妇人怀子后，容易呕吐？这都是在提醒大家气勿浮，心勿躁，念念要内收。

这怀子的过程，就是一个修持过程。如果把它当成是一次修持，那生育后，整个人的气质都变了。

五红汤能够养气血伤，五劳七伤气血耗损，可以靠五红汤慢慢养起来。这指甲月牙能长出来，要靠阴成形，必须有资本，这五红汤就是资本。而月牙白亮光泽是一种阳气的表现，冒出来就是一条嫩芽尖，这就需要阳光的加持。

常晒太阳，习劳苦，心态阳光是最好的阳化气，阴阳二气相互结合，才会长得很好。

150 牙痛等痛症都要惜精神

问： 老师，牙虚火，怎么办？

答：著书岂在求名利，提笔总为益世人。一个小牙痛，我们都要认真答好，因为可帮到更广阔的人群。从普及传播大处想，回答就会细致入微。如何判断牙阴虚火旺？第一是舌头尖红，少苔。第二是脉细数，且细为阴伤，数为阳亢，阴不涵阳，火气乃旺。第三是心烦潮热或尿赤。这时就用知柏地黄丸主之，药店里就有中成药。

俗话说，牙痛无真药，为何这样讲？牙痛只是表象，实则求之于阳明，腑热炽盛也，用牙痛四味泡水即可。虚则责之于少阴，肾阴亏虚，虚火上扰，地黄丸主之。

但前提是要注意休息，牙痛是暴饮暴食加上休息不好的信号，饮食清淡和早睡是最重要的。所有痛症都要惜精神。

151 甲状腺肿、长包块与静养精神

问：老师好，本人甲亢多年，甲状腺也有明显肿大，不想手术切除。知道是心胸不宽广导致的，现在也逐渐拓宽心量，请问，仙方活命饮可以喝吗？包块会小吗？谢谢！

答：处下勿忧怨，位高莫骄矜。在低位时别怨人，在高位时不骄人，如此气不郁结，血不冲上，何肿之有。仙方活命饮是疮疡科开首第一方，对于急性疮疡初起，用之效果极佳，但慢性包块肿聚，需要加减变化。

急性期以攻邪为主，慢性期以扶正为要。正虚才会邪恋久居，不肯离去。养正则积自化。甲状腺肿是脖子周围的积，也需要充足的正气。

正气从哪里来？从定静中来。我们前面讲，一年从哪里开

始？从冬藏的时候就已经开始了，就像一个手机从哪里开始了生命力呢？从充电的时候，你还没打开，生命力就已经开始了。

没有封藏，就没有精神的生发。

大家别小看“精神”这两个字，这里面有大学问。精者，藏聚的物质也，肾藏精；神者申也，伸也，生也，生长生发也，向外伸展、伸达之意。

精就如同下面的灯油，神就像下面的光亮。

油要藏得好好的，神光才能普照出去。

经典上讲，静极光通达。你静定到一定程度，精气就不断充满，人能常清静，天地悉皆归。这个精饱满后，神就会现出光亮通达来。所以神亮在于精藏。

印堂很光亮，大家一看就知道精神很好；印堂晦暗，大家就知道精神不好，容易招灾。灾难也是精神不足感召来的。

明白这个道理，我们就不会再轻易熬夜了。你晚上不藏精，白天神光就不外现；你平时不藏精，到疾病的时候，就缠缠绵绵，没办法将疾病治好。

记住慢性疑难杂症，不是药物治好的，而是精神治好的。

民间俗话常说，“没精没神”，这不是骂人，而是提醒你精神别耗得那么厉害。

人精神耗得厉害了，身体就容易长包块。耗是往外的，所以各种包块膨胀的病象，都是一种外耗之象，像乳腺增生、甲状腺肿大、牙龈红肿，你去回忆一下，这些病发生前都有一个精神耗得特别厉害的过程。

这时该怎么办？应该用定来止耗，用静来藏精。人要是没有定静，就没有福报。没有福报病苦就渐渐多了。

大家可以去体会，为何静坐可以医病？静定就是一个收心的过程，人心一收，所有病灶都会呈现收敛的状态。人心欲望一膨胀，那病灶膨胀得更厉害。

明白这个道理，人就要加强定静功夫，遇事不怒，少荤多素，坚持徒步，劳逸适度，过一种恬淡虚无的中医生活。

152 鱼刺卡喉，威灵仙

问：谢谢老师回答。4岁宝宝喉咙卡刺，因为他极爱吃鱼肉，我在家不给他买肉买鱼吃，给他素食，所以，老师说他在幼儿园一看到鱼，就要来几块，狼吞虎咽，像几辈子没吃过一样。唉！喉里卡住鱼刺了，我当时在网上就是找的威灵仙乌梅食醋白糖方子，吃了他就说好多了!这个方子值得推广!

答：戒急气自顺，远躁梗方平。鱼骨非敌，狼吞虎咽的急性方是问题。威灵仙这个名字就不简单，大凡草药中含有仙字，即有不同凡响之意，而且既威又灵，更是不简单。

那它有哪几方面不简单呢？

在古籍上记载，威灵仙有四大不简单之处。

第一，推腹中新旧之滞。

《医学衷中参西录》中说，有个人得了阳明腑实之症，便秘不通，服用大承气汤也通不了。

有个医生叫刘肃亭，他看了病人后，随手就用一味药威灵仙三钱，直接水煎，在众人不解的情况下，病人喝完药后，大便遂通。

足见一味威灵仙推腹中新旧之滞的力量，《药性赋》上说，威灵仙宣风通气。

腹中风气得通，就像扬帆千里，顺风行驶一样，非常快速。

第二，消胸中痰唾之癖。

胸中常有痰浊留滞，或者咽喉有梅核气，用常规药物驱散不出去，这时在方中辨证加入威灵仙，理气散结之力倍增。

这祛风湿的药，怎么能够散痰癖呢？

原来我们可以用它善通行十二经来活用到治一切阻滞之病，不管是胸中痰癖，还是咽喉梗阻，都可以用它。

用威灵仙、砂仁各一两，加点砂糖进去煎汤，慢慢咽下，对于普通鱼骨卡喉都有很好的效果。

第三，散疴痒皮肤之风。

威灵、甘草、石菖蒲、苦参、胡麻、何首乌。药末二钱酒一碗，浑身瘙痒一时无。

皮肤风痒就需要风药，威灵仙是一味相当好的风药。瘙痒为泄风，痒的时候挠一挠，一疏散就舒服了。威灵仙跟丹参、菖蒲相配，治疗皮肤瘙痒效果好，因为诸痛痒疮皆属于心。

第四，利冷痛腰膝之气。

很多腰椎间盘突出，局部压迫堵塞疼痛，都少不了威灵仙。特别是痰瘀互结，闭塞不通，通行十二经乃威灵仙的特长，而且它还能消骨鲠。

对于骨刺阻滞，它都有一定办法，何况是平常的停痰瘀血。

所以《本草正义》上对威灵仙善治各种腰膝、关节痛，赞叹不绝，说威灵仙对一切积湿停痰，血凝气滞，皆宜治。

从威灵仙治疗骨鲠，我们进而要联系到它对于痰梗、血梗、气梗的作用；威灵仙治疗梗在咽喉，进而要联想到痰气、瘀血梗在胸、腹、腰、膝、肌表，这样对这味药就能很灵活地使用了。

153 皮肤抓痒与烦恼折腾身体三点

问： 曾、陈二位老师好。请问一个问题：我，男，32岁。正胸前两边肋骨处有的时候会痒，如果痒的时候用手抓的话，抓哪边，哪边的胳膊皮肤就会起鸡皮疙瘩，不抓的话马上就不起了。这是什么原因引起的？该怎么调理？谢谢。

答： 心无挂碍精神爽，志存高远气血畅。经络是脏腑相连，内外相应，上下沟通，表里联络的。这些现象都是经络敏感的表现，该怎么办？很简单，心思不要太细腻，多干些粗活。

那些心思越细腻的人，身体越敏感，越多烦恼；相反一根筋地干活、工作、学习，反而什么障碍都没有。

碰到这些问题时，我们可以常用一句话来观照自己，但自无心于万物，何妨万物常围绕。

我们的心很烦乱时，各种病象就现出来。当我们借病修心，借病明心，慢慢静下来后，这些病象好像浊水里的泥沙，居然静静地沉淀下去。

要想身体好，很简单，就是别折腾身体，要别折腾身体很简单，就三点：

不辩论，不控制，不占有。

拿这三点常观察自己，你看一天犯多少，如果每个小时都在犯，每个心念都在犯，那你的烦恼从来都不会间断。

如果有朝一日，犯的时间越来越少，你的烦恼也就越来越少。

为什么这样讲呢？

因为医学经典上说，烦恼起于爱憎，爱憎起于分别，有爱有憎就有辩论，有分别就想占有，想控制，占有不了控制不了，就会有无穷无尽的烦恼。

所以根除疾病、根除烦恼的秘诀，除了从这三点下手，再没有其他更圆满的方法。

154 虚人、瘦人腹胀，当益其精气神

问：老师，想问下，我是吃点东西就肚子胀，然后人很瘦，怎么吃都胖不起来，放屁也放得不畅快，更别说还有便秘困扰了。去看医生，说是肠道动力不足，那我平时应该怎么做呢？

答：言必信行必果，色思温貌思恭。人行动力要足，须果断，不可愁肠百结，患得患失。人虚累到一定程度，一句话都不想多说，一个屁都放不出，一泡尿都很难拉。所以，许多中老年人前列腺炎便秘，慢性缠绵久久不愈，都是虚累之故。每逢劳累后，诸症加重，此气虚也。

好像人虚了，多走几步路都困难，都不愿意。脏腑也是这样，虚了的话，要排一次小便，排一次大便，放一次屁都费劲，都不容易。

所以很多顽固便秘、前列腺炎，它的根本都在于没精神，每天耗得太厉害，耗到脏腑都没有力量来排浊。这就好像很多白领，他们每天在外面工作，一整天拼命不断，回到家里就累得躺在沙发上，吃完方便面就不想动了。整个家里的卫生几天都不搞一次，为何呢？没劲了。

很多懒人是精气神亏损在前，后面才懒动，湿气才重，这房子没有打扫，没有推陈出新，就像身体脁肠没有排泄一样。

人如果花太多力量只在名闻利养、考试上，脏腑连排毒的能力可能都没有了。

就像人花太多力量在职场事业上，回到家里，连扫地的力气都没了，连搞卫生的精神都没了，所以现在很多人雇保姆搞家里卫生。你能够雇保姆来帮你打扫卫生，你又能够雇谁帮你脏腑排毒呢？雇不了人，必须靠自己。

一个人在家里，如果连收拾家务的精力都没有时，其实他都不适合继续工作，做好这项事业了。

因为再这样下去，身体肯定会出问题。人必须留三分精力来守护身体。在传统文化典籍上讲到，力不可用尽，要留个有余不尽。长期用尽后，身必虚，虚则百病丛生。

你这肚子胀是虚胀，体力、精力不够，虚人、瘦人腹胀，当益其气，建其中，少言保气，早睡养精，清心安神。

155 嘴唇脱皮、硬皮伴痒痛与养脾胃五点

问：两位老师，非常喜欢你们的文章，希望更多年轻人能看到，转换观念，保养好身体，开智慧，把我们国家建设好。谢谢你们！

我嘴唇脱皮并伴有增厚现象已经五年了！两眉毛之间和鼻翼两旁有脱皮白屑，伴有痒痛的感觉也五年了！并伴有月经提前一周也五年了！不知有什么方法治疗。谢谢！

答：开卷有益，知识就是力量，博览为佳，光阴胜过黄金。脾开窍于口，肺主皮毛，土不生金后，皮毛肌表功能会退化，结果不是脱皮就是硬皮，甚至还有各种痒痛。所以长期培土生金很重要。

暴病多疾，久病多虚，可以先看看养脾胃五点，先把这养脾胃五点练三个月。《难经》上讲，损其脾者，饮食不为肌肤。当水土流失后，草木肯定长得不好。

当脾胃受伤后，肌表毛发肯定不够荣光。养脾要注意一点，就是要守中气，多言数穷，不如守中。座右铭上又讲，慎言节饮食，知足胜不祥。

我们为什么会多言伤脾，为何会闲话是非伤心呢？因为我们不知足，有所求，有求皆苦，那贪求的心越多，人的病苦就越多，贪求的心一下子减少了，人马上就轻安。

这个转变是相当快的，电光再快，也快不过心念的转变。心念上刹那转变过来，身体上须臾就换了个样子。

为何讲壁立千仞，无欲则刚？人没有刚强壮大的体魄，是因为欲望勾牵太多。无欲则刚，寡欲者寿，多欲者病，能够在心意上下功夫，都不是等闲人做的。

经典上讲，改造自己有上中下三等方法：一等的方法在心念上用功；二等的方法在嘴巴上用功；三等的方法在身体上用功。

能够取法上，用上等的心念、心地功夫，那是最高明的。心念转变了，口业少造了，身体变好了；心念、思想、世界观没有转变过来，身体的烦恼、病苦也会一个一个产生出来，堵都堵不住。所以在培土生金，调形调身的同时，要清心寡欲，凝神静气。

对外界的物欲要能淡泊，要明白所有外在物质都解决不了根本的问题，甚至物质越多，造成的问题就越多。只有心灵的知足，才能够将各种灾难不祥化解。

156 帕金森病的调养

问： 老师，我母亲，这几天帕金森病严重，颤动不停，无法入睡，脉弦硬细，大便干，心脏紧张，怕声音，能否给我们一个方法，让她能缓解，能入睡？另外，我给她服用归脾丸和天王补心丹，不知是否正确？

答： 处富贵时要知贫贱痛痒，值少壮日，须念衰老艰辛。凡大病、慢病缠绵不愈，大都是腑实脏虚，只是程度不一而已。难以入睡，不是单纯用天王补心丹就能解决问题的。心与小肠相表里，小肠不通，心脏不安，腑实不去，心气不来。

手颤动，诸风掉眩，皆属于肝，肝失所养，急火伤肝。加上饮食不化，变生痰浊，痰蒙清窍，则容易痴呆、眩晕，这时就需要素食以通其腑，畅其痰浊。

儿女为父母捶背按脚，以升阳降浊，令气血活。

同时读圣贤经典以正心念，人病得越顽固，越不能单纯从疾病入手，要从改造命运这么高的层面下手。命运都改变了，疾病没有不变的。

《了凡四训》是一部非常好的圣贤经典，有福气的人能够喜欢这部书，深入研读这部书，连续不断地修习，一两个月，在观念跟行为上就有大改进。

现在很多人的烦恼和病苦都不断增长，如果不知道调整自己的心态，问题都没法解决，要知道一切的障碍，都是心灵的障碍，无关外在。

同时父母不单需要药物，更需要理解，佛去看那些穷苦的病人，都是用柔软慰喻，为什么？理解他们，他们才会精神。

人一旦被理解了，全身都是动力；一旦被误解了，马上全身乏力，气脉不顺。所以你看那些被误解的人，很不服气，说话声音都是颤抖的，手指都会不安抖动起来。

这是什么象？是风动之象，虚风内动。

所以家庭成员之间，相互理解、体恤太重要了，长期互不理解，就会把绝症大病制造出来，为何呢？体虚生百病，你长期被误解，全身乏力，就会体虚。

当一个家庭谁长期没有笑脸时，就要赶紧注意，去关怀他，如果不注意，长此以往，就可能会出现癌症大病。

疾病都喜欢那些笑不出来，开心不起来的人。为什么叫病苦，病就喜欢苦恼、抱怨、噘嘴的人，没有人说病乐的，因为病一碰到开心快乐就消了，好像寒冰碰到阳光，黑暗碰到灯烛一样。

要多跟家里的长辈聊以前是怎么过来的，多感恩他们的不容易。大家都感动，阳气就出来了。如果都不感动，都不感恩，不单病人救不了，我们自己都没得救。

世间把不知道感动的人叫什么呢？叫麻木不仁，叫世态炎凉，所以很多老人到后来手脚冰凉，四肢僵硬。这叫什么？叫麻木不仁，叫世态炎凉。

人要是没有常关心周围，自己就会不断变得僵硬，像冷馒头，硬面团一样，久而久之，百脉闭塞，百病丛生。

做个热心人，常关怀他人，整个家庭都会很和乐。

为什么李炳南老先生九十七岁还上台讲课，身体很柔软，声音句句入心。因为李老发心一辈子都关心利益大众，他自己写一首诗来自励。

未改热心肠，全怜暗路人。

但能光照远，不惜焚自身。

你看这些终生奉献付出的人，身体用到九十七岁还用不完。一旦你不想奉献付出关怀他人，你身体用到七十几岁可能就不行了。

就像一口井，你不打水，几年就变废井；不断打水，几百年都是好井。生命的长短质量在于你付出与否，天地自然设计这个身体，就是让我们不断去付出光和热的。只要一刻不付出，营养就沤在那里发热、发炎，塞在经脉，变成痰湿、瘀血，堵塞不通，百病丛生。

所以利他付出是生命的真相，没有不断利他付出，生命会萎缩得更快。

157 受伤后瘢痕不好，伤口恢复靠养脾

问：老师，有个人脚受伤好了后，长的疤痕，开刀刮掉后，又重新长出来。请问，有什么办法可根治？

答：人恶习难改，如卷纸回收。脾主肉，应治脾。不痛不痒，无关紧要。要伤口好得快，一要节房劳，二要养脾胃。脾土生万物，肌肉筋骨皆赖脾所主。脾胃吃伤耗伤后，伤口很难

恢复，糖尿病患者，还有手术后伤口迟迟难愈的，都要责之脾虚，是脾主肌肉功能减退。

养脾要注意几点：一不吃伤；二不思伤；三不劳伤；四不久坐伤；五不言多伤。

当然还有最后一点，至关紧要，不抱怨伤。

抱怨是很伤脾胃的，特别是经常发牢骚，说闲话，讲是非，这样很难有一个好的脾脏。

伟人讲过，牢骚太过防肠断，风物长宜放眼量。

脾不好的人，要少发牢骚，少看别人短处。寸有所长，看不到别人的长处，心里就很苦，看不到自己的短处，就不可能有进步。

一个人牢骚发多了，肠胃气机都是扭结的，吃再好的营养也转化不了，这叫怨伤脾，顺则烦，逆则仙，反过来不抱怨就补脾。

一天到晚常修不怨人，把“不怨人”三个字练上一百天，人的整个心貌都会变，脾主肌肉功能会大增。

把用来计较、抱怨、暗耗的能量用来修复伤口，就没有长不好的伤口，没有恢复不好的肌肉。

158 荨麻疹怎么治疗？

问：老师，请问，有没有之前的文章可阅读呢？请问，怎么治疗荨麻疹？

答：随喜你好学之德，常玉不琢不成文章，君子不学不成其德。之前的文章看历史消息就可以看得到，从今年五月份中医普及学堂正式发微信，到现在快十月份了，有接近半年的文章可以阅读。

大家要仔细品读，很多时候看似是别人的问题，其实都是我们过去面临，或者将来也可能会面临的问题。

在一个觉悟的智者眼中，没有别人的问题，都是自己的问题，众生成就了，整个世界成就了，自己就成就了。

肯定了我跟大家是一体，是一个人修行境界上去的重要标志，古圣先贤对这个境界没有不赞叹有加的。

荨麻疹在中医来讲又叫风团，风团跟哪些脏腑或生活方式、心态有关呢?

第一，诸痛痒疮皆属于心，平时老爱闹心的人，容易磕碰痛伤，或皮肤瘙痒。

第二，水至清则无鱼，血至净则无病。病菌像苍蝇一样，喜欢污浊的环境。荨麻疹有一个原因是血浊、血毒亢盛，血是从至阴脾脏里来的，就像水是从井中来的。

如果井水污染了，你喝了也受污染。如果肠胃都是肥甘厚腻，煎炸、烧烤，你的血液肯定是黏黏稠稠，肯定容易得各种痒疹。

第三，肝属木，通于风，人一发怒，头摇手抖，这叫动了风，身体就起风了，好像大自然来了一场暴风、台风。这是大自然发怒了。起台风就会拗断林木。人体暴怒，就会摧折肝木。

爱生小气的人，皮肤病不断，这都是风痒作怪。只要气不断，风痒就不止，所以痒为通气。哪个地方痒，就说明哪个地方气机需要疏泄疏通。

第四，血虚则风动，治风先治血，血行风自灭。平时生活、工作，老容易走极端的人，身体耗得凶，就容易生风动血，所以要少熬夜，别耗得那么凶。

第五，心动则五脏六腑皆摇。凡是焦急焦虑就生风，在大自然叫疾风知劲草，快速的流动就是一种风象。急者缓之，用一颗和缓从容的心来过生活，心不妄动，风从何而来。

两个僧人在辩论，一个说这是风动，另一个说这是帆动，大师到来说，这是仁者心动。

一切法从心想生，一切风动之象，都是在心浮气躁、心烦意乱后出现的。心平气静了，叫心安茅屋稳，性定菜根香，哪会动摇呢？

现在我们很多人心定不下来，就少有福报了。不仅讲戒定慧，还讲戒定福，人要是没有定性，就是没有福报。福报要从定性中求，心平性定，你吃菜干都是大补，心烦意乱，你吃珍品都是大毒。

《千字文》中讲到一句很重要的修行方法，性静情逸，心动神疲，守真志满，逐物意移。这十六个字，可以作为一首座右铭，可以修炼一辈子。

我们时常反思，今天性静吗？性静了，你的七情就会很顺，这叫性静情逸，非常安适，无入而不自得，悠闲从容谓之逸。

我们时常反思，今天心动了吗？你心动了，精神就很疲惫，心小动小疲，心大动大疲。心不动，再苦再累，都不是真苦累；心若动了，闲着都很累。

我们时常反思，今天守真了没有？守住真心真气，《黄帝内经》叫恬淡虚无，真气从之，精神内守，病安从来。真气精神不往外散，怎么会有病呢？这时志气就会很足，病气就长不起来了。

我们时常反思，今天有没有追逐外在物欲？追逐外在物欲了，你的心意识就迁到外面去了。迁到外面去，脏腑就失去了护养，所以叫做忘躯殉谷。张仲景把这种追逐外在物欲，却忽略内心护养的人，称为忘记自己的身躯，殉葬在物质世界里，这是大病啊！

159 如何保持一颗平静淡定的心？

问：老师们辛苦了！看到老师的答案很内疚，确实看书不仔细，我从小就记忆力不好，看书快，但忘得快，遇到问题就跳过，定力不够。用肠六味我以为南方的药一定要和南方的药配伍，不懂得变通。谢谢老师！

祝普及中医的老师们节日快乐!请问老师，我月经总是提前，怎么调养呢？有时提前一周，有时提前十几天。我是四年前剖腹产，有医生说有影响，是剖腹产造成的。妇检没毛病。谢谢您能回答！我看你们书中例子，一般是量少推后的月经，和我相反。我不仅提前，月经持续也长。前几天一点点，五天后才出来很多血，颜色也偏暗，血块也多。

答：功深书味常流露，学盛谦光更吉祥。要勤学，更要细学，不狼吞虎咽，不蜻蜓点水。女人经水不调，皆是气逆；妇人心烦潮热，都是郁生。

妇科杂病有一个大的调理思路，顺气血。古籍上讲，女子以肝为先天，为什么女子的杂症就特别多？因为女人多愁善感，情绪变化波动比较明显。

前面我们讲到，情轻病亦轻，情重病亦多。情绪上波动，

《黄帝内经》叫心动，心动会出现什么结果？五脏六腑皆摇，月经亦为之不调。

所以这就涉及该如何保持一颗平静淡定的心。

第一，勿道人之短，勿说己之长。人一旦讲别人的是非，内心的平静马上破坏，这叫起不平心。

第二，施人慎勿念，受施慎勿忘。老记挂自己的小恩小惠，同时想到别人怎么不懂得回报，抱怨别人无情无义，这样抱怨久了就叫什么？叫怨妇，会怨出病来。

情志病都是小器量的人得的比较多，大器量的人不容易得。

第三，世誉不足慕，唯仁为纪纲。不去在意那些得失，看重的是仁爱，心很容易平静。很在意得失物质，买个菜都砍半天价，和人争得面红耳赤，这心怎么能平静？

第四，隐心而后动，谤议庸何伤。只要问心无愧，管别人说什么闲话，这样会活得很坦然。别人讲两句难听的话就受不了，这叫福气不够。福气不够病就多。怎么把福气练出来？把刺耳的话听进来，不动气，福气就增长，量就扩大，这叫观福于量，观德于忍。

第五，勿使名过实，守愚圣所臧。女人很容易犯一个错：爱慕虚荣。我们看进到山里来的学生们，谈到干体力活，马上捋胳膊，挽袖口，泥里来泥里去，不在意外表的出汗污垢，心灵却非常清净充实。

所以农活、脏活，你越不怕，越去担当，身体越彪悍，越强大。为什么以前的农夫村姑，生五六个孩子是正常的，而且大都顺产，根本不知道什么叫剖腹产。

现在大多数妇人，生一个就不想再生第二个了，而且难产的很多，其中有一点，就是体力活少干了。人体的经脉筋骨，你不练它，它就萎缩；你天天习练它，它就强大有力。这是自然法则，就像老鼠晚上不练习牙齿，它就会失去生存能力。

人不训练身体，不去干最基本的家务活、体力活，就会失去健康，所以安愚守分是圣贤最赞叹的。

这些都是很好的座右铭，可以将人动荡的心调平，只要去落实了，没有不立马得大利益的。许多顽固疾病，几年都治不好的，不是世无良医，不是药房缺乏良药，是我们的思想，我们的心态没有转过来。转过来后，病转得更快。

不是为了去治病，而是为了换一种活法，活得更精彩，人生更有意义。

160 学习中医，先要修身正心，改变自己

问：请问学堂老师，有没有周末举办的课堂呢？本人在职。

我怎样能和你们联系上？我变得对中医感兴趣了，为了自己，为了孩子，我想学习中医，我想能多少帮助到我身边有疾病的人！

答：岂因果报方修养，不为功名始读书。不是为了金榜题名才学习，更为家人健康，儿孙平安，此心广大，此德深厚。如果办周末班，两天班，这样外地的朋友，就不太适合过来，舟车劳顿，心还没有坐定，就要走了。所以办周末班，一般是针对潮汕地区一两个小时开车就可以到的，方圆百里以内就非常好。这样可以减少舟车劳顿之苦。如果千里迢迢，远道而来的，那就需要时间稍住长一点，才能感受到中华文化之美，山

林田园生活之乐。

至于地址，暂时都不能公开，因为接待能力有限，山里草庐瓦屋，只能安排一部分录取进来的人居住。

整个龙山方圆数十里，除了一个村委会跟一个小学是水泥房外，其他全都是泥砖瓦屋，所以如果不是事先录取安排，进来都不好接待。

要自己真改变了，才能够帮助周围的人，所以真帮助自己了，周围人没有不能帮助的，这叫自他不二。

我们现在习惯于往外看。在经典上讲，近处不能感动，未有能及远者；小事不能调理，未有能治大者；亲邻不能和睦，未有能团结朋友者；一家子弟教育不好，未有能教育他人者；自身健康长寿难保证者，未有能福寿天下者。

所以我们要知所先后，则近道矣！

像慎风寒，节饮食，惜精神，戒嗔怒，我们有没有真正落实到位？真正落实到位后，气质改变，谁看到了，都想向你学习，还有不能化解的吗？

所以传统文化，中医普及，不靠营销推销，靠什么呢？靠实证功夫。

真能证到养生之道，不用讲都能教化别人，不用攀缘，别人都会感佩，如果没有做到，徒劳说无益。

所以学习要处处去习气，等我们讲修学之道时，再慢慢跟大家分享。学医能够医疾，但学医的前提是先要修身正心，存养一颗好的修学心，将来在学习的路上就不会因为障碍而停止。

161 眼睛干痛的原因和缓解办法

问：您好！很喜欢看你们的书，买了不少。

我想请教一下，最近眼睛眼屎多，眼干，有时还疼，是什么原因？怎么能缓解啊？谢谢！

答：放眼才知天地大，立身不让圣贤高。目光宜高大须读书，眼界臭短浅戒玩物。眼睛干痛，有两种常见情况，第一是长时间熬夜没睡好，睡养眼。第二是上火，肝开窍于目，火曰炎上。眼目为离火之卦象。所以饮食肥甘厚腻，煎炸烧烤，或者久对电脑，火气就会上炎，导致干痛。

所以要早睡早起，多看绿色植物，基本吃素，遇事不怒。这几点做下来，就能养好眼。同时可以用桑叶熬水，熏洗眼睛，可以缓解眼部疲劳，或者用蒲公英、夏枯草。或大黄5克，生甘草5克，泡水服为佳。

162 上热下寒，从制造秋冬天的场入手

问：老师，您好！我遇到这样一个病人。男，55岁，恶风，特别早起吹风后，腰部和双膝以下疼痛难忍，入夜尤甚。四肢温暖，夜尿频多，指甲淡白，头发花白，大便正常。这样的情况夏天厉害，冬天缓解。舌质淡白微紫，质润，苔淡白有齿痕，脉左关弦，右尺沉。

这个病例我分析肾阳虚的原因较多，但是夏天病症厉

害，冬天缓解，我不理解，请老师指点治疗方法，谢谢！

忘记叙述一个重要症状，病人上半身极易汗出，下半身无汗。

答：不言时事非常士，能顾病患真良医。明显是上热下寒，夏天助上热，秋冬天收一收则好。左关弦，有力无力辨虚实，如果弦而有力，说明经脉壅阻情况还很明显，才会有上下气机不对流，出汗不均匀的表现。

从秋冬天症状减轻，我们就可以得到一个治疗的下手处，就是要制造一个秋冬天的场，令上热能够下去暖下寒，令浮躁之气能收。

那如何制造一个秋冬天的场？

第一，药物上可用一些通宣理肺，顺降胱肠的药。

第二，饮食上可以多吃些蔬菜五谷，以蒸煮为主，能疏通百脉，清降下行，少吃爆炒、煎炸，火曰炎上之象的食物。

第三，观念上要养成吃苦的精神，苦能降。多习劳苦，敢于为众生而担当苦差活，越做苦活，人越降气顺气，越顺气，精气就越固密，肾封藏功能就越强。

所以，干苦活是苦在身体，乐在心里，苦尽甘来，苦活是长命人做的，有这样的观念，就能转苦为乐，转念自在啊！

第四，心性上要慈悲待人待物，举步常看虫蚁，行则念念利他。人一慈悲，马上气机就降顺；一旦自私不慈悲了，马上气机上亢，自己跟自己过不去。

慈悲则肺气肃降，肺气一降，诸经之气莫不服从而顺行，肺气顺降后，肺主治节的功能就加强，所以真慈悲的人，关节很少有风湿。

风湿关节炎，是那些悲忧伤肺的人会得的，是那些形寒饮冷，汗出当风，或大汗受凉的人得的。经脉之所以会闭塞，因为情怀不畅。

古德讲，近处不能感动，未有能及远者。每天大家摸摸自己的心，如果这心都不暖洋了，不能常感恩感动，那么五脏六腑、四肢百骸，那些离心远的地方，当然僵硬冷痛了。

心柔软了，关节就通畅；心僵硬了，冷冰冰，关节就不利索，硬邦邦。

人不能够为求不得而伤心流泪，这是悲伤，叫有求皆苦。那要如何感动流泪呢？为感恩天地生养万物，感恩父母养育之恩，感恩师长辛勤教诲而流泪。

勿忘世上苦人多而悲悯，痛悔自己听经闻法晚而泪流，这样就是慈悲现前，这样的泪水能融通身体任何闭塞之处，这就叫至诚感通。

第五，秋冬天的象就是收藏低下，从最高的肺降到最低的肾。人只要卑己下人，那气机就会非常降顺，低处有道啊，福在受谦啊！

常常把自己的身份摆低，肾藏精气，就会很固密，就像大海摆低姿态，能受百川之水；人摆低姿态，断无上热下寒之苦。

163 成就法器

问：感谢老师百忙中，不惜笔墨用心回答！答复中，看到老师在踏实践行大医境界，而我辈却在术的层面执念寻求，以术之心度道之腹。老师，遇事内省不足时，我辈却以杯水之能对老师的辛劳付出妄加非议，如何能安分守愚地做个好学生？再次感谢老师的点化提醒！

答：真良师必成学子榜样，好学生乃为师长骄傲。非常感恩您的指正，如果没有大家及时的指正，很容易路就走偏了，学医应该是看一辈子，不是看一时的，怎么看一辈子呢？

在中山明理书院的时候，有位校长总结得非常好。他说一个人的成就，不管是哪行哪业，就像是一个长方体的体积，长方体的体积是长×宽×高。

什么是长？就是一技之长，就是术层面上的不断生长。

就像儒家所说的，一事不知，儒者之耻，所以要在术上精益求精，勇猛精进。但别忘了这术只是一边的长而已，它不是全部。

什么是宽？就是心胸不断宽阔。就像大家学医，究竟是为了什么？为了借术谋利，还是为了保健养生，甚至为了让更多人同登寿域。

如果学医心在众生，这就不同了，君之一念，已在万民。这种心量是多么宽广，改变命运没有别的，就心胸宽大这四个字。心胸宽大，绝对改变命运。

如果越学医，越狭窄，越计较，越学出我慢、我贪，甚至学出派别攻击，这样这条心宽就没了，心宽没有的话，你一技之长再长，这长方体也没有容量。

那什么是高呢？高就是志向高，学医是志于道，还是志于谷很关键。志于谷就会失道，术非道不远；志于道，你永远不缺谷。当一个人真正对钱财名利不执著的时候，这些东西他一样都不缺。

所以在中山时，我们为什么要去孙中山故居？天下为公啊！志于道，这人的真诚心就无比高。天下的学问中，最精深的除了真诚心没有其他可以进入，你拥有真诚心，就拥有进入古圣先贤智慧的钥匙。

这真诚心不能夹有杂质，这志向啊，不可以输人，要直追古人，为往圣继绝学。如果一个人术很长，心胸也不计较，但这志向没有拔高，这长方体的容量一样大不起来。

所以啊，这第二期山林生活体验班，我们为何要讲修学之道？不仅学医，学书法，学武术，学任何技艺，都先要明白修学之道。修学之道没明白的话，学进去都会为术所转，不能借术入道，这也是我们现在要三方面一起抓的道理。

接下来这个中华文化的课，是在提高我们的心宽跟志高，而医学里的术是在提高我们的一技之长，三个一结合，你这长方体的容量就越来越大，按古代来说，这就叫法器。

真正的法器，是这三方面都很宽阔，都能容受的。

为何有好多聪明绝顶之人却拜不到好师父？不是好师父不要他，是因为他聪明都用在这术上，利上，没有在心宽跟志高这里，师父即使给你天地间至道，你也容受不了。

希望大家接下来重新审视修学之道，明白本末先后，轻重缓急，这样就无大过矣。

164 养其真、顺其性、降其浊

问：老师，我本身很瘦，为什么还有这么多油脂？我前胸还有多发性脂肪瘤。

答：任铁任金，定有可穿之砚。日磨日削，从无不锐之针。要日行七千步，没有锻炼不了的脂瘤。人生病，不外乎三种情况：

第一种是能量不足。就是中医讲的虚，你透支太过了，像熬夜伤精，玩游戏。

第二种是能量分配不均匀。像很多人脸很瘦，但肚子很大，这是营养囤积没有炼化平均分布，这个在中医上叫做郁。

像现在好多人上火，血糖高，局部脂肪瘤包块，都是气火痰浊没有对流平均分布，停在局部的产物。

第三种是整体能量受到污染。血变得很黏着，就像口臭、头面流油、狐臭、汗酸多、脉象粗浊，这是气血污染了。

就像平常喜欢大鱼大肉，暴饮暴食，最容易造成这种格局，这在中医上叫做浊。

这三种情况，虚、郁、浊，如果弄清楚了，身体的健康就没有什么问题了。

虚要养其真，郁要顺其性，浊要降其浊。

当你放下熬夜、伤精，就养其真了；丢掉久坐办公室，积极运动，就顺其性了；然后再守住少荤多素，七分饱，自然肠通腑畅，降其浊。

通过这几点生活习惯的调整，圆运动马上重建，身体循环转得流利起来，那么虚弱者自动丰满，堵塞停留的脂肪自动排泄。一切都是身体自愈的神奇之处。所以我们不要去干扰这种人体自愈功能。

165 老人经常牙痛怎么办？

问：老师，您好！最近遇到一个问题向您请教。婆婆从立秋后，经常牙痛，疼的时候需要消炎药和止痛药一起吃。上个月左侧槽牙疼，开始没注意，后来吃消炎药疼不减轻，还转移到右侧舌头根，舌头伸直弯曲疼得厉害，最后打吊瓶才好。最近几天牙又开始疼，刚开始疼的时候就吃消炎药、止痛片，今天舌头根又开始疼。婆婆饮食一直少肉，以素为主。婆婆体型比较胖，尤其腰肚很大，大便经常几天一次。很想帮婆婆调理调理，很心疼却又不知道怎么下手，老人经常牙痛这种情况该怎么办，是不是应该把那个经常疼的被虫蛀的牙拔掉？感恩老师，感恩中医普及学堂这个平台！

答：五味清淡精神爽，处世从容日月长。青年要调之肝胆，老年要治之脾肾。

青年人大都是气机不条达，郁堵引起的疾病，所以顺其性是大法。老年人大都是脾肾衰退，营养精微炼化功能减退引起的疾病，所以养其真是大法。牙齿舌根痛对应的是肾，也关乎脾胃，脾胃开窍于口，九窍不利，肠胃之所生。

这种情况下，我们常会用些调脾肾的药，加一些骨碎补、丹参、菖蒲，以诸痛痒疮皆属于心，跟肾主骨之故也。

同时老年人所谓的上火不是真火，是气血不均匀，局部的火。好像贫富差距一样，一个村就那几个人富有，大部分人还是贫穷。

这身体就那牙龈火起来，其他地方能量都不足。针对这种局部郁火整体亏虚的情况，最好的办法不是用消炎止痛药，而是用点穴按摩匀气血，重新平衡分配能量。

所以有三招：

第一招，帮婆婆点按合谷穴，因为面口合谷收。

再点按推拿劳宫穴，以诸痛痒疮皆属于心也。

第二招，病在上，取之下，帮婆婆捶背，洗脚，特别是按摩脚底的涌泉穴，这是身体引火下行的开关。

脚底穴位常点按，睡眠质量一提高，虚火就上不了。

第三招，饮食上要注意，饮食之要就三点，软、暖、缓。

特别是老人牙齿不行了，脾胃退化了，煮饭啊，做菜啊，要柔软一点，太硬了就会太伤脾胃气血，消化不了，百病丛生。

老人阳气不够，生冷之物要远离，吃的东西要温暖一些，不以脾胃暖冷物，熟生物。

另外，一家人吃饭要和缓从容，如果一个人吃得很快很急，会给老人造成压力，这叫木克土。

老人在整个家庭五行里头，属于弱土，青年人急躁的属于强木，强木太急了，会欺凌弱土。所以，吃饭缓和从容，那是真懂得孝敬老人，同时，对自己、对整个家风也有莫大好处。

166 足跟痛的调理办法

问：老师好！我看到宋老师讲经络应用中，说到老人足跟痛。由肾经络的走向，加之慢性虚状判定为肾精亏虚，用补肾壮筋骨治愈。我查经络图中的肾经络并未行至足跟部，这里老人的足跟是否是指脚踝骨处？因为那里有肾经通过。谢谢二位老师！

答：足跟痛有外敷效方，用薤白炒热加醋外敷，连敷半个月可断根。肾与膀胱相表里，最靠近足跟处是肾与膀胱的经络。所以足跟部的问题，一个跟水湿排泄不利有关，一个跟肾封藏精髓不足有关，总的离不开补肾而除湿浊。

有不少单纯的足跟痛，是用六味地黄丸治愈的，为何呢？一方面肾主腰脚主骨，另一方面六味地黄丸三补三泄，补的是五脏真阴，泄的是六腑浊湿。

这样真阴长，浊湿退，足跟就不痛了。

还有一种足跟痛，跟走路姿态不正有关，要多学行禅的走路方法，端身正意。人长期侧歪不正了，会造成结构不均，也会压迫疼痛。

所以具体还要因人而异。

167 小孩用小建中汤的剂量

问：老师您好，请问幼儿4岁服用小建中汤的剂量，每味药用量多少？感谢您！

另外我能把白芍和甘草分别换成炒白芍和炙甘草吗？

答：网上亦有小建中颗粒、粉剂，持中州，灌四旁，建中汤专医小儿脾虚力弱不长个。小孩用药剂量一般是成人的1/3到1/4，成人用10克的，小孩用2～3克，关键还是在于辨证，如果真是虚劳虚极，中土无力，这时辨证到位，剂量大点也无妨。

辨证不到位，药虽好，剂量也准确，就好像机枪没问题，子弹是最好的，但没有瞄准靶点，也打不中。

所以要明白为什么用小建中汤，吃药的目的就是为了不吃药，为了让病好。如果是中土脾伤，要想想小孩因何脾伤。

第一，喂养过度；第二，久受风冷；第三，缺乏爬行运动；第四，家庭不和；第五，孩子没有接地气。

接地气的孩子非常好带，我们山里有个小孩子，在外面老是生病。一在山里养，他的家里人准备了一大堆药，结果一片都用不上，孩子胃好，睡觉好，啥病都不得。

他的爷爷奶奶说，不知怎么，孩子在外面睡觉老爱醒，在山里一睡就很安心，不吵人，这就是奥妙，会睡的孩子不用吃药。

所以想方设法，让孩子能睡个安稳觉，别吃太饱，那么你就用了人世间最好的药，因为药补不如食补，食补不如睡补。

168 脊背疼痛该怎么办？

问：曾老师，您好！长期以来，因为我的脊背持续疼痛，一遇天阴下雨就加重，疼痛难忍，所以一直关注医疗保健方面的文章。你们写的文章，我从微博一直跟到微信公众号，感谢你们写了那么多的好文章。对我犹如醍醐灌顶，我的人生观、价值观都发生了翻天覆地的变化。我购买了你们写的所有书，试图找到治疗我脊背疼痛的方法，但一直未能如愿，请问能不能告诉我一下你们的地址，拜托了！

答：少年总觉身体棒，未老不知气血难。应惜精神于少壮，自少病苦于晚年。要感恩疾病，它让我们知道生命健康的可贵；要感恩疾病，它让我们懂得如何与身体和谐相处。

富贵修道难，健康养生难。当条件很顺时，人一般不会轻易去提升自己的境界，这叫顺境修学难。

所以使人进步，有两招：一招叫顺增善缘；一招叫逆增上缘。

逆增上缘往往比顺增善缘更可贵，就好像你逆着水划船，练的功夫一定比顺着水划船要厉害，疾病就是逆着来练我们的。

这脊背疼痛多年，天阴雨湿时加重，该怎么办？

第一，阴雨天加重，艳阳高照时减轻，身体提醒你要多晒太阳。

第二，久坐不动时加重，活动时减轻，身体提醒你要多习劳，吃苦当吃补。

第三，勾心斗角时加重，宽怀放下时减轻，较劲时加重，包容时减轻，身体提醒你要多看别人好处，找好处是暖心丸。

心若安好，便是晴天，想要升起心中的太阳，就要多存别人的好。

第四，脊背像什么？像一个房子的梁柱，是人体的脊梁，脊梁不正，百体皆歪，所以要正脊梁，怎么正脊梁？坐卧不当风，走路要挺胸，要端身正意，可以常习练站桩，同时要勇于去担当。

人不敢去担当叫什么？叫没有脊梁。大家看那些人怎么说没有脊梁的人，说他们没骨气，没骨气就是没肾气，肾精亏耗了。

在家里凡是父母给予的要感恩，凡是力所能及的要担当，这样脊梁骨才能顽强。

第五，肾主骨，纵欲伤精后，肾虚骨节就会亏空。当一个地方的地下水被抽走后，这地方就会低陷，楼会变歪。当一个人纵欲伤精后，肾水亏乏，脊梁骨就会失去中正，变得容易侧弯侧歪，所以要节欲保精，以正脊梁，以壮骨气。

第六，人不可有傲气，但不可无傲骨。有傲气的人常要顶撞别人，顶撞别人就是顶撞自己，所以有傲气的人气机一般都很不顺。傲骨铮铮，有傲骨好像寒梅独立霜雪中，青松屹立寒冬里，大雪压青松，青松挺且直，欲知松高洁，待到雪化时。

一个人要是没有一些傲骨风气，身体都好不到哪去。所以要学会承担，不畏困难。

你能承担起一片天清，你才有自己的一片地宁。

从上面看来，整体的治疗思路离不开制阳光、消阴翳，制阳光是制心脏的阳光，消阴翳是消寒气湿冷，同时强肾壮骨，通降肠腑，用这大思路去治疗就可以了。

169 咳嗽要修一颗安详柔缓的心

问： 老师您好！不好意思又来打扰您了。现在经常咳嗽，喉咙处感觉有痰，肺里面也有痰。咳嗽多了，会咳出来，痰不多，有点黄。咳出来痰后就会好很多，隔上一段时间又开始咳嗽。咳嗽厉害的时候，头疼，胃气有上逆感。也没有什么感冒、发烧、怕冷的症状。每天早晚喝蜂蜜，应该不会有肺热吧？吃了灵丹草软胶囊也不见好转，还请老师帮着分析一下病情，谢谢。

答：《药性赋》热性药，出版社已经印出来了，估计不久就可以从网上买到。

咳嗽是一种气急气逆之象，为什么会气急气逆？饮食上不够清净，这是第一。言语行动太着急，慢不下来，这是第二。你看我们吃饭的时候，谁最容易呛到，一般是吃得最快的那个，最着急的那个，所以咳嗽是提醒我们要将急性变慢性，要降得浮躁气定。

所有急性的病，只有一个字可以对治，那就是慢。这叫急则缓之，事缓则圆，人缓则健，人缓不下来就多病，所以《小儿语》上讲，一切言动，都要安详，十差九错，只为慌张。

各种外面事情的差错，需要缓和去协调，而身体里面气机不和，出现差错了，也要用柔缓心去对治，所以我们讲《座右铭》时，柔弱生之徒，老氏诫刚强。

为何枇杷叶跟蜂蜜一起熬，能润肺止咳，缓急降气呢？因为这枇杷膏就是一股柔和柔缓之象，能让拘急拘挛的脉络变得柔软松顺。

但是药物只是作用在物质结构层面上，心性上的焦虑、焦急，要靠自己修养。怎么修一颗安详柔缓的心？古人讲得好：任难任之事，要有力而无气；处难处之人，要有知而无言。

这两句话常挂胸间，练它几个月，气就顺了，这是什么意思呢？

就是说，我们啊，在做一些事情时，这事情越难做，越别使气，要用你的力量，而不是用你的情绪，用情绪做事情会一团糟，体内经脉也乱糟糟。用你的力量做事才能办得好。还有在团体单位中，跟最难处的人也能相处得来，那你的身体就没有不平和之气了。

所以谁是我们的心药？就是我们最不想跟他相处的那个人，你能跟他相处好了，你的毛病就消了，那么跟任何人相处都不会有障碍气滞了。

那怎么跟最难相处的人相处呢？要有知而无言。就是你什么都知道，但是却没有怨言，没有是非语，不去讲半点他的不是，那么这关系立马就融洽。所以大家看，我们如果用心去体会每一句经典教诲，都能够得到解决身边疑难问题的钥匙。

说疑难是因为没找到方法，说症状复杂，是因为没有得到经典智慧。

170 怎样养肝血，恢复指甲光泽？

问：老师您好！谢谢你们！老师说过，指甲呈瓦棱状是肝血不足的表现。我发现我的双手拇指指甲呈瓦棱状明显，尾指甲有点，二三四指就没有瓦棱状，是否也是肝血不足呢？如是能否用养筋汤，或者其他汤药？请老师指点！谢谢！

答：胸中易动无名火，肝血多少不够烧。养肝血是辅助，助肝德是正治，肝是木之德，对应的是仁，仁者爱人。

这指甲像春天的竹笋，需要春雨滋润它。睡眠好，少久视伤血暗耗，就是春雨滋润；需要春风去条达它，遇事不怒，就是柔缓春风；需要春天的阳光去普照它，阳春布德泽，万物生光辉，指甲缺乏光辉，反映的是自己爱静之心不足。

自己内心没有解除烦恼，就没法给毛发指甲带来光辉，近处不能感动，未有能及远者。春天植物要长得好，还要春耕松土。不爱体力劳动的人，好像板结的土壤没疏松，植物长不好。

所以拿起镰刀锄头去劳作，指甲马上就变化过来。没有比习劳苦能更快速改变身体的，没有比读圣贤书能更快速改变心性的，心身双修，人的气质就变化得非常快。

所以在山林体验班里头，我们上午要做早课，要讲学听经，修心也；下午要出坡劳作，练身也。半耕半读，这太极两边动静，阴阳才能圆满，任何一方面偏废，都将导致疾病跟烦恼。

171 龟吸功的练法

问：老师，可以介绍一下龟息法的练法吗？

答：养心在静，于物勿贪，养身在动，于事不急。息必归田，这四个字是诀窍，为何叫龟息法？要去观察一下这龟定静功夫足的人，他一定在那里，可以几个小时都不动，所以龟息法，不是嘴巴在呼吸，而是心在止息，止住众多粗糙的念头。没有念头在暗耗自己的心神，呼吸自然越来越均匀，每吸一下都是在补五脏六腑。

可一下要静心很难，有种办法可以辅助，那就是习劳苦。把身体先练好，做到动中静，劳其筋骨，时间足够，人全身的筋脉都打开来，吞吐呼吸就非常有力通透。

静功是建立在动功基础上的，动者静之基。先要能够行千里万里，两条腿像李时珍、徐霞客那样会走，而且大步走，走的功夫上来了，一坐下来，心就很静。

现在人们之所以坐下来静中闹，是因为动得不够，动得足够量后，你坐下来，是没有多余精力去打妄想的，一碰到床就安然入睡。

我们走五公里时，才刚刚热身，只觉得小通而已；走到十五公里、二十公里时，那种中通、大通的状态就渐渐出来。这时回来洗个澡，换个衣服，一盘腿坐在那里，心都非常安定。

现在我们很多人定不下来，是因为劳其筋骨不够，苦吃得不够，你身体上吃不够苦，心里就有很多苦恼纠结，身体上的苦不算苦，心理上的苦才是真苦。

172 学医三年，乃可行道救人

问：老师，请问，什么地方能买到《任之堂脉法传心录》一书？期待！

看了余老师的微博，《脉诊心要》只有开篇，不知有没有后续。

答：煤在暗处有人采，石生硬地水滴穿。好书，人所共期。想起老师读张锡纯的书籍，拍案叫绝，见先哲于羹墙，观明医于书中。

老师说，学医三年，乃可行道救人，此锡纯之愿力也，亦吾辈之愿力也。

于是召学子王蒋，按传统中医培养方式，从熬药，认药，采药，抓药，再到背《药性赋》，汤头歌诀，最后进入临证抄方，提升脉法心悟，这一过程刚好用了三年时间。

王蒋以刻苦耐劳之心，志在古之哲医之念，遂进入中医殿堂，并且交了一份完满的答卷——书稿《任之堂脉法传心录》。

由一个完全非中医专业者，到医学学有所成，并且交出总结书稿，分享经验给后面的师弟师妹们，这正是余师愿力所化，也是余师夜以继日浇灌培养、教化的成果。

想起当时在任之堂的场景，王蒋跟我们大家心念动摇，想去畅游武当山。

老师端坐于诊台上，微笑面对大家说，你们谁的心能够像这根笔，插在这笔筒里，沉到底去，天底下你们就没处不可去。但如果不能降得浮躁之气的话，你们哪都不要去，安心读书临证。

随后老师在黑板上写到，凝神静气，天地皆归。

在古老的《千字文》里，讲到最好的修学心态，性静情逸，心动神疲，守真志满，逐物易移。

每每我们追逐外在物欲，心外求法时，老师总在关键时刻点醒我们，让我们收心一处，不要随顺习气，而要随顺圣贤古医的教诲。

于是大家马上打消了出游的念头，转而在圣贤经典，古医籍里快乐畅游。

从此王蒋更加勤于读书，我们读好多书，都是王蒋提前猎获到的，比如《蠢子医》《中医人生》《中医临证一得集》《王雨三治病法轨》《廖厚泽经方临证传心录》……

所以在富康小区，大家共同修学生活的两年里，王蒋埋首于医书中的场景，至今历历在目，天道酬勤，功不唐捐，德不虚弃。

终于这阶段性的脉学成就文稿出来了，这是不间断修学积累的成果，也是余师教导大家要分享带来的硕果。他们的勤学功夫不单让自己得利，还影响到更多的人。

这次再上心庄时，逢十周年庆，再遇王蒋、宛金。

大家的水平已今非昔比，谈吐论述之间，隐隐有超凡之味。但医道长远，正法沧桑，需要我辈共同努力，共同学习。

想起宛金在任之堂抚琴的日子，感叹光阴飞逝，善缘难再……

正好有网友问及师长脉法著作，值此因缘，向大家介绍此书。

我们要以师志为己志，这是真正爱师、敬师、学师！

中医发展任重道远。

祝愿我们任之堂将来涌现更多能为中医发展担当重任的人才。

祝愿王蒋、宛金在医道路上并肩前进，披荆斩棘，成为大家学习的好榜样！

173 前列腺炎的治疗

问：老师，请问如何用中医治疗前列腺炎？

答：成功时要收敛意气，防止气有余便是火，困逆时要放宽胸襟，防止血郁处乃生温。前列腺炎，一般分为急性跟慢性。急性的尿赤、尿涩痛，用一些通利之品，如石韦、车前草等，利小便为捷径，火随水消导而下，就有效果。慢性的或者年老的，大都是以虚为主，气虚则脉瘪，本虚标实，所以要益气利水。

像王清任《医林改错》上就讲到，治疗老人尿道涩痛溺尿，服之如涌泉，用的就是黄芪、甘草两味药。一把气力补足，尿水就排出来，好像打针一样，推力加强时，针水就自然射出来。

有些年老人，尿出来点点滴滴，墙壁都射不上，很容易滴湿鞋子裤子，这是中气不足，推动水液力量减退。《黄帝内经》讲，中气不足，大小便就会出问题。所以直接用补中益气的思路，稍加以利水之品，补气水行，何患之有。

174 打嗝怎样治疗调理？

问：您好！我婆婆感觉身体里有风窜来窜去，还整天打嗝，很长的嗝气，请问属于什么情况？

答：勤是千良药，情为万恶源。气机总是勤通滞。打嗝，胸膈郁滞，腑气不降也。这种情况，我们常在辨证汤方里加颠倒木金散，就木香跟郁金两味药，木香行气，郁金活血，气血上逆不顺处于颠倒状态，木香、郁金二味药能顺之，把这两味药加入一些健脾和胃的汤药中，行气解郁，有画龙点睛之妙。

情欲重的加重郁金，食积重的加重木香，郁金入左关，木香入右关，郁金解肝郁，木香理乎脾胃气滞。

人长期打饱嗝：第一是饭食过多了，吃了难消化的东西；第二是体力劳动少了，无福消受。所以打嗝是提醒我们一要省吃俭用；二要习劳造福。

这样吃药才管用有效。

175 明年安排方剂知识普及

问：您好！请问你们能否把著名的汤方写成一本书，详细讲解一下著名方子的方剂组成原理，方便读者学习使用。谢谢！

答： 读书才恨学问浅，观海方知天地宽。深入经藏，智慧如海，经方典籍，贵于宝藏。这个建议非常好，有一些常见的中成药，或者名方都需要拿来普及。比如补中益气汤、金匮肾气丸、银翘散、逍遥散、桃红四物汤、桂枝汤、血府逐瘀汤、归脾汤等，每个汤方都有道在里面。估计这方剂方面的知识普及，要安排到明年，今年还是偏重于中药知识普及，以及中医基础理论知识普及。

176 口腔溃疡怎么治？

问： 请问，口腔溃疡怎么治？

答： 胸中易动火，口内少吐莲。问君身何健，急躁两靠边。少吃荤，多吃素。口腔溃疡是心脾之火上炎。脾开窍于口，心开窍于舌，所以心莫焦急，脾气要缓，急者缓之。口腔溃疡，是一股急火之状，心地功夫不够的，很容易因为焦虑紧张不安，而反复难愈。

人为什么会焦虑、紧张不安呢？因为太在意眼前的得失了。就像小孩子，可以为一两块钱大打出手，一旦生气就是好几天。可是在大人看来，那都没什么，就那点小事。所以根本不要上心，烦恼就不上心，就不会有病。

而我们现在所计较的事情，房子、车子、钞票等，其实在更高层的人眼中来看，那就像小孩子手中的一两块钱，根本不值一提，所以这个人的气量很重要。

德不广，不能使人来；量不宏，不能使人安。人的量不大，一口饭都吃不安，一个觉都睡不好。这样的话，想不烂嘴角就不容易了。

怎么把量变大呢？要时时处处在利他，念念为大家。人要是不处于利他状态，就没有福报，人要是不为众生，自己的事情就没法处理好。

当我们想通这点时，就决定办中医普及班了。在办班中能帮别人多少，一点都不保留，把每一个缘都当成最好的一次，那种惜福的状态啊，就出来了。

为什么叫有缘千里来相会？大家共聚一堂时，其乐融融，收获很大，因为都缘于一个惜字，你爱惜什么就有什么，你不爱惜什么就没有什么。

同时对待每一个缘分都要像刚开始见面时那样，相逢好似初相识，到老终无怨恨心。

保持初心很重要，所有的烦恼问题都是在于我们保持不了这颗初心，不能够将每一次缘都当成最后一次。

如果能够这样练的话，一个人的度量很容易就大起来，福报水涨船高，真这样想的话，恶灾、恶病就都跟你绝缘了。

177 偏头痛怎么办？

问：曾老师，陈老师：两位老师好！

我白发偏多，有偏头痛的毛病，一生气或累就痛，但出去旅游时，很累了都不头痛，父亲和姐姐也有这毛病。怎么治？

答：放怀于天地外，得气在山水间。可见人在干喜欢之事，虽累不病，若干不悦之话，虽小亦苦。学会知足，将工作生活过成乐受。各随其所欲而治之：哪种情况头痛加重，就尽量回避；哪种情况身体舒服，尽量去做。理论指导实践，实践检验真理。就像徒步穿越，我们是深受其益者，所以才大胆地向大家推广；利他的劳动是最容易获得喜乐的，我们深受其益后，才敢向大家宣传。

中医认为发为血之余，又认为体郁生百病，明显气机不达时头会痛，所以疏其气血，令其条达就行了。

这种情况我们常会用逍遥散加些祛头风的药，比如羌活、防风、荆芥。

但不患风之不去，而患风之复来，还是要加强脾胃土气，需要注意养脾。放下思则气结，久坐伤肉，劳倦伤脾，大饱伤脾，木克土急躁伤脾，这些基本保生原理的功课，要微微做足一些，病痛就会慢慢退失。

178 小儿脾虚怎么治？

问：男孩，口臭，一天几次大便，脾气大。脾虚。用白莲子去心和淮山药煮小碗，行吗？小儿脾虚，有什么好办法？

答：儒者家风当宁静，学人体气自和平。脾为坤土，喜静，宁静者寿稳定致远。这孩子有脾虚，也有胃热。脾虚是倦怠乏力，少言懒动，胃热是口臭气粗，这时该怎么办？运动以养脾，素食以降胃热。

现在啊，好多孩子习惯了无肉不欢的生活，这种方式一旦形成，身体就有排不完的毒。

这些营养过度则成毒素，积在身体里，身体不好受，自然脾气大。

所以啊，要少吃肉，同时要加强思想文化教育。《弟子规》讲，“对饮食，勿拣择，食适可，勿过则”。现在孩子如果没教育好就是父母的过失啊！

父母如果从小让孩子养成挑食的习惯，就把孩子养得不知节制饮食，这不是在养孩子，而是在养病。

所以说啊，零食养病不养命，暴饮暴食，制造暴病，制造火爆脾气。

179 专注是最好的养生

问：老师您好！最近单位组织比赛，每天上午下午练球，经常出很多汗，全身都比较疲劳，寒湿也加重。想问问吃啥比较好，或者有比较好的养生方法吗？

答：松敢凌霜因骨硬，梅能傲雪为心清。内忧外患时要心清骨硬。专心是最好的养生。人会累是因为心先散了，我们在徒步穿越中体会最深。想在茫茫的大山之中穿越，需要平静的呼吸，以及专注的心态。

一旦走神了，人就很容易累；一旦专注了，人越走越能走。

所以我们专注的人啊，像以前老一辈挑一百多斤，走十几里山路，越走腿越活。现在的人，空身而走，还没走十里，东瞧瞧，西顾顾，就累得气喘吁吁，走不下去了。

我们爬山要守住一条：止语。止语的目的不是不讲话，而是不打妄想，寡妄想则神足，寡语言则气足，神气充足，怎么会有疲劳呢?

如果这种状态还会有些力不从心的话，那可能是年纪上来了，这时可以稍用一些黄芪姜枣茶，很快就可以恢复体力。

就是黄芪配些姜枣红糖煎汤，补气益血，这样爬山会觉得有力从脚底涌出，平时运动也能感受到后劲，但这都要建立在把心调伏的基础上才来用药，不然药物都是在助长贪嗔痴慢。

180 脾胃受伤的原因

问：您好！手脚经常脱皮有什么办法？吃维生素B_2一时也没什么效果。

答：疲劳伤脾，脾虚气血不荣，其皮自落。脱皮是脾功能不足，在中医看来叫土不生金。肺主皮毛，脾主肌肉，皮毛是长在肌肉上的，肌肉力量不够，皮就容易脱长不好，而且划伤后，很不容易修复。

所以《难经》上讲，损其脾者，饮食不为肌肤。我们就要去看有哪些不良行为方式损伤了脾。要知道中医养生的最高境界的养生，有一条原则是：永远对己不对人，对内不对外，这叫善养生者养内，不善养生者养外。

身体出问题了，要把内因找出来，是谁损害了我们的脾胃，而不是吃什么能养脾，吃什么能养脾是治标治果，谁损伤了脾胃，是治根治本。

第一，久坐伤脾。

第二，饱食伤脾。

第三，思虑过度伤脾。

第四，饮食生冷伤脾。

第五，煎炸烧烤伤脾。

第六，怒气伤肝，肝伤则木克土也，伤脾。

第七，怨气伤脾，爱抱怨爱发牢骚的，没有一个脾好的。

知道这几点，去调整对治自己，疾病就转弯了。

如果养生没有那种对治自己的感觉，这都不是真正的养生。

181 小孩手足口病怎么治？

问：小孩手足口病怎么治？

答：手足叫四肢，皆为脾所主，口乃脾开窍之处。手足口病不是每个小孩都会得，为何有些小孩得，有些小孩不得？脾虚湿盛的小孩容易得。大家看，瘟疫大都出现在哪里？

第一，古人讲，“大兵之后，必有大疫”。也就是说，像战场那样发生多次战争的场所，容易招来瘟疫，所以瘟疫大都在城市或人口密集的地方流行。为什么？这些地方，人们处于竞争、斗争状态，心神憔悴，心气浮躁，抵抗力虚而外邪却蜂起，所以疾病就很多。

第二，垃圾堆旁病菌多。垃圾食品吃多了，即使不得手足口病，也可能有其他令人头疼的病。现在的孩子大都吃过垃圾食品。

大家可以去查查十大垃圾食品，像煎炸烧烤、甜品等各种保质期长，又加了大量防腐剂、添加剂的，对人体健康都会有影响。

饮食安全，决定生命安全。现在人苦就苦在，吃不到自然的食物，喝不到自然的水了，这样自然就没有自然健康的身体。

第三，闲人多病，懒人多疾。人处于闲懒状态就是病态，经典上讲，忧劳可以兴国，豫逸可以亡身。这忧不是悲忧，而是先天下之忧而忧；劳不是劳心，而是习劳苦，劳其筋骨。

这豫逸就是太安逸，像张仲景所讲的尊荣人，养尊处优的人，他们内心是很苦的。逸乐的乐是暂时的，它会带来疾病缠身。

所以不要放纵欲望，人就不会有各种恶灾。

182 药酒调配比例

问：您好！请问一下药酒的比例怎么配？可否反复泡？谢谢！

答：酒气行血，仙家饮之，酒乱性情，佛家戒之。要看是什么药酒，一般的药酒可以反复浸泡几次，第一次会浓些，这酒必须完全浸泡过药面，药酒的浓淡，决定了喝的量，补酒泡浓了，就可以兑水喝。

外用涂擦的药酒，像两面针泡酒，治疗蚊虫叮咬伤，有止痒止痛之妙，可以反复泡好多次都有效。

183 关注对治自己的习气

问：老师，感恩！偶然的机会从天涯上看到，就一直

“追踪”。不能说自己学到了好多，毕竟没基础，但至少改变了一些生活习惯，至少开始关注自己的身体状况了。真的谢谢！愿所有的众生都健康地生活！

答：求学如同蜂采蜜，十里八里皆可去；读书好似燕衔泥，一丁一点都勤积。当一个人开始关注对治自己习气时，他的命运就开始转变了，他的烦恼、病苦就开始减轻了，为何呢？改过必生智慧，智慧增则烦恼减。慧可医愚，智能救痴。

当你指责别人越来越少时，抱怨外环境越来越少时，幸福和健康就越来越多了。为何那些圣贤人物，即使身止诸苦中，如是愿心永不退？他们有智慧。

因为自古以来读那么多圣贤书，才发现人如果不利他，发大愿，都没有真快乐、真幸福可言。须臾离利他之心，刹那入烦恼苦海。

184 抑郁的两种解法

问：老师好！今天早晨起来头好晕，一动就天旋地转，刚刚吐了些酸水好多了。前两天早晨起床很累。7月22号也晕过一上午，不过没吐，躺床上休息了一两个小时就好了。我想是不是想的太多的原因呢？或者是因为长期服用抗抑郁药物？一直想停但怕复发或副作用而未停。

病还没好，还没来得及吃早饭，这种情况下能工作吗？担心不知道哪天早晨起床又这样。感觉这次休息并不能缓解，一阵阵的，我现在什么都不想做。

答：我的最新领悟，欲通郁，有求皆苦，无欲则刚。无欲寡欲精神爽，有思多郁气血伤。抑郁有两种解法：一种是劳作治郁；一种是利他忘郁。

现在抑郁症越来越多，为什么？劳作少了，加上私心重了，私心越重，气量越瘪小，越容易短气不足，同时越不爱劳作。越懒惰，一懒一切懒，只要有一点懈怠松散后，处处都懈怠松散，连气血都周流不畅快。

现在看起来抑郁好苦，如果还没有到茶饭不思、坐立不安的程度，那苦啊还没真到。现在人们为什么普遍心不安呢？原因之一是学问没办法落实到实处。

以前人读书可以读出快乐来，读到乐以忘忧，拿起书来就没有抑郁，为何呢？对学问深切爱好，对周围人很有感情。

结果学习听经，忘了自己，忘了时间，哪有多余的精力用在抑郁上呢？

现在学为私用，越学就越闭塞，有一丁点有利大众的，都不乐意去做。更有事先问一下自己受不受用，没有眼前利益都没动力去做。

若这样念念都在贪着、贪欲上，烦恼就断不了了，人一有贪着，不管身处顺境逆境都生烦恼，不管是穷苦的还是富裕的，都很痛苦，有求皆苦啊！

苦怕什么？就怕你无欲。无欲则刚，无求心安。

所以这些抑郁症，还有一切人事境缘，都是在考试，考大家有没有过了“贪着”这一关。一个真正自爱的人，他是时时爱他人的，且能去除掉自己自私自利的习气，是真爱自己。

大家可以看看崔瑗的座右铭，讲了十句一百个字，每一句都在讲好的修学心态，好的为人处世心态，都是经过千锤百炼得来的。

现时代有很多病，要靠修习、养生愈病，只停留在药物与睡眠作息、饮食层次上远远不够，没有融进修习意识的养生，不是上等的养生，没有融进修心炼性的治病，是很难治根治本的。

所以我们常给一些有缘的病人开出一条医嘱，每天回去看一个小时或半个小时的圣贤教育光碟，不需要看太多，你每天看一点。

宽为限，紧用功，功夫到，滞涩通，身体啊，有好多结节疑惑通不了，那是用功不够，听经闻法是很长一个人心性功底的。

如果一个人对传统文化的智慧这么渴求，跟饿了想吃饭，渴了想喝水一样，那么你的身体啊，不会有难治的病，不会有解不了的烦恼。

所以在常规用药的基础上，如选择一门定课来长期熏修，比如可以看蔡礼旭老师的弟子规讲座，人要是性格上没有什么偏颇，也不会有各种难治的怪病。

药性是在调和人性。药有寒热温平，人有正邪善恶，药有偏性，人有偏性，人的偏性更需要靠自己去修。

所以定课太重要了。现在很多人严重低估了这听经闻法作定课的价值，不能亲身体会里面无边的利益。这些都不是言语能够描述得尽的，但如果能坚持3个月后，自己就慢慢改变了，不坚持的话，也就没办法了。

这也是怪病顽病，治根治本的最后一招，也是最有力量的一招。

185 癌瘤出现的常见原因

问：您好！我朋友介绍我来向你们求助的。我是非霍奇金淋巴瘤患者二期，1988年出生。在2014年7月，发现病灶在鼻子和颈部，后面经过24次放疗和4次大周期的化疗，在去年年底结束治疗，回家调养。今年7月复查，双肺出现淋巴结，右鼻有新的瘤，不过都不大。住院后因为反复高烧，连续20多天都没有查出缘由，做过化疗、放疗的病人白细胞和血小板都会降低，我当时也是将近休克值了，而后用强制手段打了激素才控制了体温，强行打了减剂量化疗药，才抢回这条命。在10月中旬还需要做化疗，因为肺部和右鼻里的肿块没有改变。早两天出院后在家里喝中药调养，中药才喝两副，这两天头晕，想睡觉，肚子里就像有个温火炉一样。想请医生帮我看看，我这样的情况，应该怎么办才好？拜谢！

对了，这是我现在服用的中药方：黄芪20g，太子参15g，首乌20g，灵芝菌15g，白术10g，茯苓10g，怀山药20g，黄精20g，生地黄20g，百合20g，枸杞15g，甘草5g。体外培育牛黄（3g装）我把它另外煮水喝不知道方法对不？当时医院医生没有告诉我怎么用它。另外，每天要吃三五个鸡蛋白，因为白细胞和血小板低。

答：松敢凌霜因骨硬，梅能傲雪为心清。骨硬心清，是抵抗力之根。癌瘤暴发越来越频繁了，以前一个镇里有一两个都很新奇，现在一个家族出现一两个都习以为常了。温水煮的青蛙最后会被烫死，最后也不知道为什么。

跳出来，要趁早，跳出思维习惯，跳出生活习气，这才是正道，而且要及早跳出。

孔子对病危的司马牛讲过，“斯人也，而有斯疾”。

因为是这样的人，才有这样的恶病，没有改变人生观、价值观，病很难改过来。

那么应该如何跳出这种固有的人生观、价值观？

师父讲过，没有观世界，如何有世界观。

很多人会觉得太遥远了，但如果能确实做到与世无求，与人无争，对自己身心确实有莫大利益。

现在癌瘤被制造出来得那么快速，主要有这四点常见原因。

大家可以去看一下复旦大学青年教师于娟的遗嘱《此生未完成》，这都是给大家敲醒警钟，识迷途其未远，觉今是而昨非。

第一，不良饮食习惯。暴饮+暴食=暴死，如果无肉不欢，嗜荤如命，身体血液酸化，就爱长病。那些所谓的珍馐美味啊，其实在营养跟味道上，远不如萝卜白菜。

生活要回归越简单，人才越自在，越朴素，气机才越调畅。

第二，不良睡眠习惯。早睡早起身体强，常常懂得晒太阳。越是普通的常识，现在人们越不重视。按照欲望来，想熬夜多久就熬夜多久，没有不熬出病来的。按照自然规律来，自然就少病。

第三，压力大，身体差。拼命地加班跟长期的熬夜，不断给自己加压，钢铁都会断掉，何况血肉之躯。怎么看出自己压力变大呢？不用到医院刻意检查，拿镜子一照就能照出来。如果你看镜中人越看越快乐，越看越顺眼，越看越高兴，那么你不在压力大的状态。如果你看镜中人，越看越痛苦烦恼，看不出阳光笑脸，那么癌瘤顽疾的根，已经悄然长起。

喜乐啊，是疗伤的圣药，高压啊，能让人脏腑骨髓枯槁，脏腑垮倒。

第四，环境问题。碰到大病、重病怎么办？尝试过一种乡村生活，远离都市的喧嚣。身体得一大病，是提醒我们要回归自然，自然能够为我们疗伤，我们是自然之子。可是，如果你不回归到自然的怀抱，自然也没法把你的伤医好。所以尽量归田园，归自然。

这些所谓的顽疾大病，不是老天在惩罚我们，而是在提醒我们要迷途知返，是给我们敲醒警钟。

所谓的癌瘤不过就是判了死刑，关在监狱里，但是这死刑什么时候执行，却要看你的表现。有人判了死刑，结果他劳改心改，改造得很好，结果变死缓，死缓后又不断再缓，缓到最后，无罪出狱。人需要改过自新啊！不改过自新，没有任何人能够帮得了自己。

186 闲采灵芝忙种菜，闹磨豆腐静参禅

问：老师您好！我今年25岁，高中时无知沾染手淫，有七八年历史，这七八年疾病缠身，异常艰辛。去年底得知身体差是手淫导致，果断戒除邪淫已有七八个月，身体在不断恢复。前三个月在余浩大夫那看病，治疗两个月，遗精控制住了，上次余大夫说可以自己恢复了，不用去任之堂了。现在感觉身体还是较虚，尤其气虚，体力、精力差，总是精神不振，容易焦虑、担心，睡眠也不太好。老师，我应该如何调理身体，恢复健康？谢谢！

答：孙思邈讲，精少则病，精尽则亡，不可不思，不可不慎。你去过老师的心庄，知道心庄大门上有副对联是老师写的，对联上写着：

闲采灵芝忙种菜，闹磨豆腐静参禅。

这里头已经把中医养生、养心的道理讲完了：一个闹；一

个静；一个闲，一个忙。

闹的是外境，静的是内心。万法本静人自闹，为何会闹？有欲望它就闹，离欲清静，无欲则刚。离开这些欲望啊，人就越来越清静，清静了天地时刻都为你充电，为你灌顶。人能常清静，天地悉皆归。

闲的是心态，忙的是身体。有位老寿星，一百多岁，生活还能自理。人家问他寿康之道，他笑笑说，人家算八字，我就守这八个字：养身宜动，养心宜静。

让身体忙起来，动起来，你就没有时间去打妄想。

俗话说，人闲话多。又说，无事生非。当你没啥事可干时，心中肯定起是非妄想，就会折腾身体。

所以越忙啊，人越充实。像大家在心庄里，哪个忙得最厉害，哪个吃饭最香，睡觉踏实，身体就最健康，所以忙身体而养心，是非常厉害的养生。

苦活、忙活是长命人做的，劳身而逸心是关键。现在啊，最怕你身体忙了，心也急了，这样干活啊，就养不了身体，心要闲、要静。

就像地球可以常转常跑，太阳可不能乱动。《黄帝内经》讲，心动则五脏六腑皆摇。所以欲望纷飞的人，最后往往身体不好，话多的人，到最后很可能中气不足。

比如男的有前列腺问题，女的有妇科问题，如子宫下垂等，这都要从修心去调理。所以这个心啊，要闲，怎么闲？

在传统文化中心，上下课时都会放一首《四季歌》：春有百花秋有月，夏有凉风冬有雪，若无闲事挂心头，便是人间好时节。

人没有这些闹心的事啊，而且能够对境不闹心，慢慢地你就离欲清静，清静是不长病的。

病是一团烦乱的心，是一股没法调伏的能量，你能调伏了，它自然病不起来。《千字文》上讲，性静情逸，心动神疲，守真志满，逐物意移。

所以大家拿这句话观照一下自己的身、口、意，很快你就勘验出自己是在走向健康，还是在走向疾病。

如果你整天都抱着遥控器，在选哪个节目好看，都拿着鼠标在点，拿着手机在抹，看哪则新闻更新颖，那么你已经进入逐物意移，心动神疲的状态了。

节目繁多，无非耗人气血，花样百出，都在乱人心神。

所以身体啊，就没有饱满的精神。

人之所以会焦虑、疲倦，是因为欲望纷飞。欲望越大，越容易焦虑。减少欲，就是在增加能量，所以大道贵简，为道日损。

把用于关注外面的精气神通通都收回来，脏腑在饱餐一顿后，它的消化能力会超乎你想象。以前消化不了的东西，它通通能消化。凭什么？无欲则刚。

不外求，脏腑经脉功能，强到你都想象不到，所以一句与世无争，与人无求，在每个境缘和念头上，你都融进去修炼时，三个月气质就有转变。

现在好多人啊，身体是不到黄河心不死，不到最关键的时刻啊，就是不肯对自己的欲望“赶尽杀绝”，大都是在养病，而不是在养健康。

所以长痛不如短痛，像上次有位学员一进到山里，就把手机丢到一旁不管了，大家问他为何能够做到如此潇洒。他笑笑说，我来山里就是求清静的，如果还让手机牵绊着，那就空来一回了，最后结果他收获最多。

所以啊，你去过心庄，心庄的立志文会不会背啊？背了会不会落实呢？落实后能不能持久啊？家务有没有多勤做？冷暖还恋不恋床？有没有跟人争个口舌长？有没有看到自己的过失？若身体伤精这么多年，没有百日筑基的功夫啊，很难彻底改变过来。

所以这段时间要常读善知识，以善友为依，听经闻法，不断熏修，久久必有成就。

187 小孩身上起痱子怎么处理？

问： 老师，您好！请问1岁半女孩现在额头、脸部、后颈、手臂起红痱子，怎么处理？不太痒，就红色的，一粒粒痱子。谢谢！

答： 若要小儿安，三分饥与寒。常规的外用药再配合清淡的饮食。额头脸部对应的是人体的阳明胃肠，后颈是足太阳膀胱，胱肠的通利很重要。如果孩子大便不畅，说明奶粉等高营养的提纯品要少吃了，吃粗糙一点，把浊气排出体外就好些。不要关心过度，七分饱是对孩子最好的关怀。

188 牙龈出血怎样调养？

问： 抓药错了，吃了之后会不会有什么副作用？

老师好！我早上刷牙总是牙龈出血，怎么回事，应该怎样改善生活习惯？谢谢！

答： 改过如割草，成才似栽花，都须善护念，不容有失。

要看是抓什么药错了，普通的山药、白术、薏苡仁，不会有大的问题；可如果像附子、麻黄，不对证了，就是毒药，对证了是良方。

牙龈出血分虚实，牙龈属于阳明胃所主，所以胃气不降，脉象上亢，容易焦灼的，可以用些竹茹煎水服用，但要少看电脑、手机、电视了。

虚则责之在脾，因为脾主统血。脾开窍于口，脾虚则无力摄血，所以归脾汤不仅治疗脾虚崩漏，还治疗脾虚牙龈容易出血。

同时还要多看养胃五点，看哪些行为伤了脾胃，把它们对治掉，就好了。

比如，思虑过度；比如，久坐不动；比如，暴饮暴食，胡吃海塞；比如，嗜荤如命，无肉不欢。

189 爱咬指甲怎么调治？

问：医生，您好！请问，爱咬指甲是什么原因？

答：高人读书夜达旦，清溪绕屋花满天。忘我注内去学习，就少有些怪行为纠缠。一般是肠子里头有积，饮食不化，肝气郁滞，不得疏泄条达。指甲乃肝之余气所化，就像鸡爪善于疏达，所以要疏肝健脾。

一方面，不要饱食伤脾，把身体搞积了；另一方面，家庭关系要调好，不要搞郁了。饮食没积，情志又没郁，何病之有。

比如，保和丸配柴胡疏肝散，解郁消积，对于一般食积肝郁，疗效神奇。

190 《易经》与中医

问：老师，您好！能不能讲讲《易经》与中医？

答：孔夫子读《易经》时，居则在席，行则在囊。这种书不离身的精神远重要过要读什么书。古人讲不知易，不足以为中医。

学《易经》有象数理之分，大家要先在理上通了，理得则心安。

《易经》的核心是这一句话，积善之家必有余庆，积不善之家必有余殃。

这余庆是说喜庆啊，连绵不绝；余殃是指灾难烦恼无休无止。

大家学《易经》的过程中，如果学到愁眉苦脸，说明已经误入死胡同了。

有位老师善《易经》，他学生想学，但他说，现在不适合教。

因为学了容易钻牛角尖。这是性德功夫不足时，没法厚德载物，所以还是要在德行上加功夫。

《三字经》讲，“为学者，必有初，小学终，至四书”。

学问之道有秘诀，就是循序渐进，由易入难，由浅入深。

大家也可以看一些《易经》方面的解读读物，以广见闻。比如曾仕强老师讲的《易经》，结合管理与家庭，还有《易经的智慧》这个比较适合初学者。

191 用嗓子太多的日常保养

问： 老师，秋天来了，上课压力比较重，嗓子用得太多，平时怎么进行中医保养啊？

答： 平时不说无情话，每日常观有用书。像秋天比较干燥的时候，用嗓子比较多，就很考验肺部的津液。这时润肺之品有好多，比如，百合、雪梨、麦冬，这些色白都可以入肺、润肺，养咽利气，缓解压力。

但是养阴之品，大都偏凉利，小饮即可，不需要长期服用。

对于老师来说，经常用眼，用咽喉嗓子比较多，气机容易上越，所以容易得咽炎、眼胀等职业病。

我们当地也有几个老师得这病，反复难愈，我们开了玄麦甘桔汤，他们说以前也吃过。

我们说，吃过了效果不理想，不是药物辨证问题，而是习气重，可以把不良习气调调。

于是建议他们下午赤脚在操场上走个十来八圈，气归田，很快就提高了晚上的睡眠质量。

就用玄麦甘桔汤四味药，就把咽喉干燥、声音沙哑缓解了。

为何呢？赤脚走路就是降气，肺气肃降，则诸经之气莫不服从而顺行。晚上睡眠好了就是在生水，肾水一生，就会反过来滋养肺金，这样有金水相生之妙，咽喉就不再干燥。

192 老人皮肤长斑点怎么办？

问：老师，您好！我的问题是，父母年龄大了，夏天我偶然发现他们身上长了些小白点，很小，不仔细看根本注意不到。胳膊上，腿上都有，现在还不多。请帮忙解答是什么原因。谢谢老师了！

答：为人知足心常喜，与世无争身自安。现在很多老人家年纪大了，皮肤长斑、长点很正常，为什么呢？排泄功能减退了，多余的营养物质、代谢物质，不能撤出身子，是因为缺乏出汗习劳。

老人最怕享福不动，一享福就折福，饭都吃不下，屎尿也排不干净，堆在身体里没有不发病的，所以古人讲，无汗道不通。

你身体不适当出出汗，脉道是没法通畅的，所以真正孝顺的儿女要做两件事。这两件事能够大大地帮到父母。

第一件是常回家看看，用喜爱之心帮助父母解开郁病。

第二件是在家里可以帮父母捶背按脚，同时还可以带父母出去徒步行走。记住不是坐车旅游。坐车旅游，那是搞激情兴奋，而且舟车劳顿辛苦，不如徒步穿越殊胜。可以三公里也可以十公里，人越来越会走，越来越高寿。人越来越不想走，越来越短寿。

所以全家总动员太重要了，不仅是在孝敬父母，而且是我们自己身体素质提升的需要。

就像这次大家来山林生活体验，我们的义工老师说，真要感谢你们的到来，如果不是你们，我们都一直伏案奋笔疾书。

因为你们，我们得到了放假跟放松，所以我们办班就是休息，跟大家一起休息也是在提升我们的体能跟耐力。

老人身上长斑、长点，这是脾胃衰退的表现，损其脾者，饮食不为肌肤。这是《难经》上讲的，脾胃衰老退化受损后，吃的营养不能很好地供给皮肤，这叫土不生金，结果肺金主皮毛功能减退，皮肤病就来了。

所以常有些老年人皮肤干燥，秋冬天瘙痒厉害，甚至皮肤上有些瘀暗点，我们要他服用山药粥，培土养脾，色白补肺质黏润肤，这皮肤干燥跟暗黑点就减轻了。

但关键还是要注意养胃五点，多看《老老恒言》，这部养生典籍是送给老年人最好的寿礼，是送给疑难慢病者最好的福音。

将来我们大家可一起来学习《老老恒言》，为父母健康充电，为自己将来身体加油。

193 脚底干燥，走路会痛，怎么办？

问：老师，您好！我对象的脚底干燥，厉害的时候会开裂，再厉害的时候走路脚会痛，请问是什么原因造成的？谢谢了。

答：人无静气肤易燥，神可安宁皮自荣。《难经》讲，损其脾者，饮食不为肌肤。《黄帝内经》又讲，脾主四肢。还是一个水谷精微没有充分运化到四肢去，中焦如沤的功能减退。

走路痛不要怕，一个是说明路走少了，一个是说明走路时这心态没有端正好。一切言动，都要安详，十差九错，只为慌张。

人着急了，营养都内耗掉，分布不到需要的肌表去，所以我们徒步穿越要用缓慢安详法，持久、坚持，你走完后，觉得身体还有后劲没完全用出来，还能走更远，说明你这次穿越成功了。你走完后精疲力尽，都快趴下了，说明你没有把握好念头、呼吸跟脚步节奏。

养生是一门高深的学问，不是说你拼命地在那跑步机上跑，运动一小时，就能出效果。这需要一些心性法门来护持，比如这次穿越加进一个利他精神后，你看大家容光焕发，根本不需要任何美容养颜药。心中喜乐了，那水谷精微都往五脏六腑、四肢百脉敷布，没有一处不充溢着营养的。

最后李老师惊讶地说，我想不到，以前我在香港地区时，走这一半的路都走不好，因为我膝关节伤过，韧带也断裂过。而这次全程三十多公里，居然可以走个来回，还意犹未尽。

大家看，是不是方法很重要啊！

194 老人如何养筋骨，如何养老？

问：师兄，六时吉祥。今天看到养筋方，家父半年前右手撕脱伤，桡神经高位重损，至今手腕只能抬到三分之一的高度，手依旧无力。上了年纪的人，脾气也一时难改，肝火旺。很想多知道一些养筋骨的知识，也想学学如何面对年近衰迈的父母。我是一名高中教师，学生中有不少人沉迷于网络与手机，师兄的这个平台教了我许多思路。我每天抄其中一小段正文文字在黑板上给他们看，另外，准备把你们写的中医小故事放在班里的图书角上。小孩子们心中的“杂草”太多，我就跟着师兄们学种庄稼，用好的替换掉不好的。如果师兄们有很好的保健操，也请多多在平台上教学。之前按揉后溪穴的讲解，真的帮了这些成天低头看书、看手机的孩子们。真的很感谢你们潜移默化的帮助。

最近埋头抄笔记一会就觉得心脏（胸中）有东西在那儿梗住了，揉不到，运动一会好些。但一埋头写字，过会又难受了，请问这是为什么呢？另外，这两天怎么不更新指月系列了呢？

答：每闻善事心先喜，得见奇书手自抄。抄书之前提乃乐善好学。养筋方其实就是养肝方，肝藏血主筋，白芍、巴戟天、酸枣仁、熟地、麦冬，这都是以养肝肾精血，安神，助血归于肝、精藏于肾的方子。

但老人还有一点肌肉无力，上了年纪有皮损存在，所以还要加强些健脾的力量。

现在社会有两大问题：一是养老；二是育幼。这两大问题解决了，社会上不会有太多大问题。

现在有两种现象存在，一是外在诱惑，这比古人那时强大上十倍、上百倍；第二是内在定力，大众的定力比古时弱数倍。

这样就可能会造成一种局面，大家都容易被物欲牵着走，打游戏助长暴虐心，看玄幻小说增长贪嗔痴，阅读各类不健康影碟助长欲望。

结果呢，就可能会凶多吉少。

这该怎么办呢？我们如果真要用功修学，成就会远超古人，因为逆增上缘越大，成就起来，功夫越高。

就好像跑惯山路后，再跑平地，水平就会超凡。

确实中医的普及要从娃娃做起，养生何必待老年，婴儿养护最为先，童蒙有知又有慧，不信请君问万全。

万全是古代一个儿科王，非常提倡孩子养生保健教育，养成一辈子的好身体。

现在保健操到处都有，关键是要长期熏修，包括学校的广播体操。人如果按照太极、瑜伽的速度去练，练出来的功夫就很高了。

包括我们圆运动功法，还有接下来要给大家介绍的十二生肖仿生功，这些都能够把身体平时运动不到的地方运动到。凡身体气血不到的地方就容易长病，这些体操设计的目的不外乎让气血周流，病不得生。

现在很多人心胸都有气郁，因为伏案工作，看电脑太多，所以这个扩胸运动很有必要常修炼。还有走路要挺胸，不要把头耷拉下去。

形体的调整，有利于气机的对流。形体构造扭曲了，像久坐沙发，趴在电脑旁，都会造成心肺紧塞憋闷，精神不振。

这时多按揉内关穴，推拿劳宫穴，还有点按捋顺足三里，就能快速缓解心胸中梗塞阻力。求贤急似渴思饮，爱书犹如蝶恋花。用蝴蝶爱恋花朵的那股劲来抄书，怎么会累？

小指月系列之名医传已经出成系列书了，现在微信上的内容非常多，怕大家看不过来，所以对于已经出成书的文章就少发了些。

195 如何调肝以条达气机？

问：经常月经期前胸部疼，几年一来感情抑郁，近日检查乳腺增生，如何治疗？

答：退一步海阔天高，让三分心平气和。有人月经来前头痛，有人胸胁胀满，有人腹痛膝痛，看似表现症状不一样，总的来说都离不开一句话，女人经水不调，皆是气逆、气郁。

所以要理顺气机，理顺肝的气机，因为肝主一身之气，上行巅顶，旁通胸胁，下络阴器少腹足下。

怎么样调肝呢？如何让气机条达？可从五个方面来调。

第一，饮食之道，少荤多素。

现在好多人脾气大，身体差。为什么脾气大？肉吃多了，运动又少，多余的营养得不到疏泄，就会发为脾气。

有个小孩子老吵着妈妈，为何呢？营养太丰富了，妈妈又少带孩子去锻炼，结果孩子营养有余，就要发闹。

我们让她给孩子少吃点，然后带孩子去走路，一走路回来，孩子就不闹了，睡觉非常好，根本不再有闹夜的情况出现，可见这饮食太重要了，饮食过度，人都容易自动烦闷生气。

第二，运动之道。就像上面讲的，运动让能量有个出路，没有出路对流，人就很容易急躁。等运动疏泄完后，人周身就舒泰了。

修行者有一个习惯，即身体的能量、气血如果没有炼化完，就不轻易睡觉。目的是保证一觉到天亮，而且睡得深沉。

所以他们傍晚甚至晚上都会行禅、跑香，而且严格控制饮食。

持戒的目的不是束缚，而是为了身心自在。定课的目的不是为了把人定死，而是把恶习气、坏毛病给炼化掉。

所以孩子要想有稳定的身体状态，需要有稳定的运动功课。这种规律性一旦打破，人长时间好吃懒做，身体没有不长病的。

第三，心性之道。为什么看这不顺，看那不顺？因为自己境界没提升，因为自己还是往外求，有求皆苦。只要往外求，就没有能够真正顺心的。

当一念往里修时，那种怒气、对抗、占有、控制的矛盾马上化解了，这都要自己去实证。

第四，家庭之道。人在家中，如鱼在水中，家庭关系紧张污染了，好像水不清澈受污染了，那水中的鱼就不好过了。

这时该怎么办呢？全家总动员，从我做起，学习传统文化，学习齐家之道。

一个家庭如果没有一些家道、家风，这家中就会乱糟糟。为何中华民族能延绵至今几千年不断绝，良好的家庭教育是重要原因之一！

没有了家庭教育，没几代家风就会断了，所以《了凡四训》上讲，忠孝之家未有不绵远而昌盛者也。

第五，修学之道。学能够医愚，病在观念，福在受谏。人只要停止了学习，好多烦恼问题就会不断地升起。活到老学到老，靠不断学习，提升自己，问题就会不断化解。

关于如何修学，掌握哪些好的修学心态，我们在微信上发了早课《座右铭》，大家可以去仔细品读。

最后，就是一些常规的药物调理，像疏肝、解郁莫过于逍遥散，还有我们常用的橘叶、丝瓜络、玫瑰花，这都能够加强逍遥散疏肝解郁，通络理气的作用。

乳腺增生就是那团气郁在那里，内服疏肝解郁，外用拍打按摩，或春风拂柳，把气机转圆很快就好了。

196 小孩的问题首要在调饮食

问：老师，您好！小孩总爱撩衣服和捻别人的耳朵，喜凉，睡觉烦躁，耳鸣并且胆小易惊。是否符合钱乙先生的“手寻衣领乱捻物，泻青丸主之”？可以服用泻青丸吗？请老师赐教。

答：安仁行义，福垂子孙。安子莫过树家风。小孩烦躁好动，肝气有余，而且烦躁喜凉，乃有郁热，可以用蒲公英之类的微凉肝热，带解肝郁，而且不伤中焦。

但要注意饮食，现在很多家里炒菜都炒得过油，过燥火，这样养出来的孩子脾气自然容易急躁，所以饮食要清淡，水煮或清炒为主，不要爆炒、油煎太过。

小孩的问题主要是饮食问题和受风寒的问题，是最为常见的问题。

小孩子脏器娇嫩，一旦吃这些爆炒、油煎之物，这些脏器很容易就变硬，柔缓之性，很容易就变刚强。

所以会养孩子的妈妈，都懂得给孩子吃些清淡的食物，清清淡淡，平平安安。清淡的食物，虽然没有吃香喝辣那么过瘾，但从长久来看，它疏肝解郁，撤火下行之功，不亚于你服用泻青丸、龙胆泻肝汤。

197 中耳炎

问：老师，我中耳炎一年了也不好，咋办呢？

答：心寄窍于耳，九窍通心，心中动无名火，耳窍生有炎烟，叫气得七窍冒烟。损其脾者，营养精微不能修复七窍，这在《黄帝内经》叫脾病则九窍不利。

所以慢性炎症必责之在脾，脾健则炎症自缓。那些炎症说穿了就是一些痰湿跟津液包裹在一起，脾的运化功能减退，又长期暴饮暴食，嗜荤如命，烟酒不忌，熬夜不断，这样身体消化炎症的速度，赶不上你制造痰饮炎症的速度，所以迟迟难愈。

像这种慢性中耳炎，都不是简单消炎能解决的问题了，必须要恢复脾主健运功能。仔细阅读养胃五点，保生四要，把脾胃功能恢复过来，然后稍微用些六君子汤加减变化，比如窍闭痰郁，可以加苍耳子、辛夷花、菖蒲，你就可以体会到平常之药有神奇之效。神奇不在药物汤方，而在你已经让饮食作息回归正常。

198 神经性头痛

问：老师，我家婆婆有神经性头痛，每天早上五六点就会痛一个多钟，每天像闹钟一样准时。我按《药性赋》说的用川芎、香附、甘草，打粉给她吃，吃后好了很多，连手脚麻痹抽痛的症状都消失了。但有一次在吃药的同时，吃猪脚姜醋之后就加重头上的刺痛了，现在药不敢再吃。

老师，她现在的情况是因为药把姜的燥热引到头上了吗？因为那里不通，所以刺痛加重了对吗？她老人家因为生儿子时留下的后遗症，每次痛都是右边额头上方痛，头痛的部位怎样说好呢？是右边额头发际上方，人很瘦。现在应该给她吃什么药好呢？

答：德从宽处积，德余不危，心急火燎者少有，不痛症缠身。这叫诸痛痒疮，皆属于心。神经性头痛，有不少是肝郁气滞，燥火上攻导致的，特别是生气后加重的。用川芎、香附、甘草，血中气药，气中血药，气病总司，上行头目，下行血海，旁开郁结，令周身之气，通而不滞，血活而不留瘀，气通血活，何患痛之不除。

久病有瘀，当头部刺痛日久后，里面容易因为气滞而导致血瘀，特别是怒则气上，血郁于上，瘀血会加重。

所以遇事不急，遇事不怒，非常重要。既然生气紧张后，头痛加重，为什么不修缓和从容的老人道呢？

老人道修得好，病痛会日渐减少。

生孩子时留下后遗症，右边额头上方痛，右部浊瘀不降，又属于胆经所过，可以考虑用春风拂柳，疏肝解郁的同时，再用金鸡独立，降气排浊。

在运动法门上面多用些功夫。很多身体经脉堵塞不通之处，是因为没有运动到那里，单靠药物去通，力量极其有限，练圆运动功法可以强大药物的功力。

199 三岁小儿虚汗、舌苔厚白

问：我儿子三岁，老出虚汗，睡觉时更明显，舌苔厚白，容易受凉。这该怎么办呢？麻烦老师了，谢谢！

答：若要身体安，淡食胜灵丹。小孩子出虚汗，腠理不固，舌苔厚白，易受凉，乃脾虚湿盛，所以健脾益气，除湿消积，把握这个大思路，就不会那么容易出虚汗。

身体里有堵塞的东西，汗就会被逼出来，身体里有亏虚之处，汗就固密不住，所以，现在很多孩子是因虚致积，因积又加重其虚。如果不靠七分饱的清淡素食，再配合健脾益气，培土增强抵抗力之法，这疾病很难彻底转过来。

200 女性掉头发

问：两位老师，感谢你们的回复。看到9月8号你们对女孩子掉头发的解答，我最近也有同样的困扰。头发掉得非常厉害，我自己判断是烧焦型。渐渐地我找到了规律，背上和头皮时不时地会一阵阵发热、出汗，只要一出汗，头发就掉得厉害。汗为心之液，那么光是背上和头皮出汗又说明了什么问题呢？还有，我特别怕冷，听从中医的建议不吃生冷的东西，水果之类的有两年没吃了。今年夏天特别怕热（以前都是特别耐热的），这个现象和上述背部、头皮爱出汗是不是都与我不吃水果有关呢？虽然问题有些雷同，还是希望老师能在百忙之中帮助解答。谢谢两位老师！

答： 儒者承家先孝悌，学人报国在文章。读书人能够为国答疑，替民解惑，亦是幸运，功夫全在文章。冬天怕冷是阳气不足，夏天怕热是阴血不够。《黄帝内经》叫，阳虚则外寒，阴虚则内热。既怕冷又烦热是什么问题，是阴阳两虚，整体的免疫力、抵抗力下降。

就像老人或早衰的人，天气一变化，他就受不了，非常敏感。这人啊，一气周流力量不够大时，外界一变化，身体就跟不上。

所以不是水果问题，而是自身体质没有强悍上去，利他付出的事情做少了。喜乐能够生阳，习劳能够长阴，就是长肌肉气血。

这人过得好不好，健不健康，就看他的嘴。这宝船嘴，嘴角往上翘，欢容喜笑，身体就有用不完的力道；这嘴角一噘，一个抱怨马上把所有能量通通消耗掉。

所以要常练这张嘴，对于妻子道来说，要多干活，少噘嘴。这活少干了，身体力量就会减退，叫失健。这嘴一噘了，就像翻船一样，垂头丧气，百脉闭塞，就叫失康了。康就是康庄大道，健就是有力，康就是通畅。

你不喜欢干活就没力气了，不喜欢笑脸迎人，不喜欢乐于助人，脉道就不通了，既没力气又不通，那就叫失去健康，就会得疾病。

所以，所有问题都是表象枝末，回去练两招，直指根源。

一是习劳知感恩。

二是善言不离口，把闭塞的百脉笑通开来。

微笑是一种布施，自利利他，嘴巴轻轻往上扬，你身体立马充满正能量。

汗为心之液，既然是烧焦型的，为什么会烧焦？是因为心先焦了。我们现在开讲蒙学，从《小儿语》开始，这《小儿语》不单教小孩，也教我们大人。

一切言动，都要安详……

沉静立身，从容说话……

先学耐烦，快休使气……

这些都是降得浮躁之气定的《座右铭》，气能够沉定下来，焦躁就熄灭了，降本流末而生万物啊！心能够安下来，汗就正常了。

201 老人家口腔扁平苔藓和腿退行性疾病

问： 老师好，请问妈妈有口腔扁平苔藓，怎么办？另外妈妈腿有退行性病变和颗粒物，一走路就疼，还有每次洗澡都要感冒，每次得吃个感冒药。

答： 若人向老，下元先衰。腰腿乃老人之根，根枯枝朽故常按脚，抗衰老。扁平苔癣，湿在脾胃，地湿长苔藓，人湿病癣疾。制阳光，消阴翳，升阳可除湿。连洗澡都容易感冒，可见胃气相当稀薄，可适当喝些姜枣茶，加些黄芪，鼓舞胃气，这比吃感冒药还管用。

《神农本草经》上讲，黄芪主大风痫疾，又主体虚百病，体虚它会招外风，卫外功能加强后，邪风就进不来了。

老吃感冒药解表，身体也会消耗变虚，所以要懂得补中气，培元气。老人膝关节退变，脾主四肢功能也会减退，肝主筋，肾主腰脚，同时退化。

想除烦恼，先发愿，要消病苦，必习劳。平时常跟母亲去走走，运动锻炼，回来后用原始点按摩法，捋顺经脉，泡脚点按，提高抵抗力。

长此以往，正气日进，邪气日退，乃为愈病延年之关键，不可徒逞药物之功。

202 腹胀滑精

问：小腹胀满、滑精、小便不利，偶尔晨勃。怎么办？食用巴戟天、小茴香、橘核可以吗？

答：傲慢每在灾祸前，无知常临病苦先。小茴香、橘核能理顺少腹气机，巴戟天可壮腰督，去风湿。

为什么会腹胀滑精？乃脾肾亏伤，运化摄纳无力，需要用些提高脾胃运化之力的药。比如，健脾圣药苍术，燥脾之药用之水液上升，则小便顺畅，腹胀得消。

同时不要暴饮暴食，暴饮加暴食等于暴死，也不要胡吃海塞，胡吃加海塞等于胡病。现在好多人饮食生活习惯不好，身体气机周流就比较混乱。

所以，想端正身体，先要端正习惯；想治疗疾病，先要治疗心念、思想。

在慎风寒、节饮食、惜精神、戒嗔怒的基础上用药，往往有意想不到的效果。

203 何为“降本流末，而生万物”？

问：请问何为“降本流末，而生万物”？不是很理解。

答：读书贵能疑，疑乃可以悟。文能换骨无余法，学到穷源自不疑。《大学》讲物有本末，事有始终，知所先后，则近道矣！

我们处理事情啊，需要抓主要矛盾。就像学医一样，你知道了学医是志于道，而不是志于谷，那么你就会道业增长，而谷粮也不缺。

这叫抓住了根本，细枝至末梢，都顺着过来。

但如果学医是为了借术谋利，志在名利，结果贪名必死，好利必亡。

最后身心健康都没保障，真不知如何收场，这叫舍本逐末，人财两空。

在《伤寒论·序》上就讲得很好，竞逐荣势，企踵权豪。大家都在竞争荣华富贵，追逐势力权位，把脚踮得高高的，追求那些身心不受用的东西，会有什么结果呢？

张仲景称之为忘躯殉物，危若冰谷。忘记了自己的身体，把身体投入名闻利养战场里去成为“炮灰”，就太危险了，危险得像在冰山深谷边上走。

所以只有外在的太平，不是真太平，内心的安宁才是真太平。

求得内心安宁，就是抓本，把本降伏了，抓住了，自然那些枝末啊，都不会缺少。就像树干长得粗实了，自动枝繁叶茂，树干都被虫蛀斧砍，枝叶就没有长得好的。

所以我们学医、学养生，第一件大事就是明白本末，本末倒置，舍本逐末，注定失败；正本清源，降本流末，你就能够生生不息，身体好，精神好，家庭好，事业好。

但凡有烦恼痛苦，都是在提醒我们这个本末没有抓好。

所以要时常反思自己的世界观、人生观。

人之所以痛苦，在于追求错误的东西。弥天的烦恼，因为方向正确转变，而得到撤销。所以根除烦恼的秘诀，不在于招式上见招拆招，而是在心性上让它不起烦恼，这叫真正的转念自在功夫。

如果做到了，很明显你种菜都比别人种得好；你做事也比别人做得漂亮；你的人脉啊，很自然兴盛起来，不需要刻意去经营。只需要做到根本的清静平等觉，你时时刻刻都在发光，都处于弘法利生，感召善因缘状态。

要知道钱财，名闻利养，都是末，心性是根本。钱财名闻利养，不是赚来的，求来的，而是修来的。

204 脾肾阳虚肝郁热

问：老师好，我今年25岁，男，中医诊断脾肾阳虚，肝郁热，本人有过敏性鼻炎、慢性咽炎，痤疮且出油多，腰、肚子、膝盖凉，尿黄，睡眠质量不好，多梦。望大师指教，谢谢！

答：修己以敬百邪退，畏天之威精神来。上面争斗则火炽，下面纵欲则精伤阳虚。寡欲则肾水自生，无争则心火自降，心肾交泰，则一气周流，何病之有？

所谓的过敏性鼻炎、慢性咽炎，脸面的痤疮流油，甚至将来的痔疮、尿道炎，要明白这么多的病象是怎么回事，明白根本才能“擒贼擒王”，解决主要矛盾，其他不攻自破。

这人脾胃吃伤了，坐伤了，思则气结伤了，久而久之，那些营养不能被充分燃烧和消化吸收，就会变为痰浊，就是俗话讲的垃圾。

这些痰浊随气升降，你如果好争斗计较，生闷气，气往上逆，痰浊就往上行，结果这些痰浊靠鼻孔咽喉来排，排不干净，就是鼻炎、咽炎。

这些孔窍还不够用，就纷纷启动毛孔、肛门、尿道，一起来排浊，都排不干净，局部不是长痤疮，就是发炎。

《黄帝内经》讲，脾病则九窍不利。这句话一般人很难理解，你脾胃出问题，为何直接关联到上面五官七窍，下面前后二阴呢？

因为你脾胃的营养如果变化不过来，就会纷纷变为痰湿垃圾，这些痰湿垃圾往窍门里钻，塞在那里，窍门又不能彻底把它们排泄干净，久而久之就变成病。

所以一句话，这大都是脾胃不能彻底炼化营养精微所致，找出有哪几点伤脾胃的行为，加以矫正，才有助于身心康复。

第一，饱食伤脾，所以要七分饱，少荤多素。

第二，久坐伤脾，所以要常锻炼，能站少坐。

第三，思伤脾，要放下。思则气结，想不明白的事情就别去想，当断不断的事情，反受其乱，干脆不要犹豫。

人一思虑过度，能量暗耗，就很容易疲累。啥事也别太计较，正气充满，就有使不完的劲。同时要注意，年轻人，肾其实很强。

人之年少戒之在色，不想早衰，就得严格色欲这一关，纵欲伤精乃少年百病之源，百药乏效。

205 体虚后变胖或变瘦

问：老师您好，想请教一个问题，人在体质变虚弱后，似乎有两种情况：一种是越来越胖又或者说臃肿；另一种是越来越瘦，瘦得皮包骨，无论怎么吃也不胖，甚至因为不当饮食会令体虚更严重。胖还好理解，人阳虚，属阴的物质无法转化积累下来人就越来越臃肿了。但好像瘦的人也不见得就是阴虚，能否解释一下这两种人在阴阳、气血方面的问题有什么不同？

答：柳絮体娟无骨，梅花影瘦有神。夫善医者责论精神，重精神乃观人之本。胖者虚胖居多，阳虚后水湿运化不开。就像毛巾如果没有通过运动拧干，或者太阳晒干，它就变得非常沉重，胖乎乎的，缺乏一股阳气。所以通过运动晒太阳，湿水通过下流跟向外蒸发，毛巾就干爽轻快。人徒步穿越后回来，大家都体验到手脚更有劲，更轻快，虽然有些累，但觉得隐隐有股后劲，这就是阳气足，湿水被榨干的表现。

至于瘦人多火，多阴虚火旺，也多脾虚，为何呢？脾主肌肉，脾伤后，是不太爱长肌肉的，所以那种消耗型的人，比如得肿瘤大病的人会不断掉肉，吃什么都不吸收。

还有经常熬夜，但又没有什么胃口，不会暴饮暴食的，他身体也老不长肉。更有心量比较窄小，爱计较的，气血能量都在心胸中较量打完了，所以不能够给肢体把肉长丰满。更有长期面对电脑手机，久视伤血，血属于阴分物质，所以表现出贫血气短，疲倦消瘦，身体吃进来的营养还不够在电脑、手机这堆火里燃烧的，所以人就显得长不胖。

更有考试前夕，好多人都会不同程度变瘦，因为紧张用功，好像脱了层皮一样，这都是因为紧张过度，肝木克脾土，导致脾不充分运化吸收。

所以人啊，炒股票的，或者处于心脑紧张激动状态的，心意识静不下来，老容易失眠的，身体也满壮不起来，原因非常多，但总的都离不开心态跟肢体。

心态上要心宽体胖，什么叫心宽呢？当你眼中啊，只要还有别人过失的时候，你的心都不算真宽。只要你与人谈话，就把别人不好的东西摆出来，就是你肚量不大。

人要有既往不咎的气概。古人讲，智者记恩不记怨，愚者记怨不记恩。

这人啊，一旦记住别人的怨气，忘了恩德后，马上障碍住真心，真诚心提不起来，是因为心中还有他人过失。

若是真修道，不见世间过，有这份气概，才有转变命运的资格。

第二方面是身体锻炼少了。人瘦没关系，只要精气神俱足，高矮胖瘦不是问题，精气神不够才是大问题。瘦人通过劳动锻炼，会显得非常精悍，徒步穿越起来，我们都自愧不如。

像在任之堂，真正走起山路来，后面王蒋越走越轻快，凭什么？凭他那副身板，所以瘦有瘦的好处，怎么练身体呢？

等我们讲运动之道时，会提到三点，这也是徒步穿越能持久的要领：第一缓慢；第二持久；第三积极。

缓慢持久地耐力运动，而且你积极主动去做，这样锻炼出来的效果，不可思议。

强大身体，野蛮体魄，最安全稳妥的方法，我们寻觅了这么久，终于找到了。

206 轻度脑萎缩

问：老师您好，百忙之中打扰您了。我有一事请求。我母亲今年70岁，晚上睡觉时经常会出现抽搐，牙关紧闭，口吐白沫，双手握成拳头，两眼圆睁，目光呆滞，全身僵直，呼之不应。每次发作在几分钟至十分钟内，过后自己会清醒。对自己所发生的事情没有记忆。在医院CT检查提示：轻度脑萎缩。我母亲白天情况还好。现在的记忆力大大减退。远事能够记忆，近事已不能记起。我母亲的症状也就是今年才加重的，以前比较轻微。也断断续续治疗过，西医啊，还有一些民间偏方，但是效果都不很理想。我母亲的情况我真的没有好的办法。看着她每次发作时真的好无助。在这里真的希望能够得到老师您的帮助。感恩！

答：少年多经磨难，老年不畏风霜。人随着年老阳气会减少，痰浊会变多，就像日薄西山一样，所以好多老年人都是晚上走的，在阳气最弱的时候，痰浊蒙窍，就昏迷过去了。

所以老人病，大体还是要掌握一个阳气跟痰浊的问题。

制阳气跟消痰湿，是养生保健重要的两点。你可以看一看《老老恒言》这本书，或者《寿世青编》这本书，这都是送给老年人最好的礼物。

但是好多老年人看不了书怎么办？

我们年轻人要把这书看完后讲给老人听，真正的孝顺啊，有四个层次，身心志慧。

能够在慧层面上孝顺，那不得了，那起码自己得先了解老人，有智慧。

所以大家都有必要研究学习一些养老的书籍，不知医不足以为人子。

这医不是说用药医病，而是常规的保健养生，其实当你关心老人时，自己身体就好了。

诸事不顺，皆因不孝。心中啊，没有老人，身体好不到哪去。中国保健养生的智慧大都是从老人养生上开发出来的。

比如老人饮食之道有三字诀，软、暖、缓。老人做到了少得病，年轻人做到了身体强健。你想想凭这三个字都可以把老人的身体养得舒服过来，何况是年轻的身体。

现在好多人不要老人了，不关心老人了，结果他的身体也随着差了，他不知道养老之道，即是养己之道。所以，接下来我们也准备办《老老恒言》班，或《寿世青编》班，每一期班就讲解一部养老寿世保健摄身的典籍。

有些人说，我还年轻，还没到养生的时候。我们啊，很多时候是沾了老年人的光，受了老年人的福啊，不是这些病老之人时时示现，你养生之道如何步步提高。

像在家里，你知道肉吃多了，运动少了，这脉道容易堵塞，家里老人抽搐昏沉，病症就会加重，你自然明白少荤多素，坚持徒步的好处。不需要其他医生讲，都是自己亲自观察实践到的道理。所以啊，家有一老，如有一宝。

你在照顾养护，那不是负担，而是给自己未来积福。所以让我们大家一起来学习养老、护老之道。

207 小儿烫伤如何护理?

问: 老师们好!我四岁的孩子在幼儿园被烫伤，手指的烫伤水疱破了，请问，怎么护理不容易感染呢?

答: 人生在进，守身实难，一味小心，方保百年。只要伤口不是大面积的，普通烫伤，频繁地给他抹芦荟，贴在上面，两三天就好了。没有芦荟的话，用生姜捣烂敷在上面也有效果，而且以后不大会留疤痕。

208 小儿食欲好但消化不好

问: 您好，我家孩子两岁了，消化不好，吃多一点就吐，拉稀，嘴有味，我想控制她的饭量，但是她食欲特别好，只要在家就不停地吃，好像吃不饱似的，不给吃还哭，吃多了又不消化。去妇幼医院看过，给开的七星茶，喝了一星期直接拉肚子了，什么鸡内金散，健脾散都试了，没用。就王氏保赤丸最管用，但是不敢天天吃。最近给她熬小米粥，但是也解决不了问题，您有空帮忙看看她这是什么问题。

答: 此乃胃强脾弱，脾主四肢，运动四肢，消化透彻。

第一，家里不要放零食，此其一也。

第二，吃饭时算好饭量，大家像在饭堂打饭一样，每个人装好，就不要再装了。孩子看到桌上没有多余的菜，自然不会有过食之患，此其二也。

当孩子不能够自觉控制食欲时，就需要采用这种七分饱的招。所谓的戒条不是束缚孩子，是让他欲望减少，身体变好，戒是为了真自由。

第三，孩子要吃三餐主食，而且一日三餐，不可以乱了规矩。无规矩不成方圆，没有规矩的生活饮食习惯，身体也没有保障。

从长远看，家长啊，在教育上要狠下决心，不要在药物上放太多心思，哪个孩子是吃药长大的呢？现在又有哪个孩子会被饿坏呢？

我们好多时候，都是被孩子的欲望牵着鼻子走。孩子在叫想吃的时候，你要听得懂这是欲望在叫，还是孩子真饿了，饿了也不怕，等到正餐时，吃得更香。

家庭里头，如果没有一些家风、家训，孩子可能会长走样，也会铁定一辈子揪心。把这些圣贤教诲，比如若要小儿安，三分饥与寒，句句作为我们的座右铭来去修，那么你每一代都有孝子贤孙出现，家道传承也会有保障。

教育孩子必须用长远的目光，看到眼前欲望，不要简单地被境所转，你用长远心观家族走势，你就知道这些家教、家训也是医病良方。

以法为药，药一辈子；以药为药，只能药一时。

有一辈子的良药护体，我们怎么不去追取呢？

209 眼压高、眼睛胀痛

问：曾老师，陈老师，你们好，请问一下，我有个朋友眼压高，眼睛胀痛，眼科检查不是青光眼，吃些啥药好？

答：放眼才知天地大，立身不让圣贤高，人生在世，眼界比眼力重要。一般这种情况用眼三药：蒲公英、桑叶、木贼草各30克，或者蒲公英、夏枯草、白蒺藜各30克，煎水喝一次就好了。

也可以煮水来洗眼，像这些急性的热火症，用药一两剂，消消其火热气焰，不要中病太过就行。

好多眼睛的问题，都是由不良的用眼习惯导致的。第一是电脑手机看多了；第二是车开多了；第三是熬夜熬多了；第四是怒气生多了；第五是煎炸烧烤、热气的食物吃多了。

这五多出现了，才有七窍的炎火，这五多你把它撤走，炎火就烧不上来。

然后随手就甩出这眼三药，甚至眼一药蒲公英或夏枯草都有效。

如果实在想省事，在田头拔一把车前草都管用，为何呢？

车前草止泻利小便兮尤能明目，这是《药性赋》上讲的，车前草可以把人体停留在眼部的水湿通过膀胱利出体外，缓解眼压。

但有一点，脉象啊，要属于那种比较有力的，属于实水壅堵，或者尿带些黄赤的，效果就顶呱呱。

210 老人家眼底出血

问：两位老师好，6年前听了梁东的“和名医对话《黄帝内经》”就喜欢上中医了。这些年也看了些中医方面的知识，但是总是时断时续，不能持之以恒。有时觉得自己的智慧太差，学不会中医这样高深的知识。但自从最近一个月看了两位老师的著作和关于修心养性的说教，让我受益颇深，尤其是在待人处事上的心理变化非常大，感觉人少一点抱怨，多一些善心真的很舒服。虽然不能百分百的不产生恶念，但也能及时地反思改正了，这样做以后不但家庭更和谐了，工作上也不别扭了。

老师办的中医普及学堂不但让人学到很多医学知识，更让人学到了很多做人的道理，现在这个社会能出现老师们这样的人才，是我们的福气啊！

再就是遇到了点问题，我母亲今天眼底出血是怎么个辨证原理？她右眼的眼角白以前也出现过这样的病变。还请老师在百忙之中给予解答。

母亲身体偏胖，发生过眼睛重影，甚至失明，血糖有点高，空腹7.0mmol/L，血压不高，血脂偏高，睛明穴容易肿，下肢膝盖以下有点水肿，舌苔中间有裂纹，比较白，根部发点黄，大便两天一次。右眼的右眼角白处红红的，一块一块的，她自己没什么感觉。

答：真豪杰岂无松柏气节，大丈夫要有云水襟怀。立志学医，要有松柏常青之心，得失功名，须有云水不挂之意。人能够转变啊，肯定是因缘际会，绝对不是老师在台上讲，然后学生想通了，这就是老师功劳。所以我们办一期山林生活体验班，有学员就感叹说，我转变很大，这都是老师的功劳啊！

千万别这样说，这样就把老师推到火坑去了。在古代有个叫晋文公的君主，他在外面流亡了19年，这19年中有好几个忠臣，非常忠心，从没离开过晋文公身边。

等晋文公重当上主公时，这几个人就很高兴了，纷纷在讨论说，这19年谁的功劳最大，我们应该封到什么样的爵位。

只有一个人叫介子推，他话都没说，就静静地走了。

人问为何。

他说，窃人之财，犹谓之盗，况贪天之功以为己力乎。

这是什么意思呢？偷别人的财产，就犯了盗窃罪。你想晋国能够复兴，一是祖上有德，子孙才有福。二是有圣贤的教诲庇佑，才会走向成就。三是晋文公自身有修养，能留得住人才，更有很多人流血、流汗成就的。我们这些臣子，只是在其中推波助澜，哪有什么功劳，如果说有的话，那只是小小的一点助缘而已。

所以大家读了医普学堂龙山书院微信里的文章后，如果能够有所改变，这是因为大家祖上有德，又有善根之故也，闻到圣贤教诲，能够心生欣喜。

如果我们就此居功，傲慢一长起来，从此智慧就不长了，傲慢是智慧的杂草。

老人家年高体衰，九窍不利，肠胃之所生，还是要看好胃肠。脾胃如果运化不了，饮食都会变为血糖、血脂，都会变为水肿。所以年老要治之在脾，脾能统血，脾功能好，四肢不容易肿胀，血液也不容易妄溢。

有时间帮父母按按足三里穴，捶捶背，疏通经脉，健脾和胃，就像给庄稼地松土。

同时晚上可以让老人泡脚，做脚底按摩，引气下行，使气气归脐，古人讲气气归脐，寿与天齐。

就是说，一个人言语和缓，呼吸深沉，他就可以尽终天年。

大家看为何好多人都不能尽终其天年，度百岁乃去。你听他呼吸就知道了，呼吸如果短促的话，命可能就像小白兔，呼吸深沉的话，命可能就像乌龟。

百多岁的老中医干祖望老前辈，提到他的养生秘诀：八个字，即蚁食，猴步，童心，龟欲。

蚁食就是细嚼慢咽。现代科学实验证明，狼吞虎咽，血糖会增高，细嚼慢咽，能够不同程度地降低一些血糖指标。其实这个科学研究的结论，我们老祖宗早就发现了。

就像狼吞虎咽是肝木横克脾土，你每暴饮暴食、胡吃海塞一顿，就像你的肝一个拳头就把脾胃打得“鼻青脸肿”，这样脾胃没有力量炼化营养，就把饮食纷纷变为血糖、血脂、湿气吸收回来。

而相反，你如果细嚼慢咽，这就符合脾胃的性德，脾胃会很欢喜，结果消化不了的食物都能消化，能消化的可以消化得更彻底，不留多余的血脂、血糖、血尿酸。所以，看一个家庭是否家门和顺，就看那饭桌上，如果有一个人吃饭吃急了快了，那么其他人都会有不同程度的不安，特别是老人。如果真的是孝子，他吃饭应会照顾到老人，也不会自顾自狼吞虎咽。

这样老人不会着急，不会为木所克，脾胃就消化好。所以孝顺老人，最后也回归到自己身上，自己得大利益啊！

所以孝顺不仅是老人的需要，更是年轻人的需要。《孝经》上讲，先王有至德要道，以顺天下，民用和睦，上下无怨，你知道吗？

大家看，这要道太厉害了，可以让天下顺，可以让人民和睦相处，可以让上下级没有怨气，这是什么？就是一个孝字。

孝顺孝顺，你能孝了，你的气就顺了。

所以仔细思量，我们有哪些道没有做好，做好后，自然烦恼就少了。

211 手臂有小硬块

问：老师，请问，手臂皮下有个小硬块，不碰不痛，可以捏起来，微痛。

答：百种弊病皆生于懒。马不跑不能日行千里，刀不磨不能削铁如泥，人不勤不能气血通畅。赘肉源于懒惰，人身上为什么会长赘肉？“好吃懒做”四个字讲透。

你看我们父母辈那时候，大家自动朝起早，勤习劳苦，一个月没有几次肉吃，结果身体强健，动作灵敏，哪有多余的包块赘肉呢？营养通通都被身体炼化吸收。

所以啊，人身体要是有病理产物停留，一个是吃出来的；另一个是没有用功把它做掉，黄豆粒可以通过石磨把它磨成粉，很快就被身体消化吸收。

身体里多余的疙瘩、脂肪、血糖，都可以通过慢性持久的耐力运动，把它们消磨炼化掉。

在太极班有位学长，他腰椎间盘突出，长了骨刺，医生说要动手术，他又不想动。太极老师就叫他端身正意练云手，因为他嫌太复杂了，师父就说，恒顺众生，只练一招就不复杂了。只要一招真正学会，它都通入其他招中。

他天天练，没半年，没感觉痛了，再去一拍片，骨刺没了。可见啊，刀闲生锈，人闲生病。

你不去磨它，营养就是败浊赘肉；你去磨它，营养就变成气血精神。所以说，勤劳啊，可不是贫穷的无奈，而是强身健体的需要，一勤百病消。

古人又讲：百种习气弊病，皆从懒中生出来。

徒步穿越的目的之一就是要让人用勤劳来对治懒惰。凡是身体留滞之物，比如一团痰湿，一块赘肉，它背后都有一个懒习，勤动起来是最有效消磨痰湿、赘肉的方法。

在丛林规矩里，有句话叫作：一日不作，一日不食。只要下午没有去运动一小时，晚上就别吃饭。有这种严格的高度自律，把运动锻炼当成吃饭那么重要的事时，你的身体没有不很快转变过来的。

所以说，勤劳啊，为强身之本，懒惰乃百病之根。身上每一块赘肉，都在提醒我们别再懒惰，克服好吃懒做，你的收获绝不仅仅止于治好病这么少。

212 阳痿早泄

问：请问老师，阳痿、早泄很严重，怎么治？

答： 天底下有四大严重之事，未闻阳痿，一曰傲不可长，二曰欲不可纵，三曰志不可满，四曰乐不可极。早泄是肾封藏功能不够了，肾者主蛰，封藏之本，精之处也。肾的封藏功能为什么会减退？

第一是欲望太过。《黄帝内经》讲，心动则五脏六腑皆摇。这心妄想太多了，精关就摇动，所以好多前列腺炎、生殖系统疾患的，他的病根都在心念上。你不断地消炎利尿，那边心念又不断地在动摇其精，结果败精死血，永远清理不干净。

所以要提起正念，清心寡欲，不然身体会老化得很快。

第二是肝疏泄太过。疏泄太过，不知节制，封藏不了，就像车子开太快了，刹不住车一样，所以做事情别做过头。

老容易做过头事情的，包括说过头话，使过头力量，都会伤到肾的封藏。

所以凡事要留个有余不尽，包括生气也不要气过头了。气过头了，肾精就封藏不了，都会被肝冲破了。

还有运动也不要过头了，不要一动就是剧烈运动，搞得精疲力尽，这肾的封藏能力就会被破坏得很严重。

第三是暴饮暴食伤了脾胃。阳明主宗筋，主肌肉，脾胃伤后，肌肉不力，不能统摄，所以久坐伤脾，思则气结伤脾。

这些通通都要放下回避，这样肾精就会慢慢固密。如果这三者犯了，要想恢复肾主固密、肾主封藏功能，就比较困难。

213 三叉神经痛

问：两位老师好！我经常在微信群转发中医普及学堂的文章，有朋友看到后比较感兴趣。她父亲2008年三叉神经痛至今，一直服用卡马西平，感觉疼痛已无法用卡马西平控制，所以想咨询中医有没有好方法。

答：疲劳，紧张加上愤怒三种状态交叉日久，没有不产生严重痛症的。三叉神经痛不是很好治，必须要明白痛的根源。有两个三叉神经痛的病人，都不是吃药好的。

第一是个男的，他儿子不务正业，他就天天头疼这件事。疼到喝酒、熬夜、吃止痛片，折腾了几年都没办法。后来他儿子慢慢醒悟，找了份正当的活儿干，这老爸的三叉神经痛居然就好了。

可见父生病是为子劳成疾，母心忧是忧儿未成器。

还有一个女士，她开了一间超市，经常熬夜，每天门没关时，神经都是绷紧的，没有放松过。两年下来，瘦了十多斤，天天头痛，只要一紧张一动气，头痛就加重，各种止痛药都吃个遍，吃到不想吃饭，都没能解决问题。

后来她把超市一关，神经一放松，没有再吃药，头痛就好了。

看来很多时候，人生病是身体在提醒你，你选错了职业，或者是做这份职业时，心态没有摆好。这样你就有两招：一招就是换个职业；另一招就是换种心态过日子。

很多时候换职业不现实，但换种心态，轻松、放松地去工作、生活，更合情理，而且对人生更有裨益。

所有的痛症都要修习放松之法，所有的失眠都要修习轻安之道，放松轻安就是延年益寿，就是在疗愈身心疾苦。

什么叫放松？你只要还有一点执着都不叫放松，你放下了就松开了。现在好多人都放不下，他们说放下了，啥事都别干，那不就没法生活了？其实放下是心上放下，事上照样提起照做，这才是真正的放下之道。不然的话逍遥散把白芍重用到30克、50克都缓解不了你的神经拘紧。

214 婴儿肛门有豆粒囊肿

问：您好，老师，一个同事的婴儿18天9斤。5天前发现肛门附近有囊肿，2个，豆粒大小，手术了，西医说以后可能复发，也可能引起肛瘘。挤压囊肿会从附近别的皮肤薄的地方流出脓水，这个病是什么原因造成的？怎么治疗呢？谢谢！

答：《经》云，膏粱厚味，足生大疔。疔疮痈肿，多饮食为患。现在啊，好多小孩子容易发疮痈热毒，为何呢？母病及子，母亲在坐月子的时候，补得太厉害了。不是说越补越好，如果补得血液燥热，孩子吃了奶水后，那种燥火之气会在孩子身体内流淌，这叫血乳同源。

所谓源清则流自洁，控制饮食尤为关键。以前孩子容易发热毒疮痈，母亲啊，就喝些蒲公英汤，或者莲藕汤，降降血毒，然后过奶给孩子喝，孩子火毒之性就会为之收敛。

还有一种情况最不好调理，叫诸痛痒疮皆属于心，父母心烦气躁，经常吵闹，这种气场会延及孩子，孩子会得各种疮痈燥火之病。

因为病是吃气的，疮是吃火的，若能断得了气火，便能消得了疮病。在古籍中记载，有一对夫妇，连养了几个孩子，孩子都不明原因地夭折，而且每次夭折都有一个特点，就是夫妻吵闹过后，孩子哭叫，然后母亲再给孩子哺乳。

郁怒之气本身最易结于两胁，这样乳汁都带毒，孩子吃了就可能会“中毒”。所以这人啊，每天最常犯的错误主要是这三件事，自毒、毒他、被人毒。

无名火一发，自己就中毒了。所以降伏不住气火的人，大都不太健康，大家看《水知道答案》就明白了。这股无名火还会影响到周围人，大家看你怒目圆睁，咬牙切齿，都知道敬而远之，因为你在发毒箭啊！

同时你气火起来了，别人岂会善罢甘休，别人也对你发火，这样你再次中毒，这叫冤冤相报何时了。

所以啊，要自己好，家人好，孩子好，大家好，就必须解毒，避免自毒、毒他、被人毒三种健康陷阱。

怎么解毒呢？读圣贤书，可以解毒，书卷乃养心第一妙物。

这次大家从天南地北、五湖四海，送来这么多解毒良药，希望接下来做《善书述要》或《读书万卷，日讲一课》工作时，大家共同长进，共同解毒。

215 中医经典教材

问：读了您好多帖子，发现您把一些事情解释得非常浅显，但浅而不疏。我是位大学老师，明白这个不容易，需要深厚功底。一直对中医很喜欢，但看了一些经典的中医教材，有些不好理解。您有没有可以购买到的著作？我想看看。有什么好的中医经书可给介绍几本，谢谢！

答：治学当如蜂酿蜜，读书好比燕衔泥。有一份好学的态度，平凡书皆有超级慧。好似有一颗惜食心，五谷杂粮营养非常棒。学中医要由浅入深，就像学游泳一样，要在浅滩头里头得心应手，才可以入深海，搏击风浪。

《三字经》讲，为学者，必有终，小学终，至四书。孝经通，四书熟，如六经，始可读。

所以啊，这浅显的书籍，要多读。我们体会，高营养的东西，吃进来消化不了反而伤身体，还不如吃萝卜白菜清淡之品，吃进来能彻底消化，身体更受用。

知识这东西也是这样，也是重消化，如果受纳下来，消化不了会内伤的。所以学习的次第太重要了。上次山林生活体验班，也有好几位学长提到如何修学，每人根基都不一样，但有一个共同的原则，就是要重视基础。

旁开一寸，更上一层，有智慧的人都会重视很平易近人、很粗浅的内容，世事洞明，人情炼达都是我们的学问啊！

修学有句话叫，学贵不躐（liè）等。

《礼记·学记》：“幼者听而弗问，学不躐等也。”

躐等是指不超越等级，不乱次序。朱熹夫子把循序渐进当做修学最重要的品质，好像爬山要拾阶而上一样。

出入中医之门，必须先有一定国学基础，要扎根于儒释道三根本。自古明医能成就，大都经过儒释道三根本学问的熏陶，或者此中高人的点化，不然的话，鲜有能成就者。

什么叫做根本？根就是能生，本就是能长。也就是说，有这根本后，你就能够在学习中“枝繁叶茂”。

所以我们接下来做蒙学讲解，安排早课。现在正在进行《小儿语》讲解，接下来还有《格言联璧》《名贤集》《增广贤文》，以及处世三书《菜根谭》《围炉夜话》《小窗幽记》。

然后就是医学文化知识的普及，大家可以从一些通俗易懂又富有趣味，而且临床还有实效的书籍入手，比如，《中医原来这么有趣》《中药趣话》《话说中药》等，这可以打开你对中药的学习视野。

《思考中医》《中医就有这么牛》《步入中医之门》《中医师承实录》《中医是无形的科学》，这可以建立良好的中医思维。

同时要上临床课的时候，最好能把四大医话《黄河医话》《长江医话》《南方医话》《北方医话》读个透彻，有心的人还可以找到《燕山医话》跟《海外医话》。当时我们在读大三的时候，中医学院的老师给大家讲内科学时，就跟我们极力推荐这批医话书籍。

老师们都是根据我们的根基而推荐的，大家古文功底不是很够，古代有很多医案都很精彩，可是你消化不了的时候，反而不如看这些近现代通俗易懂的医话来得让人快意。

但学习医话，不要止于医话。当时一介绍，大家就把图书馆馆藏的数十套医话，通通借出来。大家还要轮流才能看到，那种边看边做笔记，好像淘到宝的猎喜之感，至今依然回味无穷。

因为这些医话真正打开了我们的临床思维，在临床上一试效，发现有用后，更高兴，马上成为自己的临床试效方。

医话里面有好多“竹头木屑”，看似琐碎，可你如果重视笔录积累，在关键时候，常能给你带来意外的惊喜。

比如有个医案讲到，重用白芍能缓急止痛，当时碰到肝郁头痛的，用逍遥散没有效果，结果我们索性把白芍加到50克，马上郁解痛除。

这经验真是宝贵得很。

然后再可以看一些名医的精神，比如《品读名医》，还有罗大伦老师讲的《古代的中医》，超伦每效名医行，得力全仗古经典。这些名医的精神是你学习路上无穷的动力，你看后不仅明白名医是怎么炼成的，同时更学到名医的学术经验。

老师讲过，做事先做势，把式不对，永远难修成正果。

学医要先学明医，要志比明医，德往上比则勇进，这才能进入精进状态。精进是修学的唯一善根，你如果品读了明医，没有那股见贤思齐的气概，那么这本好书你就消化不良了。

消化不良是会有副作用的，读越多书，越容易滞气，所以好多明眼的老师，看清楚这点后，都会开一个条件，不是指定的书，学生不要轻易看。不是说那些书不好，是你个人消化能力有限啊！肥太多容易烧死秧苗。

怎样提高自己的消化能力？必须要有明医风采，要以天下苍生为念，念念心系病苦苍生，消化起医书典籍来，就像射出的箭一样快，所以在《名老中医之路》中，你就能够很好地看到这些老中医是怎么过来的。

再者，《黄帝内经》是重中之重。大家别只看到通俗，而没看到精深，老在浅水里头戏耍，你的功夫也练不深。所以《黄帝内经》前面五篇一定要背得滚瓜烂熟。

在背熟的基础上，还可以看梁冬、徐文兵老师对话的《黄帝内经》，配合《老老恒言》跟《寿世青编》两部养生经典，你很快知道如何孝养父母。

同时要接地气地活用经络，有两本畅销的养生书籍，大家多翻阅，多多实践，绝对有好处。一本是中里巴人的《求医不如求己》；一本是吴清忠的《人体使用手册》。

郝万山老师讲的《伤寒论》至少要看十遍，说出这句话，我们都觉得有点心虚。因为我们从头到尾只看了三遍，但这三遍都是全程做笔记的，三遍做的笔记，叠起来有20厘米高。读什么书很重要，掌握读书方法更重要。方法是烂笔头加上反复地一门深入。如果说学习有什么秘诀的话，那就是一条——不要怕重复。

孙爷爷讲过，简单的事情，重复地做不简单。重复的事情，开心地做，真高手。我们如果拿一部典籍，或《四圣心源》，或《医学衷中参西录》，你能学而时习之，心中持续产生快乐，那你就已经进入极好的修学状态了。

当然要博览的群书还有好多，这里跟大家讲的，都是比较好看、容易看的，毕竟由浅入深打基础太重要了。

216 鼻褶心征、耳褶心征和养生四大原则

问：请问老师，鼻褶心征和耳褶心征有道理吗？我30岁，耳朵有这种表现，我自学中医呢，买了您的好多书，很受益！谢谢解答。

答：这里有王老师关于这个问题的解答，大家可以看看。很有启发哦。

10月13日，全球通VIP凤凰大讲堂湖北黄石站，特邀首都医科大学教授、主任医师、博士生导师王鸿谟老师带来《察颜观色，未病先防》专题讲座。

以下是关于《养生的四大原则》的文字实录：

王鸿谟：我给大家介绍了威胁人类生命的第一杀手是心脑血管病，夺取老年人生命的第一杀手仍然是心脑血管病，而且心脑血管病在逐渐地向年轻人中发展。既然中医这么神奇，既然中医有很多解决疾病的立竿见影的方法，那么

我们如何在日常生活中通过脸色的变化，尽早地判断我们是不是存在心脑血管病呢？我教给大家一些最常用的一学就会的方法。

第一个方法，我们知道，每个人的脸上有28个相关其寿命的体征。你的寿命是长是短，把脸上的28个特征测量出来之后一算，加减乘除，大体上能活多少年可以判断出来。其中耳朵是28项长寿特征之一。但是，如果在耳唇上出现一道血褶，这代表着我们的心脏已经出现了问题。那么这道褶在哪呢？这挡住耳朵眼的是耳屏，对耳屏是在耳垂上方、与耳屏相对的瓣状隆起，在耳屏和对耳屏之间出现了一道倾斜45°的直线，一道皱褶，这个皱褶延伸到耳边。这道褶代表着动脉硬化，代表着心脑供血不足。有这道褶的人，应当降脂降压，扩张心脑的血管。这张图是真实的一张图。一个病人，他的耳屏和对耳屏之间出现了一道褶，这道褶我把他命名为耳褶心征，这个褶的意义经过了中国和美国科学家共同的探讨，100个有这道褶的人中97个有心脑血管病，而且经过了解剖学和掩体镜观察的证实。

有心脏病的第二个特征，是耳朵眼长毛。过去说耳朵眼长毛的人大福大贵。你反过来想，耳朵眼长毛的人大福大贵，整天好吃好喝不干活，结果就是高血脂、高血压、冠心病，能理解吗？经过现在科学研究统计，男人凡是外耳道有一根以上长毛长出耳孔外边，4个人中3个人有冠心病。

第三个叫做血压耳。什么叫做血压耳呢？我们都知道耳朵大的人有福，耳垂大的人长寿。但是耳垂有不同的大法，这个耳垂我们明显地可以看到圆厚肥大，甚至出现了一个耳轮，把耳垂形状完全给雕成了圆的，那么这种耳垂就叫做血压耳垂，说明他的血压有问题，或者高或者低。那么什么样的人血压高，什么样的人血压低呢？经过我的研究，有耳褶心征，45°，说明他有原发性的高血压、冠心病。什么样的人是高血压呢？我们可以把他的耳背翻过来，耳背上就会出现一道沟，这道沟叫做耳背沟，耳背沟呈Y字形，如果用手压耳垂，耳背沟的上三分之一发灰白，血压轻度增高，血压在140mmHg到150mmHg、160mmHg之间；如果这个人的耳背沟的上三分之一和中三分之一都发灰白，血压重度增高，血压在160mmHg以上；如果耳背沟的下三分之一发红，这个人是低血压。低血压时间长了还会在耳垂前边紧贴着脸蛋出现一道皱纹，这叫低压沟。简单吧？不用血压计，看下耳垂形状，看他耳背沟是红的还是白的，哪个地方红哪个地方白，基本上就可以确定。

在我们耳朵上，有三个凹陷。耳朵最上边的凹陷叫三角窝，呈三角形，他代表着我们的盆腔。比如妇女病，妇女来月经之前这个地方就发红，来月经的时候是正红，来完月经之后颜色又恢复正常的颜色，所以好多病人说您怎么知道我来月经了，你的耳朵告诉我了。耳朵中间这个凹陷叫做耳甲艇，耳甲艇代表我们的腹腔。我们的耳朵就像一个倒着的胎儿，耳垂是脑袋，上边是身子，耳朵尖是屁股，所以耳甲艇中间这个凹陷代表我们的腹腔。肚子胀的人、便秘的人、腹泻的人、肝脾肾出现问题的人在耳甲艇能看出来。最下边耳朵眼后边这个腔叫做耳甲腔，耳甲腔代表我们的胸腔，当中间是心脏，上下是肺。

大家可以互相看一看，耳甲腔的中心，有一个1.5mm到2mm的生理性凹陷，一个小坑，这个坑的反光比别的地方都强。如果这个地方没有这个小坑了，没有这道反光了，说明心脏出现问题了。如果出现白色水肿，那么他的心脏已经出现严重问题了。如果病人的凹陷已经消失了，反而出现了一个扩张的小血管，说明他供应心脏的冠状动脉已经出现比较严重的堵塞了。心绞痛的人这个区域颜色发红，或者暗红；心肌梗死的发作期充血红晕，甚至会出现小血管的隆起。心脏的小血管堵塞了，耳朵上的小血管也会隆起。等到缓解期之后，这个红色会消退，而恢复正常的颜色，已经隆起的小血管会消失，所以看心脏要看耳朵眼后边耳甲腔的中心。动脉硬化的人这个部位可以出现环形的皱褶纹。

我们耳朵眼后边的对耳屏代表着我们的脑子，所以凡是有耳褶心征的人，要看一看耳褶心征头上对耳屏的这个部位。凡这个部位出现红点、红斑，界限不清的，有脑出血的风险或者已经出现了脑出血，特别是有血压耳垂，耳背沟的上中三分之一发红的人，更要注意这个问题。

脑血栓的人，这个部位颜色会出现暗黑色没有光泽的变化，比周围颜色发暗、发黑。那么如何判断高血脂呢？高血脂一般上眼皮比较厚，上眼泡比较肿。高血脂的人上下眼睑会出现一种黄色的隆起，医学上叫做黄色素油，它代表着我们体内的血脂已经增高了。胆固醇增高，甘油三酯增高，低密度脂蛋白增高，我们全身最薄的皮肤是眼睑的皮肤，易在眼睑上出现了黄色素油，这是血脂严重增高的一个典型的表现。所以一旦出现黄色素油，必须停止吃肥肉，停止吃动物的内脏，不再吃动物头，这些是含高胆固醇的食物。

高血压的人，他的黑眼圈周围出现了金色或银色的一圈。出现了银色的血脂偏高、血压高；只有金色的多是血压高，在角膜缘和巩膜有棕色的浸润积聚，这种人有比较长的高血压史。但是有一点例外，就是60岁以上的老年人，他的黑眼圈的周围会出现一圈灰白色的老年环，这个老年环是年龄大了之后胆固醇沉积的产物，所有的老年人都有，它不代表高血压。高血压是金环或者是银环，老年环是一种灰白色的环，叫做虹膜钠环。

如果脑动脉硬化的话，角膜老化，在黑眼球的周围会出现棕黑色的沉淀，还会出现瞳孔变细，发灰发黑的人是早期白内障。

我们的身体除了在脸上有表现，在耳朵上有表现以外，在眼睛上也有严格的定位。比方说在虹膜的11点到3点的地方，黑眼缘1点到3点的部位出现了一圈灰白色，1点到3点出现了褐色斑，代表着心脑供血不足，这个地方是脑，这个地方是心脏，所以脑供血不足出现了灰白色的斑，心脏供血不足出现了黄褐色的斑，所有的这些特征都可以提示我们心血管病已经发生。

如果一个人外眼角出现了一根鱼钩状的血管，这个血管反映心脏已经出现了问题。如果这根血管上有紫色的充血点，那说明这个问题已经比较严重了，接近于冠心病，甚至心肌梗死。如果在外眼角有一个直行的血管，上边时断时续有一些充血和小黑点，代表着脑供血不足；刚才我讲过了，一个鱼钩状的血管代表着心脏供血不足；如果同时有这两个血管，代表着心脑供血不足。

鼻褶心征，在两个内眼角之间出现一道横褶，提示心脏供血不足，冠心病；舌头伸出来偏歪，打颤，自己控制不住地抖动，是中风的先兆。

下边我来简单讲一下如何预防心脑血管病。养生的方法都特别简单，但是必须持之以恒。有些人觉得太简单了，做着做着就懒得去做了，这样的话就没有效果。

首先我们讲一讲养生的四个原则，这四个原则是我们的祖先在2000年以前提出来的。

第一个原则叫做精神内守。人生有三大害，名缰、利锁、痴情。一是名，人一辈子就是为了这个名活着。比方说当大夫的，毕业了，当个实习大夫，然后就想当住院大夫，当了住院大夫想当主治医师，当了主治医师想当副主任医师，当了副主任医师想当主任医师，等当主任医师了，一看自己头发也白了，眼睛也花了，一辈子过去了，人生就是这样。二是利，名是为了钱，所以在古代名叫做缰，像一条绳子一样；利叫做锁，像一把锁一样，把你锁一辈子。三是情，痴情。小的时候依恋父母之情，年轻时是爱情，年老时是子女之情。就这三样东西把人锁了一辈子，管了一辈子，牵拉了一辈子，所以要看淡名利，看淡情，要情绪平和，和谐为本。把家里搞和，家和万事兴，单位的工作也就好做了，不要太过于追求名、利、情。

第二个原则是起居有常。生活要有规律，古人的规律很简单，日出而作，日落而息，远离电器。古人没有电器。现在的科技日益发达，有人做过一个试验，把两三天下一个蛋的母鸡笼子里安上一个40W的灯泡，白天黑夜地照着，几天之后这个母鸡一天下一个蛋，甚至两天能下三个蛋，三天下四个蛋，这是一个40W灯泡对鸡的影响。那咱们家里头每天有多少个灯泡在照射着，有多少电器在辐射着，虽然不能下蛋，但是人受的影响有多大，可想而知。

第三个原则叫做食饮有节。吃饭喝水要有节制。现在的病叫富贵病，大部分都是吃出来的、喝出来的，所以饮食应该清淡，粗粮蔬菜六七分饱，足矣。千万不能大吃大喝，特别是现在喝酒成风，每酒必醉，危害极大。

第四个原则叫做不妄作劳，不做超过自己能力限度的事情。过于劳神伤心，过于劳形伤体，房事过度伤肾；久立，站的时间过长伤骨；久坐伤肉，坐的时间过长了伤肉；久卧伤气，躺的时间过长了伤气；久视伤血，看书、看报、看电视、看手机时间过长了伤血。

做人是要有底线的，做人的底线最基本的，叫做孝悌忠信。孝是对父母要孝顺，光孝不成，要顺，不要看不惯老年人，不要对老年人阳奉阴违，应当是哄着老年人高兴，这样他就可以健康就可以多活几年；悌是兄弟姐妹之间、同事邻里之间应当团结，为人要慈善，关心那些弱势的群体，关心那些不如自己的人，特别是要关心那些有急难的人，这样你周围的关系和谐了你自己的心情也舒畅了，求得一个心安，自己的健康也就有了保证。

注意夏季防暑，冬季保暖。春秋多变，严防感冒。

要戒烟戒酒。烟有百害无一利，一盒烟不知道毁了多少人的健康，毁了多少家庭，酒没有什么太大的好处。老年人一定要注意洗脚的水温不能过高过低，时间不能过长。要保证充足的睡眠，特别是老年人，中午的11点到1点要睡一会，半夜的11点到1点一定要睡着，这样的话对于养生防病有非常好的作用。熬夜对健康的损害最大。有的人经常说我越来越胖，吃什么药都不管用，怎么都没用。有一个最好的方法，晚饭后过一个小时坚持快走一个小时以上，到全身微微发汗，再慢慢地走回来。过去有人说饭后百步走，活到九十九。不对，刚吃完饭我们所有的血都集中在胃肠道，主持消化工作、吸收工作，所以这时候散步等于和胃肠道争血，对健康不利。可是饭后一个小时，消化、吸收工作已经完成，我们晚饭的营养和全天多余的营养都在血里，这时候用快步走的方式把这些多余的蛋白质、脂肪、糖分都消耗掉，可以降脂、降压、降糖，所以晚饭过后一个小时的快走是健康减肥、降压、降脂、降血糖的一个特别好的措施，而且人人都可以做到。

最后一个，要定时排便。宁肯大便稀一些，不要大便干，每天一定要排大便。还有一些老生常谈的东西，大家都了解了，比方说不能吃太咸，吃的太咸血压就升高；不能太甜；油不能过大，不能吃内脏不能吃头；做点心用的是氢化油，它可以保证这个点心不腐败变质，可是氢化油吃到人体里边一不消化，二不吸收，三不排泄，你吃多少在人体内就积存多少，是形成动脉硬化的最主要原因。

多吃洋葱，多吃茄子（当然是熟茄子，不是生茄子），多吃海带、卷心菜，可以降血脂；芹菜、橄榄油和熟萝卜可以降血压；黑木耳、韭菜、生菜、海带可以降血黏度。我要特别提一提核桃，核桃可以健脑，核桃可以壮腰，核桃可以补肾，核桃可以降血脂。关键是大部分人不会吃核桃，吃核桃的窍门是一天一到两个，“只嚼不咽”，把核桃仁放在嘴里嚼碎了，让其自然而然地慢慢地一点点流下去。为什么呢？因为我们的唾液里边含有一种物质叫做唾液素，它可以补肾可以美容，到胃里边就被破坏掉了。核桃里边的有效成分也是在食道里边被吸收的，所以嚼细了之后慢慢地让他流到食道里边去，在食道里边吸收，这是吃核桃的正确方法。

中老年人有三个特点：第一个是脾肾虚；第二个是气虚；第三个是瘀血，所以必须得注意调补气。舌苔不厚不红的可以吃高丽参和人参；舌苔不厚而红的可以吃西洋参；舌苔不厚可以吃黄精。每顿饭后吃一个山楂，可以降血脂，一个山楂就可以。如果女孩子痛经，每顿饭后吃三个山楂可以缓解痛经。柿子叶可以活血化瘀，又能养血又能活血。

一种草叫做马齿苋，马齿苋又叫做长寿菜，它可以降低血脂，防治动脉硬化，打通堵塞的血管。所以经常把马齿苋焯一焯做凉拌菜，或者做馅或者炒菜，有很好的效果，可以每天吃上几两。还有一个最简单的方法，就是每天早晨起来喝上一杯水，250～300ml；第二件事就是蹲厕所。每晚临睡之前喝上一杯250ml的水可以防止夜里因水挥发而血液黏度变大。冠心病发病绝大多数都发生在凌晨三四点钟，所以这个时刻叫做魔鬼时刻，好多人是在睡梦中失去了生命。为什么？因为这个时候经过一夜的呼吸，水分消耗太多，血液黏稠，最容易堵塞，所以临睡的时候喝一杯水，早晨起来立刻喝一杯水，平时不渴也经常少量的饮水。只有这样，你的心脑血管才会经常保持健康，于是你就会健康、就会幸福、就会长命百岁，我祝愿在座的每一位永远健康长寿。

217 孩子失神，精神分裂症

问：孩子失神，医院西医诊断为“精神分裂症”，现孩子只对玩游戏有兴趣，能否求治？

答：家无长物唯书富，生有奇缘只笔亲。重文崇书，敬师仰德才可以教出好学苗子，国之栋梁。要让孩子从自我的圈子走出来。自己一定要先从自私的圈子走出来，父母不走向大气，孩子很难破除小气。所以好多问题啊，都是家庭教育的问题。

精神分裂症，在修行上属于散乱症。散乱的人，要懂得学会过简单专一的生活，玩游戏只是一种暂时的转移，久而久之会有更多的问题。

在中医里头有一些理气机、畅情志、安心神的药物，比如柴胡加龙骨牡蛎汤，这些可以让孩子稍安，但必须找到问题的根源才能根治，根源在教育。

孩子有病啊，有问题啊，都是缺乏慈爱跟关怀，现在好多父母去关怀孩子的欲望，而不是关怀孩子的正念。

所以想要孩子出离苦痛，父母啊，真需要猛下决心来学习。

学习的标准是什么？理得心安。人明理很重要，不明理解决不了问题。比如我们自己如果时常在是非烦恼爱憎中度过，你想想敏感的孩子神志会安宁吗？

至道无难，惟嫌拣择，但莫爱憎，洞然分明。

你可以先修正自己，能否每天少抱怨，少动气，少讲别人是非，心中少起分别心，这样德日进，过日少，孩子的气场都会慢慢转过来。

一真一切真，为何孩子真不了呢？家庭失教了啊！《中庸》上讲，让天下和平安宁的有九种方法，第一就是修身。为人不过修齐事，所乐自在山水间。

如果尝试各种外求之法，都没有明显效果，何不趁问题烦恼出现时，努力修善，亦何待乎！当然病症的治疗也需配合适当的药物。

218 脚气怎么治

问：老师，请问脚气怎么治？

答：丈夫注重唯在功名气节，凡俗着念，无非饮食身体。

中医讲，湿性趋下，脚气跟湿浊分不开关系。

第一，要祛湿。你看一凼水为什么会臭？流水不腐，腐水不流啊！所以如果老是穿鞋，郁了一整天，这脚就会留湿。

第二，源清流自洁。如果嘴巴这源头进来的食物都清洁，你血液流淌，四肢百脉都不会受到污染。现在好多人汗酸奇臭，脚气湿痒，上病下去，必须治在嘴巴，病从口入啊！

所以要远离酒肉、烧烤、油腻、调料，返璞归真，自然神清气爽，臭浊退消。

在中医上，常会用些四妙散之类的药物，健脾升清阳，除湿降浊阴，使脾主四肢功能加强，这脚部湿气减少了，脚气自然减轻。

219 抄经的好处

问：曾师兄，需要抄经吗？抄经有什么好处呢？

答：问抄经好处，更要问如何抄。问耕田好处，更要问如何耕好田。抄经之效果全在净手洁面，主敬存诚，如面佛天，如临师保，如此无边利益，必可亲得。抄经也将成为学员们修学的定课之一，抄经很练人心。这抄完经后，一看字恭不恭敬，就知道心静不静，静极光通达，这人静定到一定程度，好多想不通的问题都想通了。

所以师长跟我们讲，这人啊，在烦恼郁闷、想不开的时候，立马放下思则气结，到清静的山林去，不经意间你就想通了。此山川灵气加持之功业。所以孙思邈写书啊，要到太白山去，构建药王庙。人啊，如果境界不够高，立马找个清静的地方，澄心静气，这才是关键。

这抄经是戒定慧一次性完成。抄时一字不错，修戒也。念念专注，手不抖，修定也。随文入观，得经典智慧，深入经典，智慧如海，此修慧也。所以啊，人的神要是散乱的话，或是精神容易分裂、失眠时，怎么办呢？

修学一个抄经练字法门，可以有助快速摄六根，凝神静气。为何曾国藩在繁忙的政事里头仍然能够决策果断，心安神定，这得益于他两个功夫。

一个是勤写家书日记，希望家族后人繁荣昌盛。一个人心念不在自私自利上就已经超凡了。第二曾公有个好习惯，就是经常练字。他说，每日临字一百，可以将浮躁之气收敛，心以收敛而细，气以收敛而静。

这对字的进步大有帮助，对各人心性功夫的提升更有巨大好处，所以这抄经法门非常殊胜。将来在这藏经阁也要给前来充电学习的学子们提供静心抄经之地。

只要真心修学，来到龙山书院医普学堂，我们都要努力提供一切力所能及的条件。

大家只要修成了，就是最好的回报。

220 5岁男孩抽动症与疹子晚起朝退

问：请问每天晚上起红点疹子，第二天上午消退，晚上九点左右又开始起是怎么回事啊？5岁半男孩，有小儿抽动症。

答：非读书不能入圣贤域，不积德焉可教寿康儿。这红疹子不是大问题，但小儿抽动却要慎重对待。

小儿抽动实证多责之于肝气有余，诸风掉眩皆属于肝也。所以常用钩藤等平息肝风之品。

虚证多责之于土虚木摇。有个皇子，得了小儿抽动，太医束手，请来钱乙，钱乙开出含有灶心黄土的汤方，皇帝看了好吃惊，说，大胆，让皇子吃泥土。

还好，钱乙素有善名，加上公主的力保，皇子吃完药后就好了。

众人都不解其中要领，钱乙说，这土虚则木摇，土实则木牢。

就像我们花盆里土少的话，这树一大，一阵风连树带盆都吹倒。所以啊，孩子土虚，一旦抽搐起来，风动了，整个人都倒在地下。

这时如果不重视培土以固木，病无休止。所以在孩子七分饱节饮食的同时，一般用培土的思路进行到底，这样土旺四季，孩子脾好、胃好了，身体就好。

晚上起疹子啊，要注意是否食积血热，要淡饮食，节嗜欲。

大凡得一病受一疾，都要反思个人嗜欲。嗜欲不能劳其目，淫邪不能惑其心时，疾病就无可奈何了。这是《黄帝内经》讲的。所以减食就是减病，减少欲望就是减少痛苦。

简朴的生活就是健康自在的人生。

221 婚恋问题

问：我想问下，关于年轻人的婚恋问题，许多大龄单身青年该怎么处理这些事?

答：花落尚有花开日，叶枯何来叶荣时。花有重开日，人无少年时。及时当勉励，岁月不饶人。中医讲，女子十四经通，必二十八嫁，男子十六而天癸至，必三十二娶。

这男人到了三十二岁才是身体发育最满壮的时候，女的是二十八岁。如果保养得好，还可以推后；如果保养得不好，就会提前。古人这样讲，是为了保证家庭幸福，后代昌盛。

所以大家不能对现代优越的条件沾沾自喜，要深刻地反思。同时大龄青年的好多问题就是观念问题，观念没转变过来，问题就层出不穷。

不止是婚育的问题，还有将来家庭、工作事业，所谓一真一切真，一妄一切妄，只要有一处没有真心用功到，处处都会有很多问题。

一处真心通开了，所有问题渐渐地都会迎刃而解，所以要解决人生的问题，必须要先端正思想，思想没有端正过来。如果还是外求欲望引导，问题会没法理清。

222 淋巴结肿，消气、消火、消掉肉食痰堵

问：老师，您好!请教一个问题，本人右侧脖子上(耳垂下方)有两个淋巴结。最初发现到现在有七八年了，一个有花生大，一个有蚕豆大，去市中医院找专家看过，专家说不痛不痒就没关系，不用管。虽然不痛不痒，但我还是会担心会不会恶化，毕竟它一直存在着，所以想请老师给点建议，谢谢!

答：戒骄风清日朗，戒躁海阔天空。人之心胸，应如天空。险夷未尝挂心中，由此胸中气自通。既爱且憎皆烦恼，灵台何日得从容。病是吃气的，疮是吃火的，包块是吃痰肉的。现在我们好多人都怕错了，诸恶莫作年年吉祥，众善奉行岁岁平安，横批，好因好果。

现在人们求的吉祥平安，为何很多时候得不到，因为求在果位，而不是求在因地。

因地是什么？诸恶莫作，众善奉行。

为什么越来越多人得癌症等病？你看大家是不是气比以前大了，火比以前多了，痰肉更是数倍、数十倍地增加了。

第一，那如何消气？

要懂得观想，别人每一个批评和误解，打在身上，好像很痛，恰恰是玉汝于成之时。以前，有一只山羊掉到陷阱里头，大家都想不出办法把它拉出来，后来有一个智者就想到一个办法。

他让大家往陷阱里拨土，让这些土打在山羊身上。山羊看起来很痛、很焦虑不安，它浑身一抖，把土抖在地上，脚一踩，立马增高了一点。这样每一次接受土壤踩在脚下，都离陷阱出口更近了，最后山羊跳了出来。

人能够出离病苦烦恼的陷阱，因为他能够化一切不利，对别人的批评指责一点都不动气，真不动气。疾病是来帮助你的，是来成就你的，你动气了，它就把你埋在烦恼痛苦的陷阱里，让你再也出不来，所以说艰难苦恨，玉汝于成。真明智的人，他把生气的能量都用来修行提高自己，哪有时间去较量，抱怨呢？

所以孔夫子说，我之所以不抱怨别人，是因为我没有时间去做这样的事。

第二，那如何消火？

一个火叫上火了，两个火一叠加叫发炎了，加个三点水就叫看淡，现在为何上火的人那么多，喝凉茶的人那么多。

你看不淡，放不下，把凉茶店搬到家里都不管用，那怎么看淡呢？

要从一辈子的角度来看，不能从一时的激情、欲望来看。古德讲，不看现有，而看流弊；不看一时，而看久远；不看一生，而看天下。

人的大局观形成后，就没有过不去的坎，所以高瞻远瞩的目光啊，是出离烦恼的一把利剑。大家抓一把盐啊，丢在一锅汤里，你会发现这锅汤咸到让你皱眉烦恼，没法喝。

大家把这把盐丢到小溪里，小溪水照样清澈甘甜。为何同样一把盐，差别那么大，同样的烦恼病苦，在不同人身上表现是不同的。大格局的人，能把烦恼病苦变成珍珠，好像玉蚌含珠，炼石成宝一样；小格局的人会被烦恼绊倒，再也起不来。

那如何形成大格局？“看破放下”四个字而已，所以足智多谋的诸葛亮一辈子就给子孙留下几十字的家训，要淡泊以明志啊！要宁静方能致远啊！

你淡泊不下来，铁定烦恼风起云涌。古人讲，三千年读史不外功名利禄，八万里河山终归诗酒田园。

大家最后都会归于黄土，有什么看不淡的呢？看不淡的话，到外面捧一撮黄土来，必会慢慢地看淡了。

百年奇特几张纸，你看那些帝王将相，奇人伟人，几张纸就写完。

千古英雄一窖尘，你看那些千古英雄，霸王项羽，秦王汉武，不都埋在黄土里吗？没人认识了。

唯有炳然周孔教，只有周公、孔子这些圣哲的教诲，能洗涤人心，归于至善。

至今仁义洽生民，至今啊，他们的教诲仍然教化着一代一代生存着的子民。

第三，那如何消掉肉食、痰堵呢?

少荤多素七分饱，早睡早起运动跑，若能带点利他做，又有何病过不了。

我们这时代，大家太需要这些健康的座右铭了，时时都要提起正念，一旦正念没提起，马上像拔河拉锯一样，随顺习气，跟着邪念跑了。

所以，古圣先贤都在教诲后人，要心中常存一些经典句。经典的句子，长人智慧，照亮心灵，使人不会犯那么多过恶，自然就没那么多恶果了。

223 人到衰老情志大变，少时当修真善美

问：老师好，又来麻烦您了！问一个关于我母亲的问题，母亲今年60岁，大概七八年前，母亲情志大变，总是说家里的东西被邻居偷走了，都是些不值钱的破衣服、烂鞋子之类的。最严重的时候在街上破口大骂邻居们，搞得邻里关系很紧张。最近几年没那么厉害了，但是时不时说家里东西被偷了，去医院看就说更年期，可母亲的更年期太长了吧，弄得我们家人都快崩溃了。跪求老师，有什么好办法能治疗吗？谢谢！

答：少时饱经磨砺苦，老来不畏风霜寒。这种现象在现代农村越来越多了，很多上了年纪的老人，脑萎缩加上情怀不畅，以及得失之心非常重，于是到衰老时，就不由自主被贪欲

所牵，处处都怀疑别人来占他便宜，这是怎么回事呢？

经典上讲，先人不善，不识道德，无有语者，孰不怪也。

没有修真善美，反被假恶丑牵着走，人贪欲心重，到年老时就会非常痛苦。为什么？求不得啊！所愿不遂，无名火就烧起来。

所以老人这样是警醒我们年轻人要远离贪嗔痴。欲知将来结果，且看现在功夫，看看周围病苦的老人，就可以想到我们的结果。如果没有修的话，跟他们都没什么大的差别，那怎么修呢？

师长有句修行格言：处逆境，随恶缘，不起嗔恚，业障全消。随顺境，处善缘，不起贪痴，福慧尽显。

耄耋寿康，戒之在得。这些警句都是出苦海良舟，烛黑暗宝灯。所以啊修行急迫，家里人示现，就是告诉我们要努力修持，我们的功夫不够，才会有这些境缘出现。

224 身体心灵的问题，解决之路就是修学

问：您好，我是学医的学生，临床全科的。现在遇到一个难题。就是一个病人身体感觉很虚弱，没力气。然后有点怕冷，腰肌劳损，不能久坐久站。运动久了就会身体发寒，甚至发抖。以前他经常手淫，但是现在好久没有了。在不用药物的情况下，请问有什么方法可以改善他的身体状况？

答：险夷不变应尝胆，道义争担敢息肩。越王有卧薪尝胆之骨气，十年生聚，人之伤精体衰也应拿出尝胆气，概方不负

丈夫男儿。运动能力都减退了，这是脾肾两伤，久病必累及脾肾，所以要看养胃五点和保脾六戒。饮食上出了问题，要从运动上来调补。

好多人消化不好，不是脾胃不行，是运动少了，或者说运动方法没掌握好。运动上的问题，要从心性上来调理。

好多人运动到了瓶颈状态，前一两个月运动好有效果，后来身体是在动，但脸上却没有笑容，机械地动非但无益，反伤身体。

所以要听一些心性之道的音频，或学一些心性之道的书籍。心性上的问题啊，要在家庭中圆满，消得家庭内嫌隙，乃世间一大经纶，容得性情上偏私，乃人生一大学问。

所有心性学问，必须在家庭中落实，家庭这关过不了，家不和了，万事都不兴，家和万事兴。

家庭上的问题要在修学上解决。一个家庭所有问题都是修学的问题，教育的问题，劝你修来你不修，且把日子当悠悠，光阴似箭催人老，不觉少年白了头。

现在有些家庭到最后，势如水火，父子反目，夫妻成仇，为什么呢？家庭成员如果性格越来越坚硬，越来越刚强，坚硬刚强，硬弩弦先断，每见钢刀口易伤。

一个家庭如果没有修习柔软安详，没有修习转念自在，这个家庭迟早出问题，小问题变大问题。

对于这些身体心灵的问题，解决之路就是修学。老师讲过，你如果用凡俗的方式来过日子，以欲望为导向，所有的乐终将变为苦；你如果用修学的心态来生活，敢吃苦，不怕苦，那么所有的苦最终都将变为乐，都是我们成长的营养。

所以我们在山林生活体验班要上五堂课。

第一堂饮食之道课，能少生病。

第二堂运动之道课，能得健康。

第三堂心性之道课，能转念自在。

第四堂家庭之道课，能幸福安详。

第五堂修学之道课，一辈子能不断进步，巩固其他四堂课的道。

225 手心热需辨证调理

问：有个人手心好热怎么办？把手心放在别人身上，别人觉得一下子就有火热感。谢谢！

答：无欲常教心如水，有言自觉气如霜。手心乃神之所现，神燥必热，神清自凉。手心热有两种情况：一是阴虚火旺，二是食积化热。阴虚火旺的要早睡，白天运动大补阳，晚上早睡大补阴。

食积化热的损谷则愈，多喝些汤水，面汤米粥，少吃煎炸难化之物。然后，服用些保和丸或大山楂丸，在七分饱状态下，普通的药效果都非常好。

226 养生也许从年轻时抓起

问：老师，我有个弟弟读高三，大便一二天才一次，吃完饭就经常觉得胃胀，有时候会有小小痛。去看中医的时候说脾虚，想问下您，会不会跟他上课坐的时间长有关系？还有，需要怎么样调理？谢谢！

答：与坐时间长无关，跟不专心有联。忘我注内地学习，石上坐三年，程门立雪，还有跪膝求法，都不会身体差。粗守形工守神。《内经》教人，粗俗人认为形体久坐伤人，上朱智者却认为神志长安无患。第一要看养胃五点；第二要看保脾六戒（戒多言、戒大饱、戒久坐、戒思虑过度、戒好逸恶劳、戒形寒饮冷）。

久坐是会伤脾的；言多会耗气；思虑过度，脾气板结；好逸恶劳，脾气呆滞；大饱伤脾；寒冷伤中。年轻人本来火力应该很强的，却不能够消纳谷物，可能是把自己的阳火浪费在大量坏习气里。

这孩子的身体啊，如果不学些养生保健，那么他只是在消耗父母祖上给他的身体底子，往往到消耗得差不多时，才被迫去学习，所以养生啊，必须早下手。

227 胃胀，泛酸，浅表胃炎、十二指肠溃疡，须素食

问：饭后胃胀，泛酸，浅表胃炎、十二指肠溃疡，用西医的“四联疗法”治疗几个回合，一段时间还发病。您有啥好办法吗？拜谢！

答：牢骚太盛防肠断，风物长宜放眼量。胃肠不好的人要戒嗔怒，少动情绪。肉吃多了也不行，唯有少荤多素才是正道。现在为何胃病比以前多了好几倍，很多家都有胃不好的人？

要知道脾胃是养出来的，是养好的，不是药好的。现在大

家都往脾胃里胡吃海塞，特别是肉食过度，会让身体酸化，身体一酸化，疾病就喜欢找上门来。

多吃素菜五谷，让身体碱化。身体一碱化，病痛就减少。

所以吃药是三分治；记住并做到养胃五点，保脾六戒，才是七分养。

228 长期紧张不安的情况如何改善？

问：习惯性便秘，一般三四天解一次大便，又加上多尿，是否身体精血消耗过多，导致阴虚呢？打扰您了！

答：最快的方法是点按脚下肾肠反射区，十年八年便秘的，我们都有治愈案例。这是身体水液分布不均匀，膀胱里的水不能够充分润泽肠道，肠道中的水流失到膀胱，跑出体外，不能还润肠腑。为什么会这样？

长期身体紧张不安，躁急郁怒，就会出现这种情况。大家看人一上讲台，就紧张，会出现什么问题？尿就来了，所以这紧张惶恐啊，叫什么？叫恐则气下。

所以人长期紧张不安，小便就会频繁，大便就会硬干，有的也表现为大便稀烂，这都是木克土的表现。这种情况就要在心源隐微处下手。

我们现在做的早课叫《小儿语》，这里看似教小孩子，其实步步都指向健康身心，一切言动，都要安详，沉静立身，从容说话。

人一躁急病就起，一安详沉静病就息。

所以要回归一种安详自然的身心灵状态，疾病就是来劝我们回归的。你回归了，它也回去了。你不回归它也不走。

在医学考试前夕，好多人都会出现你这种情况，一旦考完试，大家神松气顺时又恢复正常。可见啊，精神失序，才会有病态的身体；精神不失序啊，很难得病。

一般严重一点的，考完试后，同学们买些防风通圣丸，或麻子仁丸吃几次就好了。

229 以朱良春钩蝎散治三叉神经痛似有效

问：我以朱良春钩蝎散治三叉神经痛似有不错效果。老师看呢？

答：头痛医脚，穴诀曰颅脑太冲，脚下的太冲穴，可对症用于颅脑的问题。三叉神经痛不容易治，有效果是因为钩藤平肝熄风，全蝎能入络，解痉止痛，故那种善行数变，来如闪电，像风样的拘急痛、拘挛痛，用这对配伍有好处。

但三叉神经痛好多都是因为脾气不好，何以见得？肝上达巅顶，《黄帝内经》讲，肝病在头颈，又说，大怒过后，气血会冲上头顶，经脉为之扭曲不通。

这时用药物可以暂时平肝熄风，疏通经络，但如果坏脾气没有改过来，就会好了又再发。

所以说为什么有那么多慢性疑难病，不是病疑难，而是性子没有换过来。

换一种性子，就换一种身体；换一种心态，就换一种命运。

特别是越顽固的三叉神经痛，它提醒你越不要偏执。

中医讲，怒气冲天。天就是人体的头首，这天都被冲撞到了，好像孙悟空大闹天宫，把天庭捣乱，把太上老君炼丹炉踢翻，把王母娘娘的蟠桃园捣毁，这都是怒则气上，犯上作乱的结果。

那该怎么办？《西游记》里头给我们表了一个法啊，用定海神针，大家看定海神针放在哪里？

放在两个地方，第一个是深海龙宫处，说明气息要归田，意守丹田，可以惩忿窒欲。第二个地方是放在孙悟空的耳朵里，什么开窍于耳？肾啊！急躁怨怒啊，都是肾封藏功能减退了，所以好多人伤精后，脾气变得越来越大，性格变得越来越偏执。寡欲精神爽。

如果还是大闹不止，放在耳朵里都不能将嗔恨怒火减轻，都难以水火既济怎么办？那就只有压在五行山下，戴上紧箍咒，一发脾气就头痛。

这个五行山代表什么，代表人要负重啊。所以三叉神经痛还有各种偏头痛，你要懂得转移，怎么转移？负重背着去徒步穿越，马上你就没办法心猿意马了。

就像这些学生来山林体验生活，他们刚开始徒步穿越时，还能打妄想。我们说，你想要身体粗壮，还得做一件事，保证你心定饭香，身体壮。

他们问什么事。

我们说，挑粪，担水。

结果大家很勇猛啊，刚开始只能挑一尿勺的，结果能够挑到三尿勺、五尿勺，本来睡到半夜会醒来的，挑水担粪后，一觉到天亮，精神好饱满。

他们笑笑说，这担起水来，又怕水溅在身上，又怕走不稳摔倒，结果什么都想不了，只想走好每一步，一个小时这样下来，神清气爽。可见啊，人念头专注，安于当下，你身体做再多劳苦的事，精气神恢复也都是很快的。

现在为什么好多人精神恢复不过来？因为人天天心脑都在“大闹天宫”，身体恢复要三个月，可你要把身体扰乱，一念就够了。

把“天庭”重建好要好久，可把“天庭”摧毁就那短短一瞬间。

现在好多人印堂发黑、口苦口臭、眼目赤肿、鼻炎，这是怎么回事？肝里的孙悟空都闹到头面上去了，大家读《西游记》，要好好读，不要以为那只是小说，不关自己，其实里面有很深的中医养生原理，我们每个人身上都有。孙悟空嗔恚，猪八戒贪吃喝玩乐，沙僧愚痴不开化，这都要经过九九八十一难的打磨，需要一些“紧箍咒”，需要去挑一些重担，需要心中有些理想去奋斗。

每个人最后要修成正果，这八十一难没有一难能绕得过，以后有机会，我们大家来分享《西游记》与中医养生，估计会很有味道。

一定要把名著里的东西，放在自己身上去体验，这样读一本书，比读一百本书却不体验还有用。

230 从事医护工作引起身心疲惫，该换换吗？

问：老师您好！我是一名医护工作者，得了甲亢七八年有余，目前还在吃药。由于之前的工作环境比较恶劣，工作量很大，而且时间要求很紧迫，所以一直是快节奏、高负荷地工作。常常忙得一上午厕所都不能去上，加上平时要经常值夜班，而且工作上要特别谨慎细心以防出错，所以整个人很累很疲惫。尿频，基本上一天要上十几甚至二十次卫生间，且每天很早就会犯困，感觉眼皮很沉，比较嗜睡，但是醒得又很早，晚上睡觉也不能安眠（夜班后遗症）。我个人很崇拜中医和养生，喜欢徒步，平时还喜欢看《道德经》和《菜根谭》，喜欢道家无为而治，道法自然的思想。那么请问老师，我是否应该考虑换工作呢？因为这份工作其实是很耗损精血的，自我伤害且影响健康，与我的养生与无为是有冲突和分歧的。另外，我目前在服用杞菊地黄丸，期待您的回复！打扰您了！

答：山顶雪莲终开放，泥中荷花不染尘。人生会苦，但不可以怕苦。医护工作者是天使，承担上天使命的人，是正能量相当足的行业，跟教师这行业一样都是人世间光荣的职业。

但为何现在很多老师苦，教不了自己孩子；很多医生苦，治不了医生的病。

这痛苦的根源在哪里呢？评判一个职业究竟适不适合自己，有三个条件。

第一，你是不是很爱这个职业？爱到你在做这职业，即使付出十倍的努力，仅得到一点点的回报，你都愿意，甚至没有任何回报，你都甘愿努力付出去做。说明你适合这职业。

第二，这职业是不是对社会、对大众有意义有价值？

第三，这职业是不是能够解决基本温饱问题？

如果这三方面不符合的话，就要谨慎选择了。

如果从修学角度来看，又有另外一片天地。为何孔夫子周游列国，陈蔡绝粮，仍然不以为苦；芝兰生于幽谷，不以无人而不芳，君子修道立德，不以穷困而改节。

因为孔夫子有他的志向，唯志向可以夺境，可以转境，无志之人为境所夺，有志之人能转境。所以孔夫子可以诲人不倦，学而不厌。

我们看当时在医院实习时，有老中医70多岁还被聘请回学校临床教学，大家看老先生在繁忙临床教学工作中不显得忧苦，反而充满喜乐。

怎么做到这点？就是这心念不在自己身上。我们看那些在任何行业能够做得绘声绘色，出人头地的，他都不是一个私心杂念纷纭的人。

一念偏私了，人很容易累下来。所以现在很多人坚持不了，那是因为私心太重了。现在好多人疾病一个接一个，也是调不了自己的私心。

古籍上讲，能外其身者，天不能病。

你能够不执著于自己身心，上天都不会加病给你，这是一种规律，因为你符合了天道。所以啊，只要还有一丝的疲累、困倦，老师都会跟我们讲，你们还没进入状态。

这状态啊，不是说背多少方歌，出多少书，而是你的心胸存放着多少众生。

天下兴亡一肩担，这个念转一切转。念没有转过来，即使换个行业啊，也是暂时的伏住而已。

所以该怎么办呢？心上放下自私自利、贪嗔痴慢，事相上不执著，常用一些座右铭来修正自己，见性不着相啊，着相不见性。

时常听经闻法，把烦恼习气一点一点磨掉，就慢慢变得一点一点自在了。

231 六句圣贤格言，远离疾苦

问：您好，请问我一到月经期肚子和腰那里就很凉，有血块，脸上还容易长痘，我是什么体质啊？平时应该如何调养？另外，我现在每天坚持喝三七蜂蜜水，早晚各一次，脸变白了，皮肤也嫩了，想请问老师，这个三七粉能长期喝吗？谢谢老师！

答：心其华在面，面上疙瘩对应心中纠结，情淡结亦淡。是药三分毒，天底下哪有药是可以长期喝的啊，三七粉有一定活血化瘀的作用，可以让血脉推陈出新，但是我们血脉推陈出新难道要靠三七吗？

为什么不靠自己呢？你每天只需要做几个泰山压顶，那活血化瘀的力量更强。

以前我们老一辈的人都羞于得病，都羞于吃药，不敢轻易吃药，靠劳力、早睡把绝大部分疾病都消弭于无形。

现在，人们动不动就吃药，这是一种观念的偏误，要好好调整啊。三七是什么，大家知道吗？是伤科圣药啊，可不是轻易吃得的东西啊，但为何现在那么流行？因为哪个人没有气伤、熬夜伤的啊，用大内伤的药普遍流行，让大家服用这，说明大家情志内伤得有多厉害，这时是盛赞药物之功，还是感叹自己情之重呢？

情轻病亦轻啊！

所以还是要在心源隐微处下手，情怀要宽大起来，身体就没有扭曲的经脉，没有郁结的痘印。

一般腰腹凉而脸上又容易长痘，是上热下寒体质，是气火往上发，心急气躁的表现，最好是多听经闻法，澄心静气。

那怎么样能让情怀轻安呢？如何让上热下寒的体质转为阴平阳秘呢？

这里有六句圣贤格言，时常熏修，很快念转身安。

第一，轻当矫之以重。人轻浮了就容易上虚火，脸上长痘，所以要靠稳重。像秤砣那样说话言语缓慢，气火才能下收。

第二，急当矫之以缓。心急后就会急火攻心，心烦气躁，所以说话要放慢，不然心脏迟早会受影响。现在好多人吃不壮，为何？太急躁了，木性人，火性人，只有要靠土气雍容和缓，才能调整过来。像站桩练太极，都是在加强和缓之力。

第三，躁当矫之以静。《道德经》讲，静胜热，清静为天下正。人静不下来就会有消耗，就有损福寿。

第四，褊当矫之以宽。俗话讲要宽大为怀，这心胸一宽大，火气立马下来，你真的明白这个道理后，别人不可能激怒得到你。

第五，粗当矫之以细。粗心粗枝大叶，气就会很浮，所以呼吸气粗有声的，火气大，性命促啊！呼吸细长均匀的，气气归田，虚火下敛，寿命悠长啊！所以细心是修身大功夫啊！

张锡纯深有体会地讲，人持百年寿命，功夫全在于细敛。

大家看你一穿针，那气是不是很定，一拿起毛笔来，那气是不是很容易就专注收敛了。

为何张飞要学穿针，粗心大意的孩子要学练字？这都是在炼心延命啊！

第六，暴当矫之以和。暴躁要用和平去调柔，当你以大局为重时，绝对不会轻易暴躁，人会暴躁就是因为眼界不高，广结善缘第一富，心平气和第一贵。

像这些性躁心粗，暴跳急躁的，都是在长虚火，长病气，都是在给疾病送粮草，给敌人送武器。现在大家之所以多生病，就是没有明白这个道理，总给疾病送粮草，就会做造病运动。

有了这些座右铭，这些圣贤格言，这些疾苦啊也会早出离。

232 孩子容易出汗，家长要反思

问：老师您好，我家孩子二年级，可是只要在动都是满头大汗，包括冬天，谢谢老师！

答：五味清淡精神爽，处事从容日月长。出些汗是正常的，孩子纯阳之体，头为阳中之阳，关键是出汗后并没有不适之感。如果动则气喘吁吁，疲倦乏力，就要注意了。

现在孩子往往饱食过度。《小儿语》曰，饱食足衣，乱说闲耍，终日昏昏，不如牛马。

现在小孩子教育面临的很大问题，是父母的举动究竟是长孩子精神，还是助孩子欲望。如果不是长孩子精神的行为，那都会把孩子推向反面。

经典上讲，“勿以财货杀子孙”，穷苦时还懂得惜食惜物，富裕时感恩之心反而提不起来了。

所以父母需要学习，需要好好看《教孩子的学问》，孩子是教好的，孩子也是惯坏的。

233 微信文章虽好，重在学而行之

问：老师好，昨天我提问的，今天再详细说说。我一直都在看你们的微信，很多都收藏起来，一次次回看。现在我的问题是最近几年嗳气胃胀很严重，有时候吃中成药也会嗳气，非常难受。我也因此看过中医，吃中药，针灸都没什么用。而最近我自己在艾灸，推腹，把胃经都梳理了一遍，但收效甚微。最近半年我每天走6公里左右，吃得也不多，可是胃胀嗳气仍一直没好转。现在甚至发展到艾灸几次就会有尿道炎，而且内衣都不能太紧身，否则就感觉透不过气来，真是非常痛苦，特别希望老师百忙之中能帮助指导我一下！像我这种情况应该怎么办？

答：胃肠胀气须明愁肠百结一词，忧愁纠结肠胃胀，知足常乐管道畅。这么小的问题，却这么顽固，大家想想是为什么呢？

经典上讲，消得家庭内嫌隙，便是一大经纶，容得性情上偏私，便是一大学问。

凡人生一病，有外感风寒，有内伤饮食，有劳动不够，有睡眠不足，有纵欲太过，有家庭不和，有私心过重。

我们仔细看一下，这里头啊，只有一样是医药可以最好发挥作用的，那就是外感六淫，其在皮者，汗而发之，其他内伤杂病，都不是主要靠药物能消除的。

如果你远了风寒，节了饮食，勤运动还早睡眠，说明养生的外道做得不错了。可在养生上还有内道，经典上讲，善养生

者养内，不善养生者养外，那养生的内道是什么？

第一个是家庭内的矛盾能否化解；第二个是性情上的自私自利能否消融。这两方面如果没有解开，不可能进入上等养生境界。

我们从徒步大穿越到圆运动养生功法，再到修身齐家之道，一步步都在提升。上次有个学员感慨地说，原以为养生一定要到大自然大天地中去，想不到医普学堂的圆运动养生功法，只需卧牛之地，就能练出金刚之体。

在听经闻法后，以为卧牛之地训练出身体，已经很厉害了，想不到方寸之心，才是身心寿康的关键，这方寸之心没有练好，一切功夫都无法受用。

故《了凡四训》上讲，一切福田，不离方寸，从心而觅，感无不通。

现在好多好学的网友们都追着文章看，这些善知识确实很有用，但看而不行，却没法真正受用。

学贵力行啊！而且学贵立刻力行，做事情用立刻、现在、马上的行动力去做，没有做不好的。

以前大舜闻一善言，践一善行，若江河之决堤，沛沛然莫之能御也。

改过迁善勇猛到这种程度，这是真干啊！

当时周文王问姜太公说，想要治理好天下，该怎么办？

姜太公答，王国富民，霸国富士，仅存之国富大夫，无道之国富仓府。

文王听后很高兴地说，善！这讲得太好了，一个善字高度赞叹姜太公所讲。

姜太公摇头说，宿善不祥？

这四个字意蕴悠长，什么叫宿善不祥。

宿是住宿，过夜，留住之意，当你听了这好的道理，却把它留住不去做善，这是不吉祥的。

也就是说，今天听了善言语，觉得很好，然后说，我以后再做吧，这样你就得不到吉祥。

文王听后，点点头，是日马上发其仓府，去赈救孤独穷苦之人，而且当天就做这件事。

大家可以看这周朝八百年天下是怎么来的。

闻善则迁，而且立马迁。

闻过则改，而且当下改。

就是这样来的。如果你气质都没转变过来，说明经典听闻是听闻了，但是并没有行经典。听经典，只是开始，行经典才是结果。

听经典只能明白知道道理，行经典，才能获益。

常问自己，行不行啊，你行了就行，不行就真不行了。

所以很简单，我在家里动气了没有，我说话的矛头有没有射向家里人？我心里头还会不会有嫉妒自私？如果会的话，就需要好好练一遍，练上几个月，必定能练出功夫来。

就像，即便是废铁，你磨个几个月，也能磨出一把利刃。

234 脸上长斑的几种治疗思路

问：您好老师，我39岁，3年前脸上长了许多黄褐斑，很是困苦。经朋友介绍吃了隆力奇的食用菌3个月，但效果不明显，加大吃食用菌的量后反而引起了胃疼。请指教，谢谢，老师！

答：为善读书得安乐法，浇花种竹生欢喜心。脸上长斑关乎五脏，特别是心肝跟胃肠，心肝气郁后，斑会加重，这斑可以看成是一团气结的产物。还有心在液为汗，汗出少了，斑色也会加重。同时，阳明胃肠经脉上于头面，阳明不降，痰浊上泛，容易形成面斑。所以古人讲，面有秽浊之气，必定是肠胃通降功能跟不上，所以治疗面斑的常规思路是解其肝郁，畅其心脉，降其胃肠。

当然老年斑又除外，老年斑一般是脾肾的问题，是属于肾斑。肾主水，其色黑，肾亏虚过后，封藏功能减退，黑浊水湿就上泛，收摄不下来。

同时中医讲心其华在面，脸上有斑，心中有疙瘩。如果是心斑，用桂枝汤加丹参；如果是肝斑，用逍遥散加玫瑰花；如果是肠胃斑，用二陈汤加桃仁、红花。这桃仁、红花两味药很有道，花升仁降，而且桃仁啊，它还是治跌打伤瘀血停留的要药，活血化瘀还能润肠通便，能够令血脉上的瘀浊滑走，使浊阴归六腑。

235 药力有限，三分治七分养

问：请问，总是大便不成形，有时拉稀，吃了健脾胃的药，也用苍术、白术泡水，但是停了就仍有。喝水就要小便，是不是肾阳虚，可否服用桂附地黄丸？

答：勤是千良药，情乃万病源。用了健脾药，稍有疗效，说明药力有功，但药力的功用有限，三分治七分养啊！怎么在七分养上尽力非常重要。

第一，远离鸡蛋、牛奶、煎炸、烧烤。肠胃喜欢粗糙的蔬菜五谷，不喜欢高营养、浓缩的肉制品、提纯品。

第二，懒惰者大便都难以成形，精进者肠通腑畅。因为懒人多湿，湿重则便黏，人一勤快，气血流畅，湿气就被带走。

第三，不要畏困难，要有坚强的意志。人意志不坚强，性子会软耷耷，软耷耷的性子，对应的是脾气虚弱，大便都炼不成形。

所以，要勇于去承担。因为有责任感、使命感，人就会坚强起来，人一坚强，湿邪瘀血痰浊都会渐渐退掉。

一般得病啊，外求药物是安慰，内修情志、心性是根治。一种疾病反映一种心性，找到心源隐微处下手，就可以自在无忧。

236 精子质量过低，求子有三要

问：老师您好，我每天都在认真拜读每篇文章，做笔记，仍然一知半解，才前来打扰。我与丈夫已结婚两年未孕，经检查我身体无恙，丈夫精子质量过低，再进一步检查他身体自身生精并无障碍，经中医、西医多番用药无果。我考虑他是否湿毒下注所致。他体形较胖、有口臭、每次吃饭都会出汗、脚气严重、脚跟处开裂。学生常恭读《家庭六步教育》，希望能尽力调整到最佳状态，也想等待缘分，无奈双方父母心急如焚，迫不得已来打扰老师。望理解，回复，祝愿老师一切吉祥。另外还有一点补充，学生丈夫多年来大便不成形，上半年做过肛周脓肿手术。

答：欲养鲲鹏志，须读圣贤书。圣贤书中载，求子有三要。

用至诚心做到这三要，都不会缺子。

第一要敦伦积德。夫天地之道，有上才有下，有本才有末，有源才有流，心中有父母长辈，才有好的下一代。如果心中还存有对父母的过失的怨怒，那会影响家庭传承。

为何要积德？祖上有德，子孙有福啊！

《了凡四训》讲，有百世之德者，必有百世子孙保之。

所以要重积德，孝父母，怎么积德呢？凡力所能及，有利于大众的，努力去做就是积德。有人就困惑了，我是穷人啊，穷人没有钱财，怎么去积德做好事？

其实贫穷的人，更有积德做好事的资本，而且更需要积德做好事。有个穷人问佛陀，我如何富贵起来？

佛陀说，你给予了，你就富贵了。穷人不解地问，无财何以给予？佛陀说，无财有五施。

什么是无财五施呢？

一是言施。好话就是布施，良言一句三冬暖，就是在积德。

二是颜施。给人一个笑脸，就等于送别人一朵鲜花。现在好多人都到花店去买花，但却板着一张僵硬的脸。

心花不开，要玫瑰花又有何用？所以啊，这笑脸啊是心开出来的一朵花，天天一个笑脸，等于天天送给周围人一朵花，比九百九十九朵玫瑰还有用啊！

三是眼施。一个怒目圆睁就把所有细胞、精子、卵泡都枪毙了，一个笑得像月牙的眼神就把所有卵泡、精子、细胞都养起来了。

所以给一个鼓励周围人的眼神，远远比布施什么财物都重要，而这个鼓励的眼神，不仅周围人需要，更是我们自己所需要的。

四是心施。心里常存他人的好，乃大布施也。因为你让自己浑身暖洋洋，温暖就是生万物啊！身体常处于春天状态，生育繁衍功能就会大为加强。

所以智者待人有股春风，贤者记恩不记怨，愚者记怨不记恩。

这些明白人啊，他们积功累德太快了，就观功不观过，观德不观失，每分每秒都在长功德。我们说，接下来大家要天天努力，天天向上。

张锡纯老师说，“不，应该是念念向上，分秒必争”。

我们听后更惭愧了，想不到人还可以这么精进，精进到没有一点杂念干扰，这是真善于保身惜食的人啊！

五是身施。身躬力所能及的事，努力去做，随手扫地，不丢垃圾，捡起垃圾为地球母亲美容，举手投足间，都造无边功德啊！

这叫欲种福田，须凭心地，行时时之方便，造种种之阴功。

那求子另外二要是什么？

一要是保身节欲。当家庭关系和谐，性德做好后，就要看身体了。为何现在好多人一有钱，身体就败下去？

因为在没钱的时候，习性虽然重，但没条件造恶。钱财一多，可以熬夜打麻将，吃宵夜，可以泡网吧，可以骄奢淫逸，这样拿着祖上的福德造业，身体很快就会受损下跌，特别是纵欲，寡欲者多子且寿，多欲者少子且促。

这个欲望纷扰后，不要说孩子生不好，自己命都会受影响。可以仔细研读《寿康宝鉴》，这样对于保身节欲四字，体会就会更深。

二要是家庭教育。一个家庭要是没有圣贤教育、经典教育，这家庭啊，只怕会走向名闻利养，家教很难传下去。

古人把名利说成名缰利锁，又把名利比作是火炉，孩子往这方面靠的话，很难教化好，可很多人就担心了，没有名利怎么生活？

这是私心杂念讲出来的，真正清静心是这样讲的，人要是什么都不要时，他什么都不缺。

要做到这点啊，必须要长期熏读家教家训，像《诸葛亮诫子书》《朱子治家格言》《小儿语》《弟子规》，这些都是很有性德光芒的典籍。

能够让人心地光明，让家庭和气满门，和气则生万物，有和气的家庭环境，哪会不能感召出祥和的后代来呢？

所以中国教育孩子啊，叫百年树人，要三代人来努力，前面两代是在营造好家风，是跟圣贤教育、经典教育接通，然后就可以感召生养出好孩子。

至于其他如饮食、生活、药物，都是辅助这三要的，只要平时多留心看这些善知识、善文章，又勤于做笔记，这方面的知识都不会缺少。

237 脂溢性皮炎的治疗方法

问：老师麻烦您，脂溢性皮炎有没有什么治疗的方法？

答：贤者虚怀若谷，圣人气静如兰。静气则浊阴自降，虚怀则清阳自升。脂溢性皮炎是治炎还是治皮肤，还是治脂肪？

关键还是在于多余的油脂，这些代谢残留物过剩了。

现在人的身体需要的不多，吃进来的太多，这些消化不完全的营养，就是毒素啊！消化完全的营养就是能量，毒素积多了是会生病的。

有个专门治胃肠的中医流派，认为肠胃乃百病生起之源，肠通腑畅，乃百病消退之路。要保持肠通腑畅，不是靠泻药，也不是靠润肠通便药，靠的是正确的饮食观。

为何？山林生活体验班，首先要讲饮食之道，因为不懂得怎么吃，得胃病的人多是不懂得怎么吃造成的。

所以，你只需要看饮食之道，脂溢性皮肤炎啊，首先就好了一半，因为你知道什么该吃，什么不该吃，应该怎么吃，吃多少，这都很讲究。胡吃海塞易得乱七八糟的病。除了饮食外，还要讲心性之道。

现在好多人饮食控制得很好，但心性控制得不好，照样得病。心性之道是智慧之道。古人讲上天将要降给一个人好处时，未发其福，先开其慧，此慧一开，浮者自实，肆者自敛。

这人的心智打开来后，浮躁之气会变得稳定坚实，放肆傲慢之气会大为收敛。这有什么好处？首先那些浊阴出上窍，浊阴发肌表。浊阴不降造成的种种奇难怪病，比如眼红、口臭，痰多、皮肤瘙痒、流油，这些都是浮躁放肆之气，把肠胃的湿浊毒素往肌表发的表现。你这心性如果收不下来，就像一缸水，老是用竹竿去搅，就永远没有清洁的时候。人身体的血脉老是被心浮气躁这条竹竿搅扰，这叫争贪搅扰，那大便里的浊气，通通都跑到五脏百脉里头去了。所以这人啊，争贪搅扰之心不平息，身心难干净。争贪搅扰之心一平息，就像一盆浊水放在那里不动，自然浊者下沉，清者上升，浊降清升，天地之道也。

保持清升浊降，一气周流的关键，在于你要有智慧，那颗心你要能定得住。人的心定不住是没有福报的，人的心如果常动荡了，身体没有好的。

那怎么修学心性之道，常听经闻法，读这些蒙学经典是关键。在这基础上，再稍微管住嘴，迈开腿，用些非常简单的消风散，除湿清热，排毒降脂，皮肤疾患没有不很快好过来的。

238 幼儿脾虚，指甲长肉失常

问：老师好，宝宝两岁几个月前用了大人的指甲钳帮他剪指甲，不慎剪破。刚开始没注意以为一会就好的。几个月过去了非但没有好转，而且指甲有往里长的趋势（指甲和肉分离了），估计是感染了。不知道是不是由什么真菌引起的。宝宝也经常喊痛。请问中医有没有什么外用药可以擦啊？我不太想用西药，有激素的。

答：水以常流故能远，身宜多练自可强。现在啊，好多孩子伤口都很难愈合。因为孩子大都是贵养，而不是贱养。以前孩子在地上摸爬滚打，跑跑跳跳，刮伤了，自动就会好。现在稍微有点小伤，都迟迟难愈。

因为把孩子养得太尊贵了，像这一般的伤口，按照伤科，西药处理都挺快的，为什么很多都好不快呢？体质不行了，脾虚了，脾虚则湿盛，伤口周围肉就长不好，脾主肌肉功能减退的缘故。

所以要注意我们前面提到的养胃五点，保脾六戒，这两条如果没有注意好，孩子将来问题都会层出不穷。

239 改善老人健忘症状

问：老师您好，我婆婆今年65岁。最近两年健忘得特别厉害，刚刚做过的事情就忘了，而且好像越来越严重。三年前她乳腺癌手术后做过放化疗，这些因素会不会影响到记忆力方面？我让她每天用木梳梳头。请问老师，还有什么好的方法能改善或减轻健忘症状？

答：转头即忘，乃精神不足之象。寡欲精神爽，思多气血伤。老年人如果找不到生命的意义所在，就很难有活力。现在孝老人的身容易，孝老人的心志很难，老人是以志为根，志为延年不老药。

如果饱食终日，没有事干，退化起来就像箭一样快。用木梳梳头，这些小招法有小效果，真正要有大效果，还是要引导老人听经闻法，走上修学之路，做些让她感觉有意义和乐趣的事。

有人说，老人还来学什么呢？老人更需要学习，学习养生，学习修心。老人学习如秉烛夜读，唯学可以医愚，当人停止学习的时候啊，他的智慧就停止发光发亮了。

老人在家里可以给他备听经闻法的播经机，这些像听相声小品那样，一天就听那么一会儿，有时不经意间的智慧火花，会把老人整个生命重新点亮。

现在老人包括我们，其他的都不缺，有时只就缺智慧，获得智慧，最快速的方式有三种。

第一种是改过必生智慧。

人一日无过可改，人一日就无智慧可增。现在好多人抱怨遇不到明师，其实一个人啊，只要真的能常改自己过失，经常都会碰到明师。速度决定力量，一个人改过的速度越快，他的力量就越大。

第二是付出的智慧。

像一些阿姨，她们到传统文化中心去做义工，越做越快乐，越做越有智慧，为什么呢？因为智慧总是在利他过程中增长。

有智慧的人，都会选择利他的生活，因为他本身就是利他的受益者。

第三种是深入经典，智慧如海。自己读诵经典，手抄经典，或者听经闻法，慢慢地智慧就会打开来。

这是一种很好长智慧的习惯。古人讲，一日不读书，则一日无进步；三日不读书，则面目可憎，言语乏味。

读书其实就是读圣贤书，读经典，就是在听经闻法。

所以老人之所以会健忘，会容易痴呆，智慧会不够，大家仔细去观察，大都是在这三方面有缺失。只要有哪方面坚持在做，他的智慧就不会退。年纪再大，身体再衰弱，他的智慧都不会退。

240 嘴唇长白点，是谁伤了脾？

问：老师好！请教老师一个问题，这两年嘴唇上有小白点出现、变多，呈蔓延态势，开始没留意，最近觉得有点严重了，上唇白点都连成片了。不痛不痒，就是单纯出白点，像脂肪粒似的。能用什么药吗？这太影响美观了。

答：一生病疮之痛总因闹心，四海和平之福，只是随缘。脾开窍于口，脾主肌肉，嘴巴、肌肉的问题啊，都要找到脾去，是谁伤了脾，常见的伤脾有五种情况。

第一，急伤脾，木克土。木性急，脾性缓，急性的人容易口舌生疮，这叫急火上攻。因为这些疮点是吃火的，所以躁急的人啊，常上火，那该怎么办？

我们前面讲，急者矫之以缓，躁者矫之以静。把一个缓和态从容练三个月，性子磨下来后，病也根治磨下来了。疾病出现是来给我们磨性子的。

第二，怨伤脾。爱抱怨的人，嘴巴、肌肉、消化、排泄都不好，好多人不知不觉就进入抱怨状态，一有不顺就怪别人，就是生了一丝怨气，坏了一身正气。利刃割体痕易合，恶语伤人恨未消。

一出门看到天阴，或者太阳太烈，随口就说鬼天气，这都是在伤害自己，只是好多人不明白而已。

第三，疑伤脾。信实土，怀疑别人，爱说谎的人，脾胃很少有真正好的；忠信笃敬，讲诺言的人，脾胃会比较好。

脏腑都是喜欢仁义礼智信的，不喜欢贪嗔痴慢疑。

所以要随顺脏腑本性，就是顺其性，养脏腑。

第四，思伤脾。人一旦思则气结，板着“苦瓜脸”，愁眉不展，这脾胃马上不肯动。所以人嘴角轻轻往上扬时，身体立马充满正能量。

常拿镜子照照自己，看看自己每天的笑脸是不是比昨天少。如果笑脸不断减少，说明你身体可能在一步步向疾病走近，你的负能量已经在逐渐增多了。

赶紧助人为乐，随喜功德吧！

第五，懒伤脾。好吃懒做的人，大都脾胃不好，好吃会把脾胃吃塞，懒做会四肢不动，五脏就不通，六腑就不顺。

所以这个戒懒啊，是养生第一条。人生在勤，勤则不匮，勤快、勤劳起来，你身体就不会缺乏什么营养，因为一勤血脉通。

好像网络发达之后，要什么信息都有什么信息，现在大家就不爱动了，喜欢久坐，喜欢懒惰，喜欢大吃大喝，这样身体承受了负担，处于消福状态。

身体出问题就是在提醒你要去修福了，不修哪有福可以用啊！

241 老人身体安，淡食胜灵丹，冬吃萝卜夏吃姜，惜福惜有之心

问：非常感谢，我母亲89岁了。今天发现母亲的两手小手指一侧的鱼际全是红红的，大拇指一侧的鱼际靠近手腕处红，眠食二便皆可，只是因为耳聋，偶或心烦。血压高，血脂稠，有胆结石。天气转凉了，会不会有什么问题，怎么调理呢？谢谢老师指导。

答：一生病皆由劳心，半世忧无非求人。现在好多老人的消化功能随着年纪增大而不断减退。看到很多好吃的却吃不下，所以想到老人这样，我们身体即使偶尔有些小恙，又有什么好大惊小怪呢，又有什么痛苦可言的呢？

那么老人这种情况该怎么办？饮食过度，往往导致血脂发黏发稠，身体阴实挡道，还有表现出一派肺热，鱼际肌发红的现象。正逢秋冬天了，若要身体安，淡食胜灵丹，冬吃萝卜夏

吃姜，不劳医生开处方。

萝卜上市的时候啊，一味萝卜汤，就是最好的下气降浊汤。记住煮萝卜汤时，油盐切不可多放。萝卜色白，能从肺主的咽喉下降到肺，与大肠相表里，从口腔一直肃降到魄门肛门，这一条六腑啊，都能洗涤干净。

人身体需要什么，大自然其实早为我们准备好了。但是明白吃什么，只能让你减少疾病，明白怎么吃，才能真正获得幸福跟寿康。为何同样吃萝卜，有人吃得身强体壮，有人却吃得喜怒无常？

因为存心不一样，存感恩之心，惜福之心，小小萝卜赛人参；存抱怨之心，浪费之心，小瞧之心，大块人参，不如萝卜也。

我们的饮食之道里，都会讲到。这期山林体验班第二期要让大家亲自体验饮食之道的最高境界，体验吃到食物的神，如何体验到食物是怎么来的。

《小儿语》讲，圣贤之言，句句体验，口耳之学，梦中吃饭。如果没有亲自去体验这食物是怎么来的，你就没法吃到食物的精神。

有位义工老师亲自把油菜种成后，既开心又感慨地说，种了这么久，几筷子就吃完了，我现在终于体会到粮食、蔬菜来之不易的道理，我吃起来都特别小心，特别感恩。

这就是山林生活亲身体验，自给自足，自耕自种，自强不息的精神。你有这体验之后啊，才能够把普通的食物吃出丰富的营养来。

如果没有这份体验，没有付出汗水的艰辛，你燃不起那股惜福惜有之心，那些食物吞到肚子里，你都消化吸收不彻底。

所以说，这锄禾日当午，不是嘴上念的，是要身体力行之。

当每一粒米，每一口饭你都吃得津津有味时，你这种吃法就是道家最高境界的养生功法，叫做服食之道。

这方面要自己先去修炼得大利益后，再介绍给父母、爷爷、奶奶。夫学问之道，切身得大利益，方可传之于人啊！

现在好多人都在抱怨家里人生病很痛苦、很烦恼，其实应该感恩疾苦。没有疾苦，你怎么会去关注健康，会去加强修炼呢？

会用心的人，遇顺逆境、善恶缘，都在长进。我们要常问自己，有没有长进啊！如果这心没有急切地想要周围人出离疾苦，我们的长进，肯定就会变慢。

长进变慢了，最后可能是自己烦恼多了，对自己家人的疾苦也会觉得有心无力。

242 嘴角有痘痘，烂嘴角

问：老师您好，每年秋季10月上旬寒露前后和冬季大寒前后，我的左边嘴角都会有痘痘，烂嘴角，怎么治疗？

答：胸中易动无名火，口上爱长有炎疮。秋冬主降的时候到了，这时是火气要往下收，如果气收不下来，余火就会在土气层面上发，脾土开窍于口，主肌肉，所以口舌生疮，皮肤瘙痒，以及脸上长痘痘。这都是金水之气下收不够，顺着时令，吃些降气的萝卜，可以辅助气机下达。

一般口角周围的疮痘，跟消化有关。食物不能彻底炼化，或饮食营养过度，这些多余的能量就会发为火气，变为疮痘。

所以管住嘴迈开腿很重要，不要乱吃东西，就没什么多余的火气；能够养成每天运动一小时的习惯，气机流通，能量均匀，就不会郁在局部，也就没有什么疮痘。

运动容易坚持难，要能够长久坚持运动，都需要有一定觉悟。

哪种运动最适合我们身体？运动的火候应该如何把握？

现在好多人都说运动没有效果，或者效果不理想，这是因为没有掌握方法跟心态，就像同样一盘菜，为何普通的人炒跟大厨炒，口味就不一样。

一样的材料，一样的火力，但不一样的方法跟心境，造就了不一样的结果。

243 掉发厉害，生机何来？

问：两位老师，非常抱歉又来打扰，知道你们最近在办活动，而且提问很多。我想问一下，我用侧柏浸白酒喷头皮（从《健康之路》里看到的偏方），喷了有两周了，但依旧没有任何好转，我还应该继续喷下去吗？因为每天要掉四五十根头发，洗头发掉得更多，按这样的趋势下去，我真的很担心会变成秃子，恳请老师给我一些指导，谢谢老师！

答：有因有缘事易生，有因无缘法难成。

不信但看寒江柳，一经春风枝枝新。

人体的头发就像江边的柳树，大地的草木一样，必须要天时地利，才能长得油油绿绿。不信你看寒江边凋零的柳条。在严寒的秋冬，你如何施肥下料，松土锄草，它都不可能冒出喜人的嫩苗。那该怎么办？等待春天到来后，不用去管它，一夜之间，春风又绿江南岸。

所以人要多向四季学习，四季都在表法。《黄帝内经》把《四气调神大论》放在前面，这有很深的道理，我们活在四季中，但懂不懂得四季的精神呢？

春夏生发，成长万物，秋冬收藏肃杀万物。人要法象春夏之长，待人如有春意，这样身体进入春天状态，没有一处细胞、毛发不欢喜的。

现在好多人待人像秋冬一样刻薄，看不到别人的好处，看到的都是是非怨恨，身体的气场就属于秋冬肃杀状态，结果肝气很郁，指甲长不好，头发不断掉，精神也疲惫。

这都是缺乏生机，缺乏爱与感恩的表现。上医调神调气，其下调形，所以想头发长得好，就别太在意自己，多考虑考虑别人。

所谓爱出者爱入，福往者福来，你看那些利他、感恩、充满爱的人，他们身体多是充满力量的，身体进入春天状态，还有什么病呢？

身体如果处于秋冬肃杀状态，还会有什么生机呢？所以《四气调神大论》告诉我们怎么调神，像春风那样常给人笑脸布施，给人阳光利他布施，你的身体没有不好的。

244 五劳七伤

问：请教，五劳七伤是什么？

答：五劳七伤需要好好预防，人要是没有五劳七伤，不是神仙也寿长。

一、《黄帝内经》中讲到：久视伤血，久卧伤气，久坐伤肉，久立伤骨，久行伤筋，是谓五劳所伤。

能够明白五劳七伤，就已经入养生之门了。久视伤血，因为肝开窍于目，过度用眼，就像把灯火调得很大，很快就燃烧掉灯油，所以啊，老人眼花，青少年近视啊，都是久视伤血导致的。

故养生有句话讲，视必垂帘，就是说我们看东西要懂得用收敛的目光。

有人问南师，为何你看书不累。南师笑笑说，人家看书都把眼睛往外瞪，我看书是把书中精华往里面吸，所以我不累。

久卧伤气，小孩子好跑，中年人好步，老年人好坐卧，一个人喜欢上久卧的时候，他的一气周流就变得越来越小了，越来越脆弱了。

所以白天要运动养阳，戒嗜睡久卧，越卧你就越堕，越堕就越没有气，所以我们有句话叫病倒了。这俗话太有智慧了。你都倒了，不就是病了吗？所以啊，那些有事没事倒卧在床上的，甚至卧在客厅里看电视的，容易百病缠身。

养生有句话叫用进废退，现在好多人中风偏瘫后，卧在床上，不是中风要了他的命，是久卧伤气变得越来越虚了。这身体、肌肉、心肺啊，你不练它，它萎缩得很快。三个月不练，你的肺活量都要减半，讲话都有气没力。

现在好多人都是在自废身体，没有人废得了他的身体，都是自己把自己作废了。

久坐伤肉，现在好多坐办公室、开车的人，一坐在那里就是好几个小时，结果坐出湿疹、痔疮，以及胃口不好来。为何脾胃坐坏了？脾主肌肉，过逸伤脾，你太安逸了，脾就不肯动，太懒惰了，见到地方就坐，湿气就重。湿气留在肉里啊，整个人都不清爽。

养生有一条原则叫能站就不坐，能走就别站，慢行强过站，这也是我们徒步穿越的一条很重要的原则。

慢慢地走，比你久坐在那里强多了。你一坐在那里，就是一个气机郁结的象，除非你的静定功夫很强，不然坐在那里都是在生病。

久立伤骨，确实人要懂点中医基本养生之法，不然做些好事都在伤身体。就拿扎马练功，盘腿静坐来说，有人就扎马站桩，站个一两小时，觉得功夫很高，但却筋骨不好，这都是在硬撑啊！有人静坐，勉强坐在那里一两个小时，结果坐得心慌气堵。所以什么东西都要随顺自然，切莫硬撑。

在佛门养生里讲到，盘腿后必跑香，跑香后必诵经，诵经后必静养，静养后必讲法，讲法后必反思，反思后必盘腿。

每个状态啊，都需要另一种方式来平衡，不是一条道走到黑。跑香可以把盘腿的郁气疏散开，诵经能够将跑香的中气浩然之气发出来，静养可以把诵经的气收住，讲法能够把静养功能扩大，反思能够使讲法不走偏，最后盘腿又能将功德收住。

久行伤筋，我们徒步穿越，即使用行禅的步伐慢慢走，走到一二十公里的时候啊，也要停下来，小歇片刻。因为人不是机器，就像以前挑担子一样，你歇几下，反而越挑越有力，一路都着急，不想歇，最后反而伤筋动骨，做不下去了。

为什么做同样的事，好多人把身体做出病来？不是事情重，而是没有掌握好方法。一个不懂得休息的人，是不会工作的；一个不懂得转换频道的人啊，他的学习状态是不会好的。

所以别小看我们出坡或徒步穿越，不仅仅是为了种点菜吃，更是为了平衡写作、听经闻法的郁气。我们做早课，晚课啊，不仅仅是为了增长知识，更是在加强定力，同时是为了让出坡徒步穿越，更有效，更能积极主动地去做。

这大概就是古人讲的动静结合，劳逸结合的阴阳之道。

二、《黄帝内经》中讲到：大饱伤脾，大怒气逆伤肝，强力举重、久坐湿地伤肾，形寒饮冷伤肺，忧思伤心，风雨寒暑伤形，恐惧不节伤志。

大饱伤脾，脾胃的运化能力取决于你的身体状态，还有你给他加多少食物。就像一辆车，你长期超载，它最后就坏掉跑不动了，所以脾胃主要是吃坏的。

这叫病从口入，乱吃东西最伤脾。《千金方》上讲，饱食一顿损三日之寿命，吃撑吃饱后，三天的寿命就报销了。

孙思邈感慨地说，百病横生，年命横夭，皆由饮食之患。

大怒气逆伤肝，木克土胃发堵，饮食不化便就胀肚，再好饮食变毒物。

现在好多人容易肚胀，消化不好，即使很注意饮食了，已经七分饱清淡了，身体还是不好，食物还是消化不了，为什么呢？这就不是单纯脾胃的问题了，是肝欺负了脾胃。

方怒不可食，食则受病灾。人在气头上，吃饭会得大病，这叫吃了压气饭，结果什么都消化不了，因为气饱了。酒伤肝，怒伐木，肝没有疏泄功能后，再容易消化的饮食你都消化不了，所以这种情况常要用到大量的炒麦芽，就是为了条达肝气，也助脾运化。

强力举重、久坐湿地伤肾。勉强做自己力所不及的事，一下子挑担挑超重了，这都容易闪了腰。在养生里头有句话叫冬不坐石，夏不坐木。在野外啊，冬天石头是冰凉的，夏天那些木头都很潮湿，久坐在上面，都会受到湿冷之气，湿冷伤人下焦，肾主腰脚，所以久坐湿地、冷地啊，腰脚就会不利索。

像现在好多老年人住地下室，这样都是在加重湿气入身，那怎么办？少在家里待着，多去爬山晒太阳。

形寒饮冷伤肺。肺主皮毛，手太阴肺经，它是下连大肠，环行胃口，贯膈络肺的，所以饮凉冷的东西，人会咳嗽。这都是经络传感现象，胃肠受了寒后，它会告诉肺，让肺咳出来，提醒你今天有些事情做错了。

所以疾病是提醒你做错了事的信号。你如果强行镇咳打压，忽略了形寒饮冷这个大根源，那就无异于把警报器取掉，这样水火灾一来，你都没有反应。现在好多人认识不到病根，做的都是取掉警报器的傻事儿。

如果外面空调、里面冰饮，里外夹击，你的阳气还有容身之地吗？身体已经通过鼻炎、手脚冰凉、痛经腹胀来提醒你了，如果还觉悟不了，大病很快就来了。

忧思伤心。老在想事情，天下本无事，庸人自扰之。现在我们用脑的频率啊，是古人的几十甚至上百倍，所以精神疾病、神志病特别多。而饮食的丰富程度又是古人的数十倍上百倍，所以消化系统疾病特别多。同时这懒动程度啊，是古人的十倍上百倍，这样湿气特别多。抓住这些特点，你用疏理心肝，通降胃肠，健脾除湿的思路去治病，大方向都没有错。

同时要少动心脑，多动手脚，少荤多素，七分饱，这样去养生的话，身体还会有病吗？

会养生的人啊，好难生病哦，会生病的人，是因为不会养生啊！

这就是七伤里的五脏之伤，还有两个形志之伤。风雨寒暑伤形，恐惧不节伤志。

人形体上的病容易治，风雨寒暑，其在皮者，汗而发之，但神志上的病难医。

恐惧不节伤肾，肾主志，恐伤肾。一个人恐惧的时候啊，感觉丁点的压力就像山那么大，喘不过气来；一个人不恐惧的时候，天大的压力，都视如等闲，举重若轻。

所以啊，大病小病看心境，太在意、太恐惧小病难医，有勇气不思虑过度啊，大病都好治，为何呢？三军可以夺帅，匹夫不可夺志啊！

人无志不立，一个人临阵退缩是无勇也，见义不为是无勇也。没有勇气你就被病气夺过去了，有勇气就能把病气给夺转过来。

没有这个志勇，人都没法在这个世间真正自强自立，所以很多癌症大病的人啊，不是病死的，也不是药死的，而是担心恐惧害怕死的。

人一担心害怕恐惧，有两种情况：一是脚软没力；二是尿频尿急。这都是免疫力下降的表现，所以提高免疫力最快的方式啊，不是去吃各种免疫蛋白，而是要有担当的精神，要有见义勇为的气概。

你勇于帮助别人啊，别人得不得利啊，不知道；你自己啊，首先得大利益，你的免疫力就在加强。

疾病最怕的就是果敢、有勇气、有志气的人啊！

245 中医调理过敏性鼻炎的思路

问：老师，过敏性鼻炎，有什么好方法吗？症状：早上起来鼻子痒，流鼻涕，左边鼻子一擤鼻涕就出血。请问有没有好办法！

答：正气存内，邪不可干。朝气锐，晨跑极壮肺气，能使肺炎向愈。过敏性鼻炎，西医一般治过敏炎症，而中医却偏重于调理肺脾。一般初起，属于肺气不足，感了风寒湿，久病都属于脾胃亏伤，所以找准何处伤脾是关键，可以看保脾六戒。现在好多人坐在空调房，在那里久视伤血，而且饮食不减，思虑过度，可以说是伤脾胃的六条通通都犯了。

这样脾胃不好了，土不生金，肺开窍于鼻，功能减退，这个鼻子问题就源源不断。

这时用点玉屏风散，配合桂枝汤，对于鼻流清涕的效果很好；如果流黄浊鼻涕，就要用温胆汤，配合小柴胡汤。

同时在心性上要注意，争强好胜的人，鼻子容易出问题。鼻子是沟通内外的关键，所以跟周围人关系处理不好时，鼻子容易塞到，这叫有其外象必有其内因。

还有虚证的纵欲伤脾，房劳过度，手淫伤精后，鼻子灵敏度很快就下降，因为中医讲金水不相生，就没有好的肺肾。

246 从青蒿素谈中医古籍与宝库

问：为屠呦呦老师获诺奖感到自豪，老师方便为我们讲讲青蒿素的知识吗？在中医里有哪些运用呢？

答：“中医是一个伟大宝库”，毛泽东主席当时就讲到这句话。究竟有多伟大，现在慢慢地大家发觉到一些伟大之处了。

余秋雨先生讲过这个中医学是中国第五大发明。实际上中医对人类的巨大贡献，远远要超越四大发明。其对生命健康的深远影响，远非我们所能想象的。

从青蒿中提炼出青蒿素来治疟，是一个创举。在古籍里头就有讲到用青蒿绞出汁来服用，可以直接治疗疟疾。

沉淀在古籍里这么好的经验精华，现在才让人开发出来。如果一两百年前就能够为人们使用的话，世界上枉死于疟疾的人，会大为减少。

读古籍很重要，古籍里头有大智慧。我们还是要继续深入经典，读万卷书。见病不能治，皆因读书少。勤学时，黄卷青灯听夜雨，得意处，玉堂金马醉春风。

当我们临床思维展不开时，别着急去拜明师，先以经典为师，先接受古圣先贤的巨大智慧，然后你就有无穷的思路。

这个青蒿啊，在古方里头有青蒿鳖甲汤，治疗阴虚骨蒸劳热的；有蒿芩清胆汤，能够退往来湿浊之寒热，这些都有待大家去开发运用。总之，学贵有恒，切莫半途而废，才须积累，休忘一篑之功。

247 怎样消除痔疮

问：老师您好，我10月6日顺产，把一个痔疮给挤出来了，请问怎样可以消除掉？

答：惜韶华寸阴尺璧，爱光景一刻千金。爱学习者，虽暂时苦终必乐。不爱时间者，虽暂时乐，终必苦。无火不生疮，疮是吃火的。《黄帝内经》上讲，膏粱厚味，足生大疔。刚开始好多学中医的学子以为服用肥甘厚腻之品，这个脚上容易长疔疮。其实这个足啊，是足以的意思，这膏粱厚味，肥甘厚腻，足以让人身体啊长各种疔疮。

任何病象都是身体在自救，包括脸上长痘，肛门长疮，都是身体要把邪火捆绑在一块排出体外。好多人就不明白，于是轻易用消炎解毒之法，把火气打压回去，久而久之，疮痘就会越来越硬，越来越顽固，那该怎么办？

清火不是，解毒又不是，中医有最稳妥的办法，就是饮食回归清淡。身体长疮疡，就是提醒你饮食太肥甘厚腻了。

煎炸烧烤你要远离啊，不然这些东西不是你的身体在吃，是那些疮包在吃。所以青春痘、痔疮啊，没有根治之药，只有根治之法。

找不到根除疾病的汤药，就要找到一种健康的生活方式，像普通生活方式一调整，好多疮疡啊，自动都消失了。

以前啊，我们读到这句话，不服药得中医，好不理解，你没有吃药，怎么能体现中医的高明呢？

原来不战而屈人之兵是最高明的。一个人在调整生活习惯上往往做了逃兵，菜放清淡一点，别炒那么过火，饮食七分饱别撑了，少吃两口饭，多干一点活。少想自己，多想他人。这些行为跟念头啊，你转过来后，疾病跑得像老鼠那样快。

像这些健康饮食行为回归后，痔疮啊就一方乙字汤加减变化，足矣。

248 亲有疾，药先尝，昼夜侍，不离床

问：老师，我看了一本你们的中医故事，讲得很好。谢谢你们普及中医的善行。我妈妈65岁，身体不好，有高血压。经常感冒，头顶和背后最怕冷。最近老是头昏，头顶

发木没感觉，有时胃胀，几天都不想吃东西，麻烦老师诊断一下，看看怎么调理，最好能开药方，我好照方抓药，生活中要注意些什么？妈妈爱劳动，一生都勤劳。只是年轻时家里条件不好，过得很辛苦。谢谢您了！

答：勤学高尚人间第一美，知识闪光宝中占头魁。最大善行乃读书帮人，知识救世。在《二十四孝》里头有为母尝药的；《弟子规》讲，亲有疾，药先尝，昼夜侍，不离床。

你看这汉文帝为什么能够创造出文景之治？因为他对待自己的亲人啊，无微不至。人如果心中都放着周围人，用这颗无微不至的心，那么没有什么想不到，没有什么做不好。

如果有些想不到做不好的，是因为我们的心，对周围的感触失去了原有的灵敏。自古以来，真正的大医都是孝子，医道是从孝道中来的。

所以，在《二十四孝》里，应该加些明医孝道成就的故事。确实好多明医，就拿医圣张仲景来说，他都是为了拯救祖宗而勤求古训，博采众方的。

为人子者，不可不知医。作为一个人，一辈子都在与身体打交道，如果不通些保健养生之道，幸福快乐是没有保障的。

所以人生第一课，就是要先把身体保护好。《孝经》上讲，身体发肤，受之父母，不敢有损。这是说这身体发肤出问题了，都是亏了孝道。你想让它不出问题，就要多学习养生保健之术，为父母而学，自己得大利益，为天下而学，天下得大利益，真正的光宗耀祖。

上超九祖，下拔七玄。

我们这时代“三高”病越来越多，怎么办呢？如果观念没调整，在家里吃饭睡觉啊，都是在制造三高。你看现在有几个家庭甘愿清苦朴素呢？

再看有哪个家能够坚持早睡的呢？早睡早起是家庭兴旺至关紧要的一点。现在的孩子们在家看电视，老人就在睡觉，没有统一的场，身体的气机啊，就会打架。

当吃饭睡觉都不正常时，你想想身体会正常吗？人弃常则妖兴，没有这些常识护体，人言行举止都在造病。

现在好多老人，都是生活好后，身体变差的。前半辈子清苦很平安，等生活稍微富裕了，就这也不舍得，那也不舍得，拼命往肚子里塞，结果就塞出病来了。所以说要继续清苦朴素，才能继续保持健康舒服。

人的福气其实很有限，不知道爱惜，疾病马上出现在眼前。

在网上啊，不能轻易出方，治好病了是偶尔命中，将来烦恼更多，治不好病了，直接造烦恼。

所以这里啊，在这个平台大家如果以法为师，按照里面的养生规则来走啊，病去自然如抽丝。

249 关于对中医的批评

问：请问，想请教疾病问题在哪里留言？

今天很郁闷，看了有些人批评中医，老师怎么看中药的副作用，泽泻对肝肾有损伤吗？马兜铃呢？

答：笃志诗书，思入圣贤绝域，忘情岁月，休染名利纤尘。比副作用更该认真对待的是名闻利养。这个是历史遗留问题，罪不在马兜铃，问题不在泽泻，而在我们的思维方式。

现在中医里有句谣言，人参杀人无过，大黄救人无功。

如果大家对一味药有了成见，对一种医学体系又有了偏见，那么这种医学体系再好，再能够帮助人，你都看不到它好的一面。

同时大家很多都是中医初学者、爱好者，学习中医建议先从学习养生开始，药是不得已而用之。中医的养生，已经走到世界巅峰，然后又返璞归真了。

没有哪个国家有中国养生文化这么源远流长，世界上唯一留下来的，而且生生不息，利益着人类的，硕果仅存的，就是中国的儒释道医武文化。

医分为医道跟医技，像这些药物跟方剂啊，是在技的层面，真正占到中医的板块，就像冰山的一角。另外，还有服食，养生，针刺，艾灸，洗心，练性，站桩，导引，这些啊，占到中医的大部分，而且是冰山下面的。

普通人没有沉潜进去，还发觉不到，单靠药物治好的肾炎、颈椎病、肝炎啊，远远没有靠调整生活习惯，改变心态治疗好的疾病那么多。

所以啊，会看的看实质，不会看的看表面。我们学医啊，要借术入道。由技而近乎道。刚开始学习可从一些食疗、药食同源之品、平和之方入手，等使用出一些效果时，再由浅入深，学不躐等，不要在门外吵闹，要慢慢地进里头淘宝。

250 中午睡不着觉

问：老师，我发现自己从小到大中午都睡不着觉，要么是吃饭后肚子还觉得胀(其实量只是八九成饱，又隔了四十分钟才躺下)，要么就是睡不着想事。这种情况怎么办呢?

答：按脚能轻松让人深度睡眠，使心意识静下来。想事很简单，就做事，做事了就不想事。人闲话多，无事生非，人一旦闲下来，一大圈人坐在那里，你来我往，谈正能量的东西还好，可是谈的都是是非人我，道听途说。

所以啊，这个身体不能闲。有句俗话叫作：忙活苦活都是长命人做的。想要身体长寿安康啊，就一句话，一辈子都要在付出，不要有一丝索求贪取之心。

一旦有索求贪取之心，任何境缘里头，立马起烦恼，而且容易疲倦，因为求人气短，有求皆苦。

贪者不足，贪是不足的表现，当人精气神充满时是不贪的，当人不贪时精气神很快充满。

古人讲不贪为宝，人都知道外在财物为宝，不知道内在一念不贪之心，乃为天下无上之宝。无贪求到处人缘好。

别让自己处于闲懒无事状态，无事生非。你看好多人在劳作过程中啊，比如农忙、军训，吃香睡好，虽然身体劳累，但心却很欢畅。

相反一旦放下这些苦活、忙活，病马上就起来了。所以把一念安在习劳付出上啊，你的烦恼会日日减，就像六祖好几年都在舂米房，练出了金刚身，练出了菩提心、清静心，这叫不磨不成佛。所以在宿舍啊，在家里，常收拾打理，凡力所能及的都努力去做，千万别闲躺在沙发上看电视，跟人喝茶聊天。

251 手脚掌脱皮

问：请问老师，手掌和脚掌老是脱皮是怎么回事？特别是手掌心和脚掌心。

答：开卷有益，知识就是力量。自强不息，光阴贵过黄金。珍重读书与锻炼，智者关注修养，愚者忧愁伤病。皮损乃肺气不足也，肺气不足乃土不生金也，这个脾胃啊伤后，你这个肌肤脱皮，伤口难愈，流水瘙痒纷纷都出来了。

要注意养胃五点和保脾六戒。脾胃乃气血生化之源，脾胃能够源源不断地制造气血，运到四肢去，你的伤口很快就痊愈，你的皮损很快就长好。

要放下思虑过度，放下大饱伤脾，放下极怒克土，放下久坐伤肉，放下多言耗气，放下懒惰散漫。

这样的话，稍微用点消风散，把肌表风湿浊热之毒清理掉，然后再用六君子汤收尾，令脾主四肢加强。大体的思路都是这样，只是去把握用药的剂量跟换方的时机而已。

252 常年卧床便秘

问：我妈妈脾阴体质，常年卧床便秘有好办法吗？

答：要学按脚，老人难行走，儿孙学按脚，一按肠胃动，再按便秘通。卧床便秘要重用火麻仁。火麻仁粥和黑芝麻糊，都能养脾肾之阴。人肠胃的动力来源于两方面：一方面是内在脏腑的推动，用药物可以加强；另一方面就是外在劳动、运动的辅助，人啊，要是瘫在那里不动，再好的药物也发挥不出好效果来。

所以如果真的偏瘫了，可以坐轮椅，要多推老人出去晒太阳，这样老人得利，服侍者也得利。有些瘫痪的老人啊，大便不通，吃任何润肠丸都没有好效果，放在轮椅上一颠簸，腑肠气一抖动，马上就有便意。

脾阴虚是假象，没有得到充分的运用才是实质。你看啊，如果管子里头都是铁锈，你怎么倒油，用竹子去捅都捅不干净。若你换一种方式，拿起棍子敲敲打打，那些铁锈脏垢在上面就留不住了，纷纷掉下。

所以这个拍打按摩啊，真有好效果，敲敲打打，就把脏腑经脉的那些锈垢浊物啊，都排泄出去了。

253 脾胃虚寒腹泻

问：老师，我想问脾胃虚寒腹泻老不好，应怎么治？

答：无求便是安心法，不饱真为却病方。淡食七分饱，胃肠好。腹泻刚开始要治湿，藿香正气散主之；到久病的时候要治脾肾，附子理中汤、四神丸等主之。

如果药物辨证对位，但效果不彰显，那就是保脾六戒没做好，养胃五点没落实。有个人，他以前啊，没考上学时，一天要上十来次厕所，一着急紧张就上厕所，大便不成形，这明显是一个木急克土，医院说是胃肠神经官能症。

我们中医认为是肝气有余，欺凌卑弱的脾土，这时用通泄药方，防风顺其肝气，白芍缓其着急，陈皮、苍术健运脾土。

吃了后就好了七八成，但还不彻底，大便能成形了，可在严重紧张不安时，诸症又复作。后来顺利考上学，心态稳定了，这病也就没了。

我们笑笑说，在方剂里头啊，琢磨这么久，居然不如你考上学有效。

这个案例证明《黄帝内经》讲得太好了，心动则五脏六腑皆摇，这个紧张不安了，就会消化不良。

你身体壮实一点，就得痛风、高血压，身体亏虚一点，就得脾胃出血。

所以啊，这个安心之术人人要学啊，安心之外无他方。

大家想想，是不是考上学之后，就能完全安心了。不一定，小安可以，离大安还差得远呢，小安可以疗小病，大安就不得大病。

透得名利关，即为小心安；透得生死关，乃为大心安。

如何透得名利生死关？这是每个人一辈子的考卷。

以医道兴亡为己任，视个人名利于度外，可得小心安。

以传统文化，华夏智慧传承为己任，置个人生死于度外，可以获得大心安。

254 口干与津液不足

问：老师您好，请您帮我分析一下，左手尺寸脉沉，有时都摸不到，舌头前半部分很干，有冰裂纹，舌根黄干，口干又不想喝水，双脚无力，有三年时间了。这是怎么回事呢？

答：凡物燥则破裂有痕，润则密合无间，所以啊，津液对于人体最为关键。这个寸关脉不足，是阳气不能把津液蒸腾上去。津液不足就这两种情况：一种是物质上的不足，就像缺水一样，直接缺；另一种是功能上的不足，好像水泱泱把植物泡烂根了，它上面的叶子也枯萎了，因为伤了生机，阳气不能把津液输送出去。现在我们这时代，物质上不足的，太少了。

真的物质不足，你喝点清补凉，或输一些液，很快就缓解，如果是功能上的不足，这就不是单纯靠吃药、补液能转得过来的。

我们徒步穿越最有体会，当你心急气败地去走时，你猛灌水也不解渴，因为一气周流被破坏了。当你心平气和去走时，这些津液啊，升降有序，越走越不觉得干渴，而且还很舒服。本来渴的，因为你气机通畅，反而变得不渴，可见，口干渴有时不是因为缺水，是因为缺乏气机升降对流。就好比地震的地方，那里缺水、缺食物，可物质富饶的地方又送不进去。

人也是这样，一着急一发脾气，为什么会口干舌燥？因为身体在地震，局部就口干口渴，其实身体的能量完全足够，只是因为功能被破坏了，才显得利用不上。

哪个伤脾胃最凶呢？木克土胃发堵，饮食不化无用处，再好营养变毒物。

所以啊，现在不是营养学的问题，而是服食学的问题。要解决二十一世纪健康的问题啊，需要回到千年以前道家内修服食的文化里头去找。

不然的话，你即使服用被誉为“仙药”的金钗石斛，也解不了你的口渴。你想想，若真的地震了，你有再多的物质就能迅速解燃眉之急吗？解不了。

所以这个阳主气化功能很重要。心如阳光常布施，身如阳常运动，自然阳春布德泽，万物生光辉，那么身体就不会有什么干渴枯裂现象了。

255 幼儿滋阴降火的食补方

问：老师们好！秋天干燥，请问有什么食补方对幼儿滋阴降火方面好的？

答：最好的滋阴降火，就是让幼儿脾胃别受伤。脾为至阴，土藏万物，脾胃它有个特点，就是能生。所有阴液都从这里生，像现在萝卜上市了，降气就是降火；梨子快出来了，煲煲冰糖梨汤，润肺便是解渴，便是养阴。还有酸梅汤，酸甘化阴，能开胃悦脾，令口舌生津。山药粥，也可补脾肺，令津生液长。

256 手淫、小便有泡沫

问：老师您好，我25岁，以前有过手淫史，现在已经戒除七八个月了，遗精也治疗好了，身体在恢复中。现在小便一直有泡沫，但一会就消失了，不知是肾虚导致的还是什么，有点担心，希望老师能指点解答，谢谢！

答：精竭容枯百疾生。邪淫可害生引动百病。手淫的行为解决、戒断了，可是邪淫的心念是不是还存在啊，这个心念伤人也很重。天道祸淫最速，这个邪淫是令人骨枯颜容憔悴最快速的，可能把养老的资本，传宗接代的本钱，维系健康的保命粮，通通都抛掉。

可以看看《俞净意公遇灶神记》，这部经典是跟《了凡四训》同等级的，这部经典更偏重在念头上用功夫，这部经典只有短短几页纸，却有无穷的法味。

意净不染，君子有终。

俞净意怎么样把自己的邪淫欲乐转变过来的呢？在心地上用功啊！

灶神跟他讲，你意恶太甚，满纸怨尤，专务虚名，想来就让人寒心。帮别人努力求得回报，没回报就抱怨。

敬惜字纸，都是做给别人看的，皮相上用功，还是在给自己脸上贴金。

背后都在发脾气，讲别人的是非。

为何读了这么多圣贤书，居然还遭这么多罪呢？因为没有拿圣贤书对治自己，全都是把矛头射向别人，全都是在助长贪嗔痴慢。

……

当点明这里时，俞净意公才痛苦惭愧，于是发愿善念永存，善力精进，若有丝毫放宽，永堕地狱。

他这样在念头上用功，命运马上转过来。《文昌化书》上讲到，福田心耕，欲广福田，须凭心地。人生病到一定程度啊，特别是慢性病、疑难病，这心跟病是相应的。恶念一起，病会加重；善念一起，正气上升，所以在贤者眼中没有不好的境界，每个境界都在教育人，疾病也是在教育人要存善念，存善念，病就减轻了。

所以愚者口说，智者心行。有智慧的人断邪淫要在心地上断啊，不仅是断嘴巴和断行动而已。

心地上断了，就能求得快乐，不受诸苦。

257 奶水不足怎么办？

问：老师您好！我爱人刚生完小孩，奶水不足，而且我感觉她气血也虚。请问老师，能天天喝五红汤吗？五红汤怎么配伍？多谢！

答：静生阴，燥伤津，自静其心阴液生，无燥神魂气血足。乳汁来源于脾胃，阴血造化于睡眠，所以眠食之道啊，乃养生之大道。好多妇人生完孩子后，不是吃撑、吃伤了，就是没个好觉睡，所以气血造化不出来，营养好也要睡得饱。

在寻常通乳养气血方中啊，也要加一些安神之品。比如枣仁、合欢皮，不仅对大人有好处，对小孩啊也有好处。

五红汤是极平常、极普通的养气血汤，也极其安全，它以养营血为主，而壮胃气的作用啊，还不够强，营血就是阴血，营养所化。

胃气啊，是阳气，乃劳力所化，必须劳作，练出力量来，胃气才彪悍。所以，以前的村姑农夫，她们养那么多孩子，喝的还是米汤水，乳汁如泉涌，这里头啊，干活之功不可没。

干活不要碰凉水，可以多晒晒太阳，家务要勤做，但不要过累，这样睡也安然，吃也欢快。

像红豆、红衣花生、红枣、红糖、枸杞子，普通熬粥，抓一把就行，并没有特意严格的分量要求。还是那句话，现在人啊，营养不缺，缺锻炼。

能量不缺，缺好睡眠。所以哺乳期的妇女啊，一不生气，二不熬夜，三不久视伤血，这样养育的孩子，气机啊都会比较顺。

258 头皮痒

问：老师，如何止痒啊？我头皮痒，每天都要洗头，一出汗特别痒，抓的哪里都是头皮屑，用各种去屑止痒的洗发水都不管用，康王、采乐什么的也不行。

有时能把头皮挠破，有时可以揭下片状，大部分比较细碎，我身边的手机、电脑、桌子里，床上到处都是。

答：万两黄金容易得，一分清心最难修。风胜则痒，热胜则燥。为何外用洗发液，治不了燥痒？

因为燥从内发，血分燥热所致。以前想不明白为何桑叶、侧柏叶能够解除头皮流油、头屑多、瘙痒燥热之感，现在很快明白，降肺养血啊！

肺气肃降，则诸经之气莫不服从而顺行。这血燥气热，肺主皮毛功能，就会减退。现在好多男的头皮油多，女的容易掉头发、脱皮屑，血热鼎沸，争贪搅扰，把肠胃里的浊气都翻滚到头面上去了，这叫沉渣泛起。

如果不令浊阴归六腑，那以后啊，口苦眼红、鼻炎、痤疮、咽炎，通通都出来了。名相虽不同，道理实一致，都是肠胃里的沉渣上泛，不能降本流末也。

这时通降胱肠，乃为治本之法。胱肠一降，血毒自清，所以要排血液毒，先要排肠毒，因为百脉为江，肠胃为海。肠胃下降，百脉没有不燥热，上逆的。

另外，还是病从口入，吃太多污染肠胃的东西了。像鸡蛋、牛奶、蛋糕、冰激淋等，油腻煎炸、烧烤之品啊，身体消受不了，纷纷变为湿浊。

所以宁可吃少，不要吃饱，若要身体安，淡食胜灵丹。

百病起于情，情轻病亦轻；百病生于食，食淡病亦淡。

人啊，不要发脾气着急，血浊肯定不会被搅到头面去，人不要吃肥甘厚腻，五脏六腑肯定不会有壅堵垢积。

所以情志要轻，饮食要淡，就这两点要好好琢磨，练它个一百天，看看它还长不长头屑，那些头屑可能都变为营养，被身体炼化掉了。

关键是要甘得住清苦，咬得住萝卜菜干，身体就不会有多余的垃圾赘肉病邪。

259 子宫肌腺症、痛经

问：老师，您好！我有子宫肌腺症，今年38岁。每次月经来痛得死去活来，医生建议拿去子宫，我不想拿。一直在关注你们的课，请问老师，有什么改善方法吗？我知道自己体寒，可我从来都不吃对身体有危害的饮食，泡脚和红糖姜水，外加锻炼坚持有半年了，可是没有多少好转。老师，请给我点建议！

答：一切好饮食的作用都比不上好性格对身体的益处。子宫里头的这些包块、郁结是怎么形成的？《黄帝内经》里讲得很清楚，寒气与津液气血相搏，并合凝聚不得散，积乃成矣。

这些寒邪包裹之津液跟气血相搏，结果津液变痰浊，血液变瘀滞，败津死血，跟寒邪相互裹结凝聚散不开来，越堵就越大。

为何桂枝茯苓丸用于治疗子宫肌瘤理法井然？张仲景都是从《黄帝内经》里头悟出来的，桂枝开结散寒，茯苓流通津液，桃仁、赤芍、丹皮活血化瘀，这样令寒气津液跟瘀血、气血水三方面对流起来，积块就像春阳融雪一样，一点一点消化掉。

但这用药期间啊，必须严格按照养生之法来。睡眠、情志跟运动、饮食，这几方面调好的话，身体的恢复啊，都不是难事。

最怕一边用药，一边又着急生气思虑过度，跟药效对抗抵消，药就白用了。

其实现在妇科的好多杂病，如乳腺增生、子宫肌瘤、卵巢囊肿、梅核气等，都是刚开始肝气郁结的产物，停居日久后，瘀血痰浊纷纷围上来，结成包块了。好像河流里有一些树枝在局部卡住，然后会把各种垃圾拦在那里，最后你不去清理，越堵越多，就会完全闭塞了。

输卵管不通啊，局部肿块啊，都是这样形成的，这在叶天士的《临证指南医案》上叫作：初病气结在经，久病血伤入络。

刚开始用拨弄气机的药很快见效，到后来用到虫蚁搜刮之类的药时，就没那么好治疗了，所以啊治病要趁早。

260 中医减肥

问：老师，在《小郎中学医记》的减肥中，用枳实、白术、苍术、泽泻各是多少克？中医讲一两是多少克？请老师在百忙之中给回复一下，谢谢。

答：管住嘴，迈开腿，健身良方。不贪名，不争利，养心妙法。一两一般是30克，枳实、白术可以除掉脾胃大腹周围的水湿气滞，泽泻引周身的水从膀胱出，淡渗利湿也。所以服用泽泻啊，如果还肥甘厚腻，那就不用服了。

如果是脾虚湿盛，白术、苍术要重用；如果是郁怒、气逆这枳实要重用，破胸槌也，能肃降胸腹之气。

一般肥胖都有气结湿阻，所以两方面可以平衡使用，配成药方子。

如果减肥效果要好，加进鸡矢藤，不过人会饿得快一些，饿的时候不怕，服用姜枣茶，不能猛吃。

然后加强运动锻炼啊，马上那些肥赘之物被炼化成精气能量。

当然肥胖有好多原因，不仅是纯粹的脾虚胃不降，还有心脏动力不足，或者肾阳火气不够，这些都要在临证之中加减变化，才有理想效果。

261 反复口腔溃疡、清热药无效

问：老师您好！我从今年2月份到现在一直喉咙时轻时重不舒服，现在鼻子和嘴唇老干，口腔反复溃疡，吃了好多清热药也没有好，想求助一下。谢谢您！

答：韩信受胯之下辱，张良有进履之谦，不可轻易破口发火，时常想古人含垢忍辱，虚心下气，则燥气息，神志清。老用清热药，火气没有下去，说明啊，这不是实火，有几个案例可以帮我们打开思路。

第一个是角膜溃疡的。

有个小女孩，左眼珠上有一个芝麻大小的凹陷，医生用常规的方法，开出清热解毒药，没有功效，后来这女孩子找到眼科王汝顺医生。

王先生没有看到炎症热火，直接开补中益气汤，大家就不解，溃疡发火，乃炎症所致，再用补法，何异于火上浇油。

想不到这小女孩服用十剂补中益气汤后，溃疡竟愈合了。

大家不解地请教，王先生说，溃疡我不知道，我只知道陷者升之的道理。

原来九窍不利，皆属脾虚，特别是九窍慢性疾病，没有不累及脾的，用陷者升之，可以使得脾主九窍，脾主肌肉功能恢复。

第二个医案，是顽固性口腔溃疡的。

有个人患了口腔溃疡，久治不愈，召集各路名医皆无效验。

有个叫刘顺的医生，用肉桂一片，令病人含着，大家都面面相觑，以为这医生完全不明寒热阴阳之理。

口疮就是火热，你还用肉桂这热药，不会火上浇油?

结果这病人吃了后，口疮就好了，大家更是不解。

刘顺说，口疮久不愈，乃误服寒凉过多也，此非肉桂不愈。

第三个医案是眼目红肿溃烂的。

在《名医类案》中记道，有个妇人眼目红肿溃烂好几年了，不知吃了多少解毒下火的药，最后眼睛都快看不见了。

后来碰上了一个叫吴球的御医，吴球说，脉象如此弱，怎么是火，遂用大热之药，附子服之，其病怅然若失，暗淡之眼目恢复光明，肿痛溃烂之肉重生。

大家问为何?吴医生说，此妇人啊，初起热火在目，后久服寒凉过多，损及脾肾，肌肉不生，溃烂不愈。现用大热药，温壮脾肾，令凝滞瘀血消散，阳气得生，遂得奏效。

第四个是消渴口干舌燥的。

蒲辅周老先生曾经治过一消渴的病人，病人口干舌燥，烦渴引饮，常间服滋阴的六味地黄丸，降火的玄麦甘桔汤，却无寸功。

蒲老说这脉象沉弱至此，舌苔还有黄腻滞象，是阳不化水，水郁为热。蒲老就用茵陈四逆汤，温阳以利湿，一剂而干渴止，三剂而诸症愈。

后来用参苓白术散健脾生津液以善后，现在好多人干渴啊，都不是身体缺乏津液，是津液没有运转上来。

为何用白术、苍术或一些温阳气化之品能够解渴?古人讲了，燥脾之药运之，水液上升则不渴矣。

262 真传于一句话——脾开窍于口

问：请问老师，会不会出版针灸方面的书？还有伤寒金匮讲解的书。

答：针刺、艾灸、穴位、按摩这些普及的中医常识，将来会讲一些。深入针灸精髓，大家要看贺普仁、石学敏、靳瑞这些前辈们的书籍，前辈平常语，人间未见书。

有很多跟师的心得体会啊，不是一般读书能读到的。比如老师跟我们讲合谷穴这个名解，以及穴位的取象，让我们对针刺穴位啊，大开眼界。

在合谷这里，四总穴歌上讲，面口合谷收，所以普通的牙痛、口角炎、头面疾患、面神经瘫痪，以及痤疮，这些问题都可以从这合谷下手。

什么叫合谷？在面部，两山相合谓之谷，这地方如果闭塞住了，就像阳明腹肠堵住，下面二便不能均分，问题就大了。

再来合谷这里又叫什么？叫虎口，大家用手去抓东西看看，这个口像不像一个嘴巴，什么主嘴巴，什么开窍于口？脾啊！

当时我们在学习靳三针选修课时，靳老师的大弟子给我们讲课，他当场试验眼睛疼痛扎合谷穴，鼻子不通也是扎合谷穴，当时我们怎么也想不通。

虽然说面口合谷收，整个头面部都可以在那里收网，可怎么深一层次地把道理贯通呢？后来老师叫我们去参“脾开窍于口”这句经句。

老师讲到，经典的句子不须多，悟透了一句两句，就像打开了一扇门一样，你能进到里面去，你什么都能看得到。没悟透的话，开了很多窗，都没有钻进去，什么都看不到。

我们领悟了好久，不就是一个口角炎、牙痛吗？

老师笑笑说，这个咽喉管是不是一个口。

我们灵机一动，原来慢性咽炎也扎合谷，扁桃体发炎，合谷这个穴也少不了。

老师又讲，那肛周算不算一个口。我们听了后愣了，按常理脾开窍于口，普通人只想到嘴巴是口，你怎么能够想到咽喉跟肛门也是一个重要的关口呢？

也就是说，口不仅指嘴巴的口，各个重要的关口、关窍，都要为脾所主，这样老师帮我们打开了穴位的大门。

突然间我们想到，当时邓老治疗重症肌无力，那病人的眼睛都耷拉下来了，卧在床上，连眼皮往上抬的力量都没有。

邓老用补中益气汤让他肌肉有力，眼部开张自如。普通人很难理解，这汤方是治脾胃的，怎么来治眼睛的呢？

大家看眼睛是不是一个口，门是口，窗户难道就不是口吗？眼睛是心灵的窗户，凡孔窍皆有出入口，这个口啊，也是归脾所主。所以，老年体弱之人脾虚，身体所有口都会耷拉下来没有力。比如妇人年老，胃下垂、子宫下垂，老人体衰，眼睛、肌肉都下垂，这都是脾开窍于口功能减退的表现。

后来老师治疗鼻炎，为什么在慢性鼻炎里常常要重用黄芪？大家以为黄芪补肺气，那是粗浅的理解。肺开窍于鼻，如果没有脾开窍于口做后盾啊，这鼻窍很难长久通畅。所以，鼻不通气，合谷穴一扎上去，配上迎香，马上能呼吸通畅，嗅觉灵敏，甚至很多人还能流点眼泪，流点鼻涕，这样效果更好。

那凭什么用阳明大肠经的穴位，去治太阴肺的鼻窍呢？除了经络所过，主治所及外，还有更深的道理，那就是脾开窍于口。

脾胃管周身之关口，鼻子是气机出入的关口，鼻孔又叫鼻口，也是脾胃所开之处，这一想通，马上豁然开朗。

董雪峰医生创董氏排脓汤是一绝，里面重视用黄芪、白术、茯苓，董医生说，这几味药最关紧要，莫为平常而忽略之。

原来这都是让脾运化，开窍于口功能加强。

再来耳鸣、耳聋的病人，以前我们用了好多种汤方，杞菊地黄丸、耳聋左慈丸、金匮肾气丸，大都从肾论治，发现有些效果，但难以长时为继。

后来突然想通脾开窍于口，嘴巴、鼻孔、眼睛都是口，耳朵孔是不是口啊，也是口，所以马上阅读李东垣的《脾胃论》，写《李东垣传》，然后把伤脾胃的十种原因找出来。

只要远离伤脾胃的五形伤、五气伤，再配合普通健运脾胃的汤方，比如异功散、补中益气汤，稍加点通耳窍的药，往往数剂见效，疗效稳固。

像苍耳子、辛夷花、通草、苍术、菖蒲，这五味药联用啊，通的不仅是鼻窍，头面七窍皆通，所以可以说是五药通七窍。

但必须建立在补中益气的基础上，加上这养胃五点，保脾十条，基本上很少有拿不下的孔窍病。

又有个慢性前列腺炎的病人，我们很奇怪，为什么老先生用补中益气汤加菖蒲，菖蒲不是令耳窍通明的吗？他对前列腺有好处吗？

大家看肾开窍于耳，那肾跟前列腺是不是息息相通啊？菖蒲能开心窍，开九窍，尿道之窍也属于九窍之一，所以啊补中益气汤让脾主肌肉，脾开窍于口功能加强，再加点菖蒲，九窍打开，升阳除湿，淋漓不尽的排尿感就没了。

只想到上面有口，大家有没有想到下面也有口啊，这样再重读《黄帝内经》，九窍不利皆属脾虚，这窍不就是口吗？是微妙的口啊！

这些不得了，一下子《脾胃论》就看明白了。这一明白，不是明白文字上的道理，是明白《脾胃论》里面的方子，它已经超越了书上记载的主治功效。

这些方子的道义深无底，功用广无边啊！

这段有形的口啊，我们都看得见，那无形的口呢？我们进一步去发现，有好多肌肉酸痛、慢性风湿、颈肩腰腿痛久治不愈，为何扎针必扎合谷、足三里，这个想通后，一下子就提升了针灸学的造诣。

一般你会想到这不是胃肠经上的穴吗？这风湿在肌肉，使脾胃主肌肉功能加强。如果你再往深处想，脾开窍于口，这些风寒湿啊从哪里进来，从口进来啊！

大家看你在山里哪个地方风最大呢？毫无疑问就是谷口，所以风从哪里来，就要从哪里把它驱出去，合谷这个穴位啊，可是一个祛风穴。

虚邪贼风，要看合谷啊！

大家再来看病从口入，狭义的口是嘴巴；广义的口，是周身84 000个毛孔，每分每秒，都在开张吐纳，都是口。所以真传一句话，师父没点破，费尽脑瓜空琢磨。

原来风雨寒暑，从腠理孔窍进入。这些无形的口啊，就像人体长城关隘一样，没有加强，外敌就很容易入侵。

那怎么加强？堆石筑土，用脾胃来巩固。这样我们只需要在健脾运胃、补中益气的基础上，稍加以风药。羌活、独活，这些风药中的悍将，将军中的将军，在补中益气脾主仓廪功能加强，粮草充足的情况下，这些将军发散到哪里，哪里邪风闻之丧胆，纷纷出离身体。

然后风湿啊，渐渐减轻痊愈。所以这个顽固风湿病等疑难慢病啊，没从脾胃入手，都不得要领。

它从哪个口进来，我们要从哪个口把它赶出去。经常碰到一些容易反复感冒的孩子，经常鼻涕流一大堆，用各种抗病毒的药都没办法。玉屏风散加上四君子汤，还有桂枝汤一上去，孩子胃口开，身体壮，反复感冒现象就没了。

这里面哪有刻意去治感冒的，都是加强脾开窍于口的功能，都是让肌表毛孔开张有力，外来邪气不得轻易进去。

孩子啊，脾胃一伤，不是感冒就是拉肚子；脾胃一好，这些症状一齐都消失了。

再有我们看得见外面有口，那里面有没有口？这个很重要，有个心肌梗死血管堵塞的病人，要做搭桥手术，因为家里穷，暂时拖着，先找老郎中看看。

老先生给他开了二陈汤跟补中益气汤，两个汤方加减变化服用，越吃越好，最后连手术都不用做了。

大家很奇怪，这汤方怎么有代手术之功？仔细一琢磨，血管壁上那些油腻，就是无形的痰湿，二陈汤专管这些无形的痰湿。

这些痰湿刷下来后，那个管口啊，还得打开。不打开，它还会再塞回去。怎么打开，脾开窍于口，血管口也是口啊。脾有力，血管才开张有力，脾没力，血管都瘪了。就像好多老人，一放下锄头，手脚没力，胃口马上就下降，不久后就撒手西去。

所以怎么检查？看他还热不热爱干活，不热爱干活的老人啊，他的寿命就可能会受影响。

孙爷爷是个智慧老人，总是一整天笑哈哈忙个不停，人家问他如何修心。孙爷爷说，要眼里有活，不管你到哪个地方，只要眼里有活，你都能活出生命的真精彩。

这些老人一丢下手中活儿，脾主运化功能马上下降，结果不是血管瘾塞，就是食道梗阻，最后紧缩，饭都吃不下。

这样大家一想，马上明白食道癌、胃癌、肠癌，它的治疗出路在哪里，在脾开窍于口这句话啊！

没有脾开窍于口，所有口就关闭了。《黄帝内经》叫出入废，则神机化灭。升降息，则气立孤危。

《庄子》上说，古代真人其息深深。这些真正修炼的人，他们呼吸都是深长均匀的，吐纳量极大，一口气就灌到脚底。所以腿脚轻健，行为敏捷。为什么？鼻口吐纳有力啊！什么是健康？健就是有力，康就是通畅，你的口咀嚼、呼吸有力，又通畅不闭，寿康不就全得到了吗？

还有一个心瓣膜关闭不全的病人，经常心慌心悸，用了大量的瓜蒌薤白桂枝汤啊，还是收效不良，一看病人短气乏力，眼睑下垂，豁然开朗。

脾开窍于口，这个心瓣膜也是一个口，心肌劳损是肌肉先劳损，心脏没那么容易劳损，它要跳一辈子哪有那么容易坏掉。所以中医啊怎么“换瓣膜、换肌肉”？让肌肉推陈出新，生长出更有力量、更饱满的细胞来，然后去取代那些旧的东西。

就像你脸上有个暗斑，如果活血化瘀、疏肝解郁搞不定，清热解毒没效果，赶紧加强脾主肌肉功能，以新换旧，让新鲜气血把旧的败浊托出体外，笋因落箨方成竹，鱼为奔波始化龙。

我们看，这些竹子啊，看起来外表有些丑陋，一旦把竹壳脱掉，光洁如新，翠绿无比，人见人喜。

凭什么能把这些竹壳脱掉呢？凭的就是土气充足，往上往外一顶，就推陈出新。这个鱼能修炼成龙啊，要跳过龙门，要奔波。

人也是这样，要用新气血把旧气血换掉，必须习劳苦。习劳苦加上养脾胃的方子，没有脱不下的暗疮旧斑，你做得越到位，这些疮点会脱得越干净。

疾病不是来给你送苦的，是来给你送福的，是提醒你要加强修炼，加强推陈出新。

结果给这个病人换了补中益气汤加桂枝汤后，心慌气短消失，回归正常，这是脾主肌肉功能加强的表现啊，心肌也是肌肉，心瓣膜也是口。

这一下子《脾胃论》贯通了，很多疾病啊治疗起来思路都渐渐清晰，所谓难啊已经不是难在医生了，而是难在病人如何去落实养胃五点，如何去修学保脾十条。

只要病人不伤害脾胃，剩下那些病苦交给医生，医生完全有能力善后。

现在为什么很多病越来越难善后了，而且层出不穷？问题也出现在这里，这个“根据地”脾胃没有保护好。万物土中生，万物土中化，这句话值得好好琢磨。

这也是医圣张仲景留给我们后人最宝贵的医训之一。

263 古今中药剂量换算及青少年减肥

问：师兄您好，看到您前几天关于减肥的四味药，白术，苍术各一两，枳实，泽泻各半两。请问这个一两合现代的几克？曾拜读过余师用鸡矢藤二、苍术一磨粉冲水喝也可以消食祛湿，请问这两个方子哪个更适合16岁的女孩子呢？另外，以前见过李可老中医解释《伤寒论》（即汉代）里一两合现代15.625克。再有，张锡纯先生用药里面一两也是合15.625克吗？多谢师兄的微信里传递的正能量以及中医知识，使我辈受益匪浅，能够和师兄认识真乃幸甚。

补充：女儿体质为痰湿质，头面出油较重，需要隔天洗头，面部青春痘较多，腿部、腰部较胖，行走沉重拖沓。

答：一两一般按30克计。哪个方子更适合自己，还有药物剂量如何拿捏啊，就像裁缝要量体裁衣一样，中医的辨证论治就是量体裁衣。

像苍术乃健脾圣药，味道雄烈，能够把湿气运化掉；鸡矢藤消积圣品，给积滞打开一条通道，以降浊，疏通经络。

如果有顽积，还要加枳实去破气。但不少肥人多虚，力不足，所以时常要配合益气之品，没有力量也减不了肥。

孩子才十来岁就肥胖了，还是痰湿体质，说明这管住嘴、迈开腿的教育没有落实到。

现在好多人也是走路，但效果不理想，因为时间没有把控好。一般走路啊，前面二三十分钟，还没有动用到脂肪，二三十分钟热身以后，才开始有减肥强身的效果。

就像锅，火烧一段时间，米才开始过心而熟，不然都是夹生的。我们运动就是要把身体当成一个锅，持续地运动加热，呼吸像风箱一样呼哧呼哧地鼓动，里面的食物残渣没有不被炼化的，哪还有什么赘肉积滞呢？

所以带孩子养成良好的运动习惯、饮食习惯，就是在源头上减肥、强身。

减肥不是目的，强身健体才是。

264 运动改善肝郁肠积

问：两位老师好，请教一下，经常头晕，头面出油，舌苔黄腻，晨起口中有腥臭感，指甲有白斑，竖棱，右胁受情绪影响及过食冷物时出现胀痛，肛周湿疹，脚气。在任之堂诊断为肝郁肠积，在平时生活中应注意什么？怎样的运动可以改善这些病症？谢谢！

答：肝郁肠滞，这是现代人最容易犯的问题，肠道滞塞过后，那些浊气会反流到经脉，通过皮肤、嘴巴、肛周排泄出来。

所以胱肠通降功能减退了，浑身都是营养没有完全消化排泄的腐浊。我们山里的小黑狗就是这样，你让它暴饮暴食，它吃撑了，几天都是发臭的，体味非常重。然后我们让小黑狗吃七分饱，清清淡淡，马上它就毛发发亮，体臭消失，一个星期就转变过来。可见啊，饱食过度，堵塞肠肚。一个人要明白自己的食量是多少太不容易了，不知不觉就吃撑，吃过度。

还有紧张不安的情绪，会让肠道排泄不利。肝主的是情志，情志没有放松，肠道它是憋紧的，消化是不良的，那些臭浊就是消化不良的产物。我们为什么很喜欢炒麦芽？它可以肝肠并调，解郁健脾。

哪方面的运动最有利于疏肝通肠呢？就是放松的山林穿越。山林里头本身满眼都是绿色疏肝的风景，缓慢的徒步穿越，脾最喜欢，因为脾喜缓，脾主运化，你缓慢地运动，就有助于消化。

所以人生啊，要有一两条健康座右铭。

我们常跟病人讲，每天步行七千步，每餐饭到七分饱，每晚睡够七小时。如果走不到七千步啊，宁肯不睡觉，只要立下这一两条标准，你身体就像练兵、炼钢一样，很快就出现精兵、精钢。

可能你会很吃惊，七千步太多了吧？

其实按照每分钟步行一百步看，七千步不过一小时左右，每天锻炼一小时，健康生活一辈子。

现在科学研究发现，散步跟慢跑，不是太慢就太急，不如徒步穿越对身体好，因为徒步穿越比慢跑安全，徒步穿越比散步更专注有效。

那些领导还有很多伟人，大都喜欢走路，而且他们走路的量惊人，每天都不下四五千步。

曾国藩还给自己定了一个标准，每天临字一百，步行三千，这是最低的标准。

人老老在足，腿有力才有生命。

所以这百炼不如一走。为何走要成为山林生活的主旋律之一呢？因为在山居里头，出行基本靠走，通讯基本靠吼，人一吼魄力就出来，人一走耐力就出来。燃料基本靠手，手一勤劳，郁闷很快就化解了。

这些习劳苦都能很快速地出离身体疾苦，关键大家要有这个意识。

265 心动过速

问：老师您好，我父亲心动过速，心跳快的那一阵很难受。有一次就坐倒在地了，父亲61岁了，还在家种地，平时农活挺重的。想到这些很心痛，还没有能力让父母安享晚年，请一定要回复，我父亲的这个病情怎么办？万分感激！

答：功高却把潮为鉴，量小每将海作师。海量宽平不着急。《伤寒论》上讲，脉结代，心动悸，炙甘草汤主之。

为何炙甘草汤能够将悸动的心脉变缓呢？炙甘草含有一股土气，土气和缓从容也。

肝苦急，唯甘缓可以调和之，所以缓急止痛用芍药、甘草。

还有一些焦虑不安的，也要加重这甘草甘缓之功。有一些焦虑的病人，没有甘草直接叫他搞点白糖水，缓缓神经，晚上都会好睡。

现在好多老人家没活干了，没活干就活不下去了，人要有这个意识，活到老，活到老。

前面一个活到老是你想要活到天年，活到生命终点；后面一个活到老，就是苦活、劳力活一直到老都不能断掉。什么时候活断掉了，什么时候生命的质量就下降了。

苦活都是长命人做的，所以要转念啊，不转念人不自在，念转一切转。运动锻炼的最高境界，不在于你选择羽毛球、乒乓球，还是骑自行车、爬山，而在于你是否开心地做，有觉悟地做，如果板着脸跟我们去穿越，我们也无可奈何啊！

如果嘴角轻轻往上扬，身体立马充满正能量，这时干啥活，天地都在加持你。

天底下唯有微笑才能受百福，这叫笑纳。笑纳，笑了才能纳。

大家一进山门就看到一尊弥勒佛，又叫笑佛。这是有说法的，为何福报这么大，见人微笑颜施啊，欢喜布施得到的就是欢喜。

老师常说，你能哼着小调干家务活，比去哪里锻炼身体都要强。

所以徒步穿越三大要点之一是：缓慢持久、积极开心地走，其中这第三点就是穿越效果升华关键之处。

第三点做到了可以让你充满正气，把健康带给更多人。

266 中药打粉外敷治疗关节扭伤

问：治疗关节扭伤是栀子、大黄、连翘、乳香、没药五味药合在一起打粉，还是前三味先用，后两味间隔24小时用？用醋、水，还是香油？原理是什么？您能详细讲下吗？

答：栀子、大黄、连翘、乳香、没药五味药打粉外敷，是治疗关节扭伤非常好的民间秘方。常有朋友扭伤后，只要没有骨折，一敷上去，第二天就好了七八成，再注意休息，基本上第三天就没事了。

乳香、没药用生的或制过的都可以，只要方便打粉就行。

打粉后混在一起，取活血化瘀，解毒降浊的作用。

扭伤后局部瘀血肿痛，需要疏通。特别是大黄，大家别以为这只是肠胃的泻药，它更是跌打损伤的一张王牌。为何复元活血汤里头有大黄啊？推陈出新。

所以你单用一味大黄试试都管用，都能够让局部扭伤瘀热得到降解。有些人觉得乳香、没药难打，那大黄、栀子两味药也能收到效果。

用醋、水都可以。

267 心与小肠相表里，心与胃相别通

问：老师，我看到过说：心主神明，君主之官不受邪，邪由心包代受。阳明胃经与厥阴心包经相别通。那个保和丸治心脏病是不是用上面的说法解释比较符合传统中医理论？

答：心与小肠相表里，心又跟胃相别通。胃磨化的动力来源于心脏，胃负担重了，心脏压力就大，所以保和丸减轻肠胃负担，就是在恢复心脏。

对于肠胃有积滞的心脏病患者，必须时时注意不要暴饮暴食，缓解胃肠压力就是最好地恢复心脏动力。

六腑都是相连通的，六腑通畅可以减轻五脏负担。就像大小肠通畅了，胃就不容易胀；胃通畅了，心就不容易慌；心包通畅了，咽喉就不容易堵结；咽喉通畅了，头脑就轻松。这都是牵一发而动全身。

所以治病啊，要站在脏腑高度去看，到最后都是在养其真，降其浊，顺其性上面去用功。养何脏之真？凭脉辨证，顺

周身之气，而无郁滞，降胱肠之浊，邪有出路，仅此而已。

268 子宫腺肌症患者能否喝豆浆?

问：老师晚上好，子宫腺肌症患者能喝豆浆吗?

答：看你是郁闷地喝豆浆，还是开心地喝豆浆。

人一郁闷就把病憋在身体里，人一开心病就滑出去了。

所以说，开心，开心，笑开来了，不开的地方，都会笑开来了。

现在人很多思虑过度，思则气结，想的、吃的太多了，气机板结在那里，不好解决啊!

都想要寿康，怎么学呢？自古神仙无别法，只生欢喜不生愁。

现代科学研究发现，人百分之八十以上的癌症、肿瘤啊，都跟长期受气、抑郁、愤怒有关，而且这不良情绪还是在加重癌瘤包块。

我们去认识一个疾病，要如何恢复身体健康，这第二期山林生活体验班，就讲了五堂课。

第一是饮食之道；第二是运动之道；第三是心性之道；第四是家庭之道；第五是修学之道。

这五方面需要深入研究。就拿饮食之道来说，这该不该喝？那该不该喝？只要看饮食六忌，张仲景《伤寒论》讲的，就无大过矣。

还有现在人好多吃了好营养，但没有充分地运动消化，所以吃对了也是错的。有些人在山里吃了腌制或者隔夜的饭菜，好像吃错了，但是因为运动量够，开心地干活，也能把这些不利转化为有利。

人最厉害的不是机械地去配套餐，这该不该吃，那该不该吃，而是灵活地转不利为有利，化消积为积极，这就是为何我们中医是大格局、大气度的医学。

饮食上的不利可以靠运动来消除，饮食、运动上做得不够好，可以靠心性来补充，还有家庭和修学去调和。

有这么多法宝，你还拿不下一个病，还怕这怕那，这就真无可奈何了。

269 保脾十条

问： 老师，请问一下，保脾十条是哪十条啊？谢谢您！

答： 你真是个有心人，能关注到保脾十条，就很厉害了。普通人只看到治脾的药物，看不到保脾的原理，所以没办法在根源上杜绝病疾。

这保脾十条是十点最容易伤到脾的，日常生活中每个人都会犯，或者曾经犯过的，甚至屡屡犯，每天都不断上演伤脾的场景。

远离这十点，就能保护好脾胃，这就叫做保脾十条。

保脾十条分为两组，一组是五形伤，一组是五气伤。

五形伤，即大饱伤脾、大寒伤脾、大湿伤脾、大劳伤脾、大逸伤脾。

第一，大饱后脾胃负担重，转不过来。好像超载的车辆爬不动一样，所以凡是爬山时气喘吁吁，腿脚沉重的，都要节饮食，七分饱，不然你身体这辆车就会坏得很快。

第二，大寒伤中阳，脾胃蠕动力不强。形寒饮冷伤肺，更伤脾。拿起饮料可乐，就往嘴里灌，把空调开到最大，这就是让自己的脾胃死火，这叫包病无疑，保你生病。不是风湿感冒，就是鼻炎拉稀。

第三，大湿令脾滞。比如冒雨淋水，久坐湿地，经常游泳，劳累后毛孔开张就洗手，还有运动后浑身湿漉漉，没有及时换衣服，这些汗水倒流入汗孔，好像把敌人赶出长城外，敌人又再进来，这样脾胃就没有安宁日。

第四，大劳伤脾，小劳健脾。劳动劳累过度后，反而吃不下饭，所以劳勿过极。《黄帝内经》叫劳倦伤脾。华佗在创五禽戏时，很重视这点，人体动摇则谷气得消，血脉流通，病不得生。但动摇不可过极，物极必反，累反生病，劳极必损。

第五，大逸伤脾。久坐不动，贪图安逸，养尊处优，脾虚肉松。所以在办公室宁站勿坐，能走就别站，凡是坐久超过一小时，必须起来行走。否则脾气很容易就滞郁，消化就不好。

五气伤，即疑、怒、急、怨、虑。

第一，疑心重，不自信，不讲诚信，则土虚。信实土，诚信的人脾胃好。

第二，怒乃肝木克脾土，木克土，胃发堵，饮食不化就胀肚，再好营养变毒素。

人在愤怒状态，吃饭、喝水都在中毒。

《大藏经》上讲，饮苦服毒，就是说心不清净，吃再好的东西，也是在受罪。

所以现在为何那么多人口苦、口干啊，心不清净，经常内心战火硝烟弥漫所致。

第三，急伤脾。脾消化、运化的速度，是缓慢的，像牛吃草那样，所以《黄帝内经》讲脾这种缓慢叫其畜牛，像牛耕田种地、反刍那样，悠闲缓和，这样消化就会很彻底。如果着急，想把牛当成马一样来驾驭，像狼那样，老虎那样，狼吞虎咽，那牛立马倒地不起。

所以好多胃瘫、疲倦、脏器下垂的病人，都要戒躁急。

一切言动都要安详，最能补土养脾。

第四，怨气伤脾。常抱怨者，土必虚。

开口都是怨气，脾开窍于口，口出怨言，脾焉能安好。

《大藏经》上讲，善护口业，不讥他过，善护意业，清净不染，这都是最上乘的保脾之举。

孙思邈说，善养脾者，善言不离口也。

第五，虑伤脾。思虑过度，思则气结。气结则脾板结呆滞，气机不展，所以要少动心脑，多动手脚；少闲谈是非，多干活习劳，用劳动来打破思虑过度，则脾土健运。

能够从这十点来起修，远离十伤脾，就是保脾十条。

试问世间多少人能做到？真的做到了，又有什么病可以担心的呢？

270 调心缓解慢性肾衰

问：老师好，我想问，慢性肾衰怎能通过调心使病情有所缓解？自己知道恐和烦都伤肾。还有可以每天服用姜汤吗？原始点按摩可以吗？谢谢老师。

答：看看《根除烦恼的秘诀》，恐伤肾，烦伤肾，纵欲伤肾，久立伤骨、伤肾，熬夜伤肾。这些伤肾的因素啊，要一条条地挑出来，然后回避它，杜绝它，放下它，肾的功能会慢慢地起来。还有一条，肾处于最下位，压力太大会伤肾；另一个是肠胃的压力。现在好多人年纪轻轻，肾就不好，你一问他原来以酒为浆，以妄为常，醉以入房。把牛奶、可乐、酒水当成水来解渴，这个肾天天都超负荷过滤，很快就累坏了。

还有肠胃对肾的压力，现在好多人肚子吃得好大，谁最吃亏？不是肚子，是腰。老师治很多腰酸腰痛的病人，给他减轻肚肠负担，腰部酸重感马上减轻，从中可见这个肚子是挂在腰肾上的东西，肚子减轻了，腰肾就强大了。

所以说有钱难买老来瘦。又说腰带长，寿命短。不要给腰肾带来太大负担，你腰肾功能自然很强。

少荤多素，坚持徒步，给身体减减赘肉啊，就是强大腰肾。

第三，心理上的压力，也会加重的身体负担。你看好多低血压的人，我们给他补补肾，血压就上去。反过来很多压力重的人，他肾很容易虚，耳朵就鸣，等到压力化解，身体就好了。所以家庭的压力不可不重视，如果家道没有圆满啊，铁定不可能有健康。整个家庭啊，都不会有好结果，这是提醒大家要修身齐家。

孙思邈很早就看到这现象，他说，你住山都解决不了的疑难杂病，必须要圆满家道。现代研究发现，家庭的不和积久了会酿成癌症、肿瘤，像尿毒症、肾衰、肝癌之类的疾病，如果在家中经常斗气、受气，这都不是医生能管得了的。

孙思邈写完《千金要方》后，感慨地说，我这药书再好，还有一大半的病我治不了，除了去学儒释道，没有其他更好的路。

孙思邈素好孔孟、老庄之学，尤喜释典，什么是释典？三藏十二部，释迦摩尼佛金口宣说的智慧经典。

这些东西啊，可以换人心，把贪痴嗔换成戒定慧，把家中不快不和转为安详太平，所以要勤修戒定慧，熄灭贪嗔痴。

为什么古代的媳妇啊，要叫作媳妇？一个女的再加一个息心的心，妇人进到家里是来熄灭战火的，不是点燃战火的，所以起心动念，明白自己的身份，你终将不会有战火烧身。

一个家庭各个成员安分守己很重要。成员有一个不快了，没有平息疏导下来，你在外面创一番天地啊都不受用。

所以古代圣贤君子啊，都是先齐家，再做天下事业。如果家中没有齐好，不太能当好领导。

据说在日本还有这些方面的汉文化，流传很好。他们在选择重要的员工时，不是先看学历，而是先去打听这员工的家庭怎么样，这员工的父母怎么评论自己孩子，这员工的妻子幸不幸福。如果这些基本啊都过关了，人绝对过关。如果这些没有过关啊，这人才高八斗，引进公司来，非福是祸啊。这些都是可以反复试验的，颇有道理。

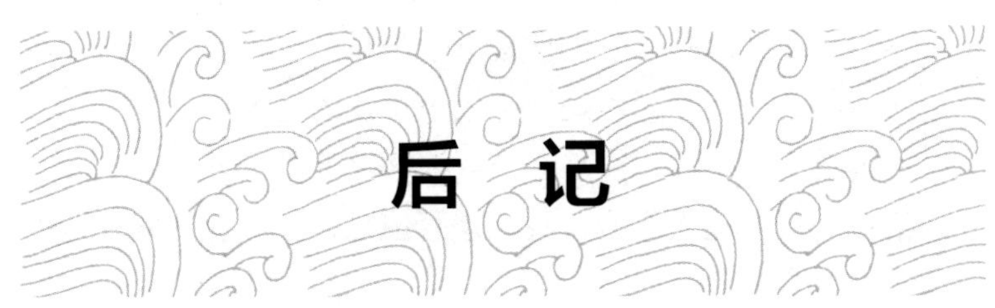

后 记

几乎每次见到曾师，他都是笑呵呵的。

我问他，为什么您总是喜笑颜开，而我们却总是高兴不起来？

曾师沉吟一会，正色说，乐有两种，一种是欲乐，一种是喜乐。

欲乐是有求之乐，有求必有苦，乐亦苦。

喜乐是发自内心，本自俱足，不假外求的，苦中也能作乐，苦亦乐。

我没有赚到什么钱，生活很清贫，但是我为众生答疑解惑，为村民义诊解愁，为国家普及中医解忧。

心中没有了自己的小利小益，只有民生疾苦，国家兴亡，文化传承。

所以我每天都充满成就感，心里美滋滋的，活得自在逍遥。

以前不知道余师为什么老爱笑，如今我终于体会到了。

一个人真正的价值所在，不是拥有多少财富，而是对社会贡献的大小。

有人以投资增值为乐，但免不了患得患失。

而余师他则是放下了个人的利益安危，把有限的精力财富投入到无限的众生身心健康事业上，所以总是喜气洋洋。

是啊，所谓的修行，也只是一个去私的过程。

所谓的离苦得乐，也是一个放下小我的过程。

所谓的幸福生活，也是一个淡泊寡欲的过程。

活在病苦中的人们啊，我们是否应该想想，上次的开怀大笑离现在有多久了？